灸疗解惑

JIULIAO JIEHUO

吴松　梁凤霞——主编

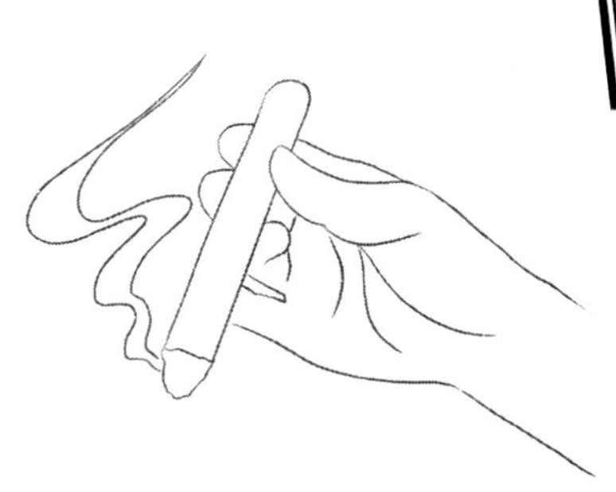

长江出版传媒
湖北科学技术出版社

图书在版编目(CIP)数据

灸疗解惑 / 吴松，梁凤霞主编. — 武汉：湖北科学技术出版社，2022.4

ISBN 978-7-5706-1934-4

Ⅰ.①灸… Ⅱ.①吴… ②梁… Ⅲ.①针灸疗法—问题解答 Ⅳ.①R245-44

中国版本图书馆 CIP 数据核字(2022)第 052593 号

责任编辑：徐　丹　　　　封面设计：胡　博

出版发行：湖北科学技术出版社　　　　电话：027—87679454
地　　址：武汉市雄楚大街 268 号　　　　邮编：430070
（湖北出版文化城 B 座 13—14 层）
网　　址：http：//www.hbstp.com.cn

印　　刷：湖北新华印务有限公司　　　　邮编：430035

700×1000　1/16　11.25 印张　203 千字
2022 年 4 月第 1 版　　　　2022 年 4 月第 1 次印刷
定价：48.00 元

《灸疗解惑》

编　委　会

主　编　吴　松　梁凤霞

副主编（按姓氏拼音排序）

段圣德　姜朵生　廖明明　卢　威　毛慧芳

齐智勇　万　敏　王　琴　向　婷　周广文

编　委（按姓氏拼音排序）

陈文敏　段圣德　冯　瑶　姜春颜　姜朵生

梁凤霞　廖明明　林　熙　卢　威　毛慧芳

彭思可　齐智勇　陶雷磊　万　敏　王　琴

吴　松　向　婷　杨鸿静　张　萌　周广文

朱　伟

前　言

灸法传承千年，疗效显著，具有温通经络、宣通气血、扶正祛邪之功效。灸法作为中医治未病的重要组成部分，具有鲜明的特色和突出的优势，在“治未病”中因其可操作性强、方法简单、无副作用而具有举足轻重的地位，备受大众推崇。灸法所用原料很多，以艾叶为主，因艾叶气味芳香，易燃烧，火力温和深透。《本草从新》记载：“艾叶苦辛，生温熟热，纯阳之性，能回垂绝之阳，通十二经，走三阴，理气血，逐寒湿，暖子宫，……，以之灸火，能透诸经而除百病。”《黄帝内经》中虽没有艾灸治未病的明确记载，但论述了灸法具有温阳补虚的作用，为后世保健灸法的创立和发展奠定了理论基础。

《素问·遗篇·刺法论》：“正气存内，邪不可干。”《素问·评热病论》：“邪之所凑，其气必虚。”都指出了正气在预防和治疗疾病过程中的重要性，正气虚弱，则防御能力低下，外邪乘虚侵袭而发病，激发正气、扶正祛邪是针灸防病治病的根本法则和手段。而于顾护正气之中，尤其突出灸治作用。艾灸重在温阳散寒，固本培元。古代医家多用灸的方法顾护正气以预防和治疗疾病。在健康状态就运用灸法养生防病，使机体正气充实，可以预防病邪入侵，以防患于未然。晋代葛洪《肘后备急方》中有以艾叶熏灸住室，防止传染病蔓延的记载。《养生一言草》记载小儿防病保健灸身柱：“小儿每月灸身柱、天枢，可保无病。”孙思邈《备急千金要方》云：“凡入吴蜀地游宦，体上常须三两处灸之，勿令疮暂瘥，则瘴疠瘟疫毒气不能着人也。”即是灸法预防传染病的范例，孙思邈还提出：“膏肓灸无所不治，此灸讫，令人阳气亢盛。”《扁鹊心书》：“人于无病时，常灸关元、气海、命门、中脘，虽未得长生，亦可保百余年寿矣。”并将灸法列为各种养生保健法之首：保命之法，灼艾第一，丹药第二，附子第三。明代《医学入门》中记载四季交替之时各熏灸一次，便可“真气坚固，百病不生”。明代的杨继洲《针灸大成》：“但未中风时，一两月前，或三四月前，不时足胫发酸发重，良久方解，此将中风之候也，便宜急灸三里、绝骨四处，各三壮。……如春交夏时，夏交秋时，俱宜灸，常令二足灸疮妙。”指出针对中风先兆，采取艾灸扶助正气，有利于疾病的预防或减轻随后疾病的损害程度。

现代研究认为，灸法可以激发应激蛋白和激素的预警系统，通过神经内分泌免疫网络启动机体内源性保护机制，促进人体新陈代谢，明显改善机体脏器功能的紊乱。艾灸可以缓和下丘脑垂体肾上腺轴，预防下丘脑垂体性腺轴的过度负反馈。艾灸能增强免疫器官的功能，从多个途径改善机体免疫功能，增强机体抗病能力。艾灸能够增强红细胞的清除免疫复合物的能力，增强红细胞的免疫功能以及机体清除自由基的能力，明显改善机体抗氧化功能的紊乱，增强机体清除自由基的能力，延缓衰老，还能够拮抗血清中红细胞免疫黏附抑制因子来调整机体的内环境。

2016年10月，中共中央印发《“健康中国2030”规划纲要》，并明确指出：“到2030年，中医药在治未病中的主导作用、在重大疾病治疗中的协同作用、在疾病康复中的核心作用得到充分发挥。”2016年12月，国务院新闻办公室发表《中国的中医药》白皮书，书中明确将“突出‘治未病’”作为中医药的五大特点之一，并指出：“中医‘治未病’核心体现在‘预防为主’，重在‘未病先防、既病防变、瘥后防复’。”灸疗作为中医药特色疗法，大有可为！

吴松

2021年9月

目　　录

第一章　艾灸治疗基础知识

1. 追本溯源话“灸”

灸法古称“灸焫”，起源于远古时期，是指用艾绒和（或）药物为主要材料，点燃后在体表的腧穴或一定部位进行烧灼温熨，借灸火的刺激及药物的作用，通过经络传导，温通经络、扶正祛邪，达到防病治病的方法。《说文解字》说：“灸，灼也，从火，音‘久’，灸乃治病之法，以艾燃火，按而灼也。”说明灸就是烧灼的意思。《庄子·盗跖篇》提及“丘所谓无病而自久也”中的“久”即“灸”，后世出土的古籍文献如《脉法》中均作“久”字，随着时间的推移，“久”便演变为“灸”。甲骨文研究表明，“灸”字像人躺在床上，腹部放有一撮草，由此推断这是以灸法治病。

从社会发展来看，灸法的产生与火的使用密切相关，火的发现与使用为灸法的产生提供了物质基础。在古代，由于社会生产力的低下以及自然环境的恶劣，人们经常产生病痛。在使用火的过程中，人们偶然间灼烧到身体的疼痛部位，发现这些部位的疼痛程度并未加重反而减轻。接着古人便拿着火把有意识地熏烤疼痛部位，发现疼痛程度因此而减轻或消除。于是被火熏烤能减轻痛楚的现象慢慢被人类所认知，灸法便从此产生。

从地域上来看，医学专著《素问·异法方宜论》中记载：“北方者，天地所闭藏之域也，其地高陵居，风寒冰冽，其民乐野处而乳食，脏寒生满病，其治宜灸焫。故灸焫者，亦从北方来。”这说明灸法的应用，与北方寒冷的生活环境有密切的关系。

灸法作为中医临床治疗的重要手段之一，历史悠久，源远流长，是人类文明进步的产物。《灵枢·官能篇》：“针所不为，灸之所宜。”《神灸经纶》：“夫灸取于火，以火性热而速至，体柔而用刚，能消阴翳，走而不守，善入脏腑，取艾之辛香作烟，能通十二经，入三阴理气血，效如反掌。”说明艾灸有独特疗效，可弥补针之不足，或与针刺结合以提高疗效，所以它是针灸临床中的重要组成部分，是治病不可缺少的帮手。灸法对百余种疾病的防治有显著疗效，古代医家们也曾广泛应用于临床实践之中，为中医学发展做出了巨大贡献。

从人类利用火开始，灸法就是人类补阳气、治疗寒性与瘀积性疾病的有效方法，可以说是与生俱来。人类对灸法的发现是一种大概率事件，因此各民族医药中几乎都有各自的灸法。炎黄子孙在汉民族形成前寻找艾叶作灸材，并在艾灸过程中记录有效的反应点，继而发展经络理论，并将其作为艾灸的理论基础是世界独创。掌握卜筮及禳灾职权的巫医、大量热衷于养生的士大夫等都为此做出贡献。在诸子百家的著作中有大量艾灸的记载。

秦汉的政治一统为中医走向成熟提供了条件，《黄帝内经》的完成，《神农本草经》和《伤寒杂病论》的相继问世，由针、灸、药、食四大疗法为主体的中医趋于成熟，中医理、法、方、药也逐渐完善。灸法在中医发展的进程中起到了不可或缺的关键性作用。长沙马王堆出土的西汉古墓中的《足臂十一脉灸经》等著作可能是汉之前灸法的经验总结。

魏晋南北朝时期，大量医家对艾灸的探索热情高涨，比较《足臂十一脉灸经》等书，曹翕著《曹氏灸经》所载灸法孔穴多，且对灸穴的名称、定位、施灸壮数等都有更完整的叙述，还具体记载了灸法禁忌及其原因。晋代皇甫谧著《针灸甲乙经》，东晋葛洪著《肘后备急方》，其妻鲍姑发明了瓦甑——灸疗史上的首个施灸工具，成为艾灸工具的奠基人。

唐代是灸法成为主流疗法的时代，灸法已成为专科，被广泛应用于治疗内外妇儿各科，且注重施灸的取穴、灸量、灸料，注重灸治防病、灸宜权变及热证用灸。太医署已专设灸师职位。王焘著《外台秘要》弃针而言灸。孙思邈著《备急千金要方》，内有大量灸疗内容，并绘制最早的穴位参考图《明堂图》，明确提出了三位一体的“针、灸、药”治疗手段，有“若针而不灸，灸而不针，皆非良医也；针灸而不药，药而不针灸，尤非良医也；知针灸知药，固是良医”之精辟说法。

在宋代，太祖赵匡胤亲自为其弟太宗赵光义灸疗，灸法的应用得到了很好的传承和发展，尤其注重施灸的取穴、灸量、灸材，这个时期灸法的主要学术思想是灸治急症、热证及用灸法温补脾肾等。窦材著《扁鹊心书》3 卷，常从肾脾着手，注重灸法，主张扶阳以灼艾第一，并创睡圣散来减轻艾灸时的痛苦。宋代还有《黄帝明堂灸经》《灸膏肓俞穴法》《备急灸法》等问世。到公元 1027 年宋仁宗时期，王惟一铸成针灸铜人，作为考试和教学之用。

宋代以后，因宋室南迁以后，主体民族的生活环境发生变化，主要治疗寒性疾病的灸法因气候变暖而逐渐丧失关注；同时艾灸造成创伤而引起疼痛的固有弱点随着人们生活的改善突显出来；灸法的史料开始减少，地位逐渐下降。用药与针刺理论的发展使针药的地位上升，使艾灸相对失势。

明代李时珍著《本草纲目》，推崇蕲艾。清代吴亦鼎著《神灸经纶》4 卷，内容丰富，系统完备，尤重理法，对灸法理论有所发挥，认为艾灸体柔而用刚，能消阴翳，入脏腑，通十二经，入三阴，理气血以治百病，并全面透彻地阐述了针与灸的内在联系，由灸而知针，由灸而知道，全面总结了前人灸疗经验，内容丰富。

由于中国少数民族之间大分散小聚居，且各民族与汉族交往频繁，中医艾灸疗法在各少数民族医药中被广泛借鉴，并在其传统疗法中有突出地位。

2. 艾的基本常识

《诗经·小雅》曰："呦呦鹿鸣，食野之苹。"这里的"苹"即陆生皤蒿，俗称艾草。艾又有艾草、冰台、遏草、香艾、艾蒿、黄草、医草、灸草、草蓬、艾蓬、狼尾蒿子、野莲头、阿及艾等多种别称，是一种常见的菊科草本植物，生于低海拔至中海拔地区，分布极广，适应性强，几乎遍及中国。植株有浓烈香气，主根明显，侧根多，叶厚纸质，上被灰白色短柔毛，色深绿，花期 7—9 月，果熟期 11—12 月，全草皆可入药。

1）"艾"之释义。

艾草，其名称最早出现在《诗经》中，"彼采艾兮，一日不见，如三岁兮"。《说文解字》中载"艾，冰台也"。"冰台"是艾草最早的别名，来源古代方士发明的一种极精巧取火技术，古人用冰制的透镜或青铜凹面镜引太阳之火，艾为引火的燃料。

2）"艾"之来源。

人类对火的利用是历史进程进入文明的一大步，远古时代，火被认为是自然界赋予的神奇力量。艾草历史之悠久，其出现最早可追溯到作为引取"天火"的媒介。《淮南万毕术》有："削冰令圆，举以向日，以艾承其影，则火生。"古人将冰制成球形透镜，聚焦太阳光引燃艾草取火，故艾草又名冰台。《淮南子·天文》中亦有记载："阳燧见日，则燃而为火。""阳燧，金也，取金杯无缘者，热摩令热，日中时，以当日下，以艾承之，则燃得火也。"《周礼》等史志有"阳燧以铜为之，向日则生火"的记载。《本草纲目》曰："阳燧，火镜也。以铜铸成，其面凹，摩热向日，以艾承之，则得火。"故结合历史考证，现认为阳燧可能是用金属制成的尖底杯，或为一种青铜的凹面镜，放在太阳光下，使光线聚在杯底尖处，杯底放置艾草，聚焦太阳光便能燃烧起来。但无论是刨冰取火抑或阳燧取火，艾草作为引取"天火"的媒介，被古时人们认为其性为阳，与太阳相通承接天火的祥和之气；且古人发现艾是一种很好的易燃物，气味芳香，性温易燃，火力缓和，便取代一般的树枝燃料，用于取火及保存火种。

艾发源于远古人民的劳动生活，但和巫术信仰也有着千丝万缕的关系。据考证，在古代，人们认为艾草是一种有灵性的草，巫师用"天火"驱赶邪气，用艾草占卜。据考证认为，殷商以前，艾草常作为占卜工具，预测凶吉。在古时的北方，巫术掌握在萨满手中，"蒿草卜"便是萨满运用蒿草秆预测凶吉的占卜术之一。西夏人"以艾灼羊髀骨以求兆"，名"炙勃焦"，即用艾草熏灼羊胛骨，以羊胛骨灼裂的纹路来判断吉凶祸福，故又被称为"死跋焦"。

3）艾与医术。

早在春秋战国时期，便有了关于艾草医用的记载。《庄子》云："越人熏之以艾。"《孟子·离娄上》云："犹七年之病，求三年之艾也。"可见，早在春秋时期，艾草的疗效就已被认可。孟子所谓"三年之艾"，更是对艾草使用的进一步认识。保存3～5年的艾草既能祛除燥气，又保存了药性，最适宜艾灸。《五十二病方》中有将艾草燃烧的艾烟熏烤治疗痔疮的记载。《伤寒杂病论》中便记载了艾叶，胶艾汤时至今日仍是治疗血虚寒滞、月经过多的妇科良方。东晋葛洪《肘后备急方》载以艾叶烟熏消毒预防瘟疫传染病："以艾灸病人床四角，各一壮，令不相染。"《名医别录》中"艾叶，味苦，微温，无毒。主灸百病，可作煎，止下痢，吐血，下部䘌疮，妇人漏血，利阴气，生肌肉，避风寒，使人有子"是最早把艾叶作为药物的记载，一方面提示了艾草在温灸治疗中的重要作用，另一方面也提示艾灸治疗的适应证广泛。《图经本草》："艾叶，旧不著所出州土，但云生田野。今处处有之，以复道者为佳，云此种灸百病尤胜。"并附有"明州艾叶"图。复道即今河南安阳汤阴县，明州（即四明）即今浙江宁波。该书最早提出了注重艾草品质的道地药材。

明代李时珍《蕲艾传》是论述艾草的专著，描述艾草"产于山阳，采以端午，治病灸疾，功非小补"。李时珍是对艾草极为推崇的一位医家，对艾草的称赞不胜枚举，其著作《本草纲目》对艾草做了大量研究及记载，包括"艾叶能灸治百病""艾灸则通透诸经，而治百种病邪，起沉疴之人为康泰，其功亦大矣""老人丹田气弱，脐腹畏冷者，以熟艾入布袋兜其脐腹，妙不可言"，并指出艾叶"自成化以来，则以蕲州者为胜，用充方物，天下重之，谓之蕲艾，相传他处艾灸酒坛不能透，蕲艾一灸则直透彻，为异也"。蕲艾从此作为道地药材沿用至今。

清代人吴仪洛在《本草从新》一书中这样评述："艾叶苦辛，生温熟热，纯阳之性，能回垂绝之阳，通十二经，走三阴，理气血，逐寒湿，暖子宫，止诸血，温中开郁，调经安胎……以之灸火，能透诸经而除百病。"在中国古代，艾灸疗法是治疗疾病的主要手段。艾灸历史源远流长，纵观艾灸的发展，可分为传统艾灸和现代艾灸，不论是传统艾灸还是现代艾灸，都有各自的特点、优势。

4）艾的药理作用及临床应用。

现代药理研究表明，艾叶具有抗菌、抗病毒、抗过敏、抗肿瘤、抗疲劳、抗自由基、镇痛、镇咳、平喘、止血、护肝及提高免疫力的作用。适当的艾灸治疗，有利于激发人体正气，提高人体免疫能力、调节内分泌、促进血液循环以及机体代谢，从而达到预防疾病、强身保健的作用。《神农本草经》载"艾"为白蒿，"白蒿，味甘，平。主治五脏邪气，风寒湿痹，补中益气，长毛发令黑，疗心悬，少食常饥，久服轻身。耳目聪明，不老。生川泽。"《本草纲目》

载“艾叶能灸百病”。古人认为艾叶具有温经络、理气血、逐寒湿的作用，为医家常用之药。现代临床应用上，艾草主治吐血，对于直肠出血、子宫出血、月经失调、贫血等疾病效果极佳，为妇科良药；因祛湿散寒之功，可治关节痛、腰骨酸痛、胸痛等骨伤及类风湿疾病；入脾经，健脾强胃，可治疗消化不良、脾胃冷痛、肠炎等消化系统疾病；艾烟中的大量挥发油吸入呼吸道后有平喘镇咳之功，可治疗支气管炎、肺结核、感冒等呼吸系统疾病；艾叶味苦，可清热解毒，艾烟渗透皮肤活血消肿，止痛止痒，还可用于治疗皮肤瘙痒、湿疹、荨麻疹、毛囊炎、斑秃等众多皮肤疾病。艾的临床应用也较多，常用用法有煎汤内服、捣汁外敷、制成艾条艾炷进行艾灸、煎水熏洗、焚烧等。对艾的应用，充分体现出中国人民的智慧与中医的博大精深，值得我们继续发扬光大。

5）艾之毒性认识。

最早对艾是否有毒副反应的有关记载可追溯到《名医别录》，载艾“无毒”。《图经本草》载艾叶“有毒，其毒发则热气冲上，狂躁不能禁，至攻眼有疮出血者，诚不可妄服也”。《本草纲目》中指出：“苏颂言其有毒……一则见其热气上冲，遂谓其……有毒，误矣。”其所言之“有毒”乃“久服至火上冲之故尔”，非艾之过，指出艾“无毒”。但也有不少医家认为多服、久服可引起不良反应。《中华人民共和国药典》关于艾叶的记载则明确指出其“有小毒”。艾叶所含挥发油对皮肤有轻度刺激，可引起发热潮红，口服可刺激胃肠道分泌；口服干艾叶 3～5 克能增进食欲，但大剂量则会引起胃肠道的急性炎症，产生恶心呕吐，如大量吸收后能引起中枢神经系统的过度兴奋，会出现谵妄、惊厥及肝损害等不良反应。

现代研究显示，艾叶挥发油有相当一部分具有一定的毒性，且对小鼠有一定的毒副反应和潜在的遗传毒性，并与剂量有关。艾叶提取物在妊娠早期有不良反应，在胚胎植入后期，有显著阻碍母鼠体重增长，并增加早期胚胎吸收率（即死胎率），致畸性也显著增加。急性毒性实验显示，艾叶挥发油小鼠灌胃半数致死量（LD_{50}）为 3.74 毫升/千克（腹腔注射为 1.12 毫升/千克）。侧柏酮、樟脑是挥发性成分中已知的有肝、肾、神经系统毒性的成分。侧柏酮小鼠的毒理学研究显示，半致死量（LD_{50}）为 45 毫克/千克，大量服用会引起癫样惊厥；樟脑有明确的生殖毒性，欧盟食品安全局建议，樟脑暴露的最大限量为每日不超过 2 毫克/千克。

艾烟中含有的芳香烃如苯、苯酚、苯甲醛、2,4-二甲基苯酚等是一类具有一定毒性的物质，其中以苯对中枢神经及血液的作用最强；稠环芳香烃有致癌作用；焦油中含有苯并芘（万分之二），为强致癌物质。

艾灸过敏近年也有个案报道，但也有一些研究发现，艾叶的毒性很小甚至没有毒性，这与艾叶挥发油的提取方法有密切关系。当然，中医食疗中所采用艾叶都是进行过预处理的，制成食品时经过了蒸煮煎炸，用量也是有限的，故不必恐慌。

艾叶的成分复杂，使用方法和作用途径丰富多样。由艾叶、艾烟引起的肝肾毒性、胚胎毒性乃至遗传毒性值得关注。但目前，多数研究还未能引起有效关注及体现中药临床用药的特点，如配伍、量效关系、时效关系、个体差异、用药习惯等，同时还缺乏诸如体内代谢动力学过程、毒性靶点、靶标器官的累积效应机制等方面系统深入的研究，也缺乏对炮制、复方配伍及减毒增效的研究。故在研究艾叶毒性时，应综合考量其采收加工、配位应用和临床使用习惯等因素，提出艾叶临床应用的不良反应措施和预警方案，形成艾叶安全使用的规范标准，为艾叶、艾灸临床安全性和正确地使用提供客观科学的依据。

因而，在使用艾叶的过程中，我们不仅应注意个体差异，提高艾使用的安全性及有效性，更应清楚认识：一个药物，若使用得当，不仅对人体无害，还可发挥其治疗作用；若使用不当或长期过量使用，则可对人体产生毒害作用。对于艾来说，有毒与无毒只是一个相对概念，使用得当便是无毒，使用不当便是有毒。我们认识艾之毒性时也不能孤立地“就毒性论毒性”，而应该综合地去考虑其临床应用及使用方法。

6）艾与民俗。

端午插艾是一项传统习俗，相传唐僖宗年间，黄巢的起义军攻打邓州时，黄巢被一位妇人的大义所感动，便承诺这位妇人只要在门前插上艾，便不会有人攻打，消息传开，家家户户都插上艾草，以保平安，并由此沿袭至今。端午节也称“卫生节”。古人认为端午是“恶日”，5 月蚊虫滋生，瘟疫易于流行，《荆楚岁时记》载：“五月五日，采艾以为人，悬门户上，以禳毒气。”艾草可祛除秽气，端午便有插艾求平安、禳解灾异的习俗。另有古民谣唱到“五月五日午，天师骑艾虎，赤口上青天，百虫归地府”。端午有悬艾人、戴艾虎的民间习俗，虎为百兽之王，戴艾虎是对邪魔的一种震慑，以驱散邪气避鬼。古人认为，五月为毒月，五日是恶日。从科学而言，端午节处于五六月之交气候转换的时节，此时南方进入梅雨季节，气候湿热、虫蠹并兴，容易暴发瘟疫。《诗经·大雅》曰：“载谋载惟，取萧祭脂。”是说艾草作为祭祀专用香草，被敬奉于庙堂之上。同时，艾草兼具医疗保健和驱虫功效。所以每至端午节，人们总是将艾草挂于门上，一来用于驱邪避灾，保佑老少平安；二来用于驱赶蚊虫，以禳解灾异，祈求平顺。艾草在古代图腾中代表剑，旧时端午扎艾草为虎形，插于门上，可驱百毒辟千邪。古诗曰：“游魂无迹任西东，装点柴门沐艾风。”《帝京岁时纪胜·端阳》亦云：“五月朔，家家悬硃符，插蒲龙艾虎，窗牖贴红纸吉祥葫芦。”有民谣唱道：“粽子香，香厨房。艾叶香，香满堂。出门一望麦儿黄。这儿端阳，那儿端阳，处处都端阳。”可见艾草在普通百姓心中的重要地位。我国无论南方还是北方地区，均有端午节插、挂、佩戴艾草的习俗，只是方法上略有不同。如我国东北部地区的方法是：门上插一束艾草，其中抽一支放耳朵上，意在驱百病。扬州地区则是在门口放一束艾草，家中也放一束艾草。虽说如今驱蚊设备很多，医学水平也有了很大提高，我们可能不再只依靠艾草的力量来保障健康，但很多人依然会选择在端午节挂一束艾草于门前。

民间食艾。自唐朝开始，《食疗本草》便有食用艾草的记载："若患冷气，取熟艾面裹作馄饨，可大如丸子许，金疮，崩中，霍乱，止胎漏。"农历三月三是食艾最佳的采摘期，清明节前后，人们会采摘新鲜的艾叶做成食物。清明节，江南地区有吃青团的习俗。青团的由来据载始于太平天国年间，将领李秀成被清兵所困，农民将糯米与艾叶汁做成青色的团子，混入青草内供李秀成食用，竟发觉味道颇为不错。客家人食艾糍，赣州则爱做艾米果。广东的客家人用艾草的根煲汤，以祛寒暖胃。而艾叶中天然黄体酮的含量显著高于其他植物，尤其适合女性服用。安徽的部分地区，产妇有食用艾叶煮鸡蛋的习俗，孕期或坐月子期间食用以暖宫、理气血、调养身体。勤劳朴实的劳动人民也常在面粉中加入艾叶，做成蒸饼、饺子、艾叶粑等美味佳肴，清嫩味鲜，开胃健脾。还有采集艾叶第一次发芽的芽头制成的艾草茶，经数道工艺，保留艾叶的药用价值，除去艾之苦味，饮后清香淡雅，口感饱满圆润。

艾叶药浴。"洗了端午澡，一年身上好。"在湖南，有用艾叶洗端午澡的习俗，以防病祛邪，祈求健康。而在湖北的蕲春地区，世代与艾相伴的当地人，家中刚出生的婴儿用艾叶"洗三"，来洗涤污秽，以消灾免难，祈求平安健康，代表着长辈对子孙的殷切祈愿。许多年迈的长者有一直坚持用艾草泡脚的习惯，取家中储藏的全柱艾草，入锅大火煮沸5分钟左右，温水浴足约20分钟，以温养身体，延年益寿。每日以艾叶泡脚还可除湿杀虫，治疗脚癣。

7）艾叶制剂及开发利用。

艾叶的传统制剂主要有汤剂、散剂、丸剂、酒剂、外用膏剂、熏洗剂、灸剂、香囊剂等。近年来，随着制剂研究的不断深入，艾叶剂型日益丰富，许多新兴制剂得到了开发，如艾叶的注射剂、片剂、胶囊剂、气雾剂、合剂、颗粒剂、茶剂、灌肠剂、各种复方制剂及贴剂、β-环糊精包含物、滴丸剂等。其中利用艾叶精油制备的制剂就有蕲艾精油、艾叶油胶囊、艾叶精油气雾剂等。艾叶药源丰富，价廉易得，广谱低毒，其开发的各类剂型正广泛应用于临床。

艾叶的日化产品开发也得到了不断衍生，已上市产品有精油、蚊香、药枕、牙膏、洁面乳、洗发精、沐浴露、消毒剂、艾婴康等10大类90余种产品，其他还有艾叶蚊香、艾叶杀虫剂等。韩国以艾蒿为主要原料开发出一系列产品，如艾蒿沐浴露、艾蒿保湿水、艾蒿按摩膏等；日本从我国大量进口艾叶制作成馨香除虫枕等，并利用艾叶提取物作为保健食品添加剂，用来加工制作减肥食品，还有其他艾叶保健品制剂、蛇艾卫生巾、保健腰带等。另外，艾叶可作为一种中草药添加剂用于动物的饲养，在饲料中添加适量的艾叶粉，既有营养价值又有保健功能，有利于禽畜的生长发育及提高抗病能力。

艾叶药用在我国历史悠久，资源丰富，在临床上使用广泛，但是目前对艾的研究还不够深入，比如艾叶资源生物多样性系统研究、艾材质量与艾灸临床疗效之间的效应作用关系，艾叶道地性的质量评价标准及道地性的科学成因，尤其是在艾灸的生物传热、经络传导与临床效应之间的效应机制关系以及临床评价指标选择等方面都有待进一步深入和完善。加强对艾叶、艾灸的基础性以及应用方面的研究，发挥艾灸简便廉效的临床效用，充分挖掘艾叶的药用和保健价值以实现艾叶资源可持续发展和利用，具有重大的经济效益和社会效益。这也是实现人与自然的和谐发展、构建资源节约型和环境友好型社会的重要举措。

3. 艾灸的作用

1）温经散寒。

灸火的温和热力具有直接温通经络、祛散寒邪的作用，可治疗寒性病症。《素问·异法方宜论》说：“脏寒生满病，其治宜灸焫。”说明灸法具有温经散寒的功能，临床多用于治疗风寒表证、寒湿痹痛、寒邪为患之胃脘痛、腹痛、泻泄、痢疾等。

2）扶阳固脱。

灸火的热力具有扶助阳气、举陷固脱的作用。《伤寒杂病论》说：“下利，手足逆冷者，灸之。”阳气虚脱出现的大汗淋漓、四肢厥冷、脉微欲绝可用灸法。临床常用于治疗各种虚寒证、寒厥证、虚脱证和中气不足、阳气下陷而引起的遗尿、脱肛、阴挺、崩漏、带下等证。

3）消瘀散结。

艾火的温和热力具有行气活血、消瘀散结的作用。《灵枢·刺节真邪》说：“脉中之血，凝而留止，弗之火调，弗能取之。”灸能使气机通调、营卫和畅而疏散瘀结。故可用于气血凝滞之疾，如乳痈初起、瘰疬、寒性疖肿未化脓等。

4）防病保健。

灸法防病保健有悠久的历史，灸法可以激发人体正气，增强抗病能力，无病时施灸有防病保健的作用。《备急千金要方》记载：“凡入吴蜀地游宦，体上常须三两处灸之，勿令疮暂瘥，则瘴疠、温疟毒气不能著人也。”如俗语说：“若要安，三里常不干。”说明无病施灸，可防病保健，使人精力充沛，长寿不衰。

4. 针和灸的区别

针灸是中医学的重要组成部分。针、灸是针灸学中最常用的两种独立的治疗方法，均是在中医理论指导下，以经络腧穴学为基础，作用于人体的经络、腧穴或特定部位，通过调节经络系统功能以达到防治疾病的目的，避免了药物引起的不良反应，是世界认可的绿色疗法。毫针刺（简称针刺）和艾灸在针、灸疗法中使用最广。艾灸与针刺为两种不同的治疗方法，艾灸为温热刺激，针刺为机械刺激，两种不同的刺激方式与手段对机体产生不同的调节作用。

有学者基于文献研究，从器、用、效、感、术、证六个方面入手，分析艾灸与针刺疗法的区别，阐述如下。

1）干预器具。

“针砭为器”，针刺用具最初是用尖锐的石片——砭石。“故东方之域……其病皆为痈疡，其治宜砭石”，此即为《黄帝内经》对砭石治病的记载。砭字，《说文解字》解释说：“砭，以石刺病也。”即用尖锐的石片刺压体表或刺破脓肿以疗病。冶金术发明以后，铜针、铁针、银针等针具相继问世。现代临床常用的是制作更精细、使用更方便的毫针、梅花针、三棱针，而应用最广的则是毫针。针刺是通过一定的手法，将针刺入人体特定穴位，从而调节机体的方法，具有调和阴阳、扶正祛邪、疏通经络、行气活血等功效。

灸刺虽均为以经络腧穴学为基础，同以体表刺激为特点的外治疗法，但灸刺所用器具却不尽相同。“灸热为源”，灸法大约起源于人类学会火的利用以后。《说文解字》解释说：“灸，灼也，从火。”即灼体以疗病。早期人们可能利用树枝、杂草来烧灼，借用其烧灼产生的温热熏熨、烧灼体表，以缓解或消除疼痛。对艾做燃料有所认识大概是在殷商以前的占卜法，正如《梦溪笔谈》载：“以艾灼羊髀骨，视其兆……”《五十二病方》：“取枲垢，以艾裹。”至《黄帝内经》则把艾作为主要灸材，如《素问·汤液醪醴论》曰：“当今之世，必齐毒药攻其中，镵石针艾治其外也。”即当时的人患病，一定要用药物内服，用砭石、针刺和艾灸外治。灸法在其后的发展过程中相继用到敝蒲席、蜡、硫黄、蔓荆子、木炭、灯草等灸材，且认识到八木（松木、柏木、竹木、榆木、枣木、枳木、橘木、桑木）不宜灸。在长期的医疗实践中，古代医家逐渐发现艾具有诸多优点，如《名医别录·中品》载：“艾叶，味苦，微温，无毒，主灸百病。”又《本草纲目》记载艾有“温中、逐冷、除湿”的功效，可用于“灸百病”。后世医家基于古籍文献及临床实践，把艾的性能功效及作为灸材的特点归纳为：味苦，微温，无毒，易燃，气芳香，火力持续，具有温经通络、祛湿逐寒、温煦气血、回阳救逆之功，且可防病保健，成为现代广泛应用于临床的灸材。

2）作用特点。

针刺疗法是一种机械性刺激，通过特制针具刺入机体腧穴或病变部位，借助一定的手法，以防治疾病的一种外治疗法，具有通经脉、调气血、和营卫等作用。如《灵枢·九针十二原》曰：“黄帝问于岐伯曰：……余欲勿使被毒药，无用砭石，欲以微针通其经脉，调其血气，营其逆顺出入之会。”表明针刺具有疏通经脉、调和气血的作用。《灵枢·刺节真邪》曰：“用针之类，在于调气，气积于胃，以通营卫，各行其道。”突出针刺通气、调营卫的作用。针刺作用具有由点至线、由浅及深、靶点小、范围窄的特点，此与生物力学相关。针刺作为一种机械性刺激具有非特异性，通过施用不同的针刺手法（刺激强度、刺入的浅深、刺激量的大小）激发经气或诱导体内固有的调节系统功能，使机体从阴阳失调状态逐渐恢复或趋于正常。可见针刺效应不止由针刺直接产生，还与体内固有的调节系统介导有关，这决定了针刺作用的基本特点是调节作用，而这种调节作用又具有双向性、整体性、品质性、自限性。

艾灸疗法，是将利用艾绒为主要原料制作的艾炷或艾条点燃后，放在体表腧穴上或患处进行烧灼、温熨或贴敷，借助火的温热性刺激，通过经络的作用，调整人体生理功能，而达到防治疾病的一种外治疗法。《神灸经纶·说原》云：“夫灸取于火，以火性热而至速，体柔而用刚，能消阴翳，走而不守，善入脏腑。”“灸者温暖经络，宣通气血，使逆者得顺，滞者得行。”此经文即言艾灸具有温通的作用，温是通的条件，通是温的目的，而通的目的便是宣通气血以使全身气血运行调和，进而达到防病治病目的。艾灸疗法属于温热刺激，其作用具有由点至面、由中及边、靶点大、范围广的特点，此与生物传热学相关。通过一定的手法、适宜的温热刺激，针对机体气血不通、气血不畅、阳气虚弱、阴血不足的病理状态，艾灸可起到温通经络、调和气血、补气助阳的作用和临床效应，此即艾灸的温通温补作用和效应。温通与温补，概括了灼艾的作用特点。有研究者整理历代医家灸法学术思想及灸法的现代研究，并基于课题组的有关艾灸临床研究，归纳出艾灸温通温补效应具有六大特点，即通补性、条件性、差异性、持续性、特殊性和程度性。

3）机体反应。

针刺入腧穴或其他部位后，施行一定手法，将产生一种复杂独特的复合感觉，即针刺得气，近又称“针感”，包括医者的针下感觉和患者的机体反应。医者的针下感觉多表现为“沉、涩、紧、滞”等，古代文献已有相关描述，如《标幽赋》云：“轻滑慢而未来，沉涩紧而已至。”即针感出现时，医者指下应是沉、涩、紧的感觉。清末时已出现以患者机体反应为主的针感记载，如《针灸内篇》中记述“凡针入穴，宜渐次从容而进，攻病者，知酸知麻知痛，或似酸似麻似痛之不可忍者即止”，指出针刺入机体施行一定手法后，机体可出现酸、麻、痛或似酸、似麻、似痛的针感。现代研究将机体反应归纳为酸、麻、胀、重、热、凉等一般感觉和蚁行、震颤、跳动、抽搐、触电、烧灼等特殊感觉。

将艾条或艾炷点燃后对腧穴或其他部位进行艾灸，机体局部及全身产生一种特殊感觉和反应，即艾灸得气，又称“灸感”。除一般的温热感外，机体可出现酸重、麻木、虫行、灼痛、抽痛等非热感或红晕、出汗、红白相间花斑、痒感、肌肉跳动等反应。陈日新教授通过多年的临床实践将其归纳为透热、扩热、传热、局部不（微）热远部热、表面不（微）热深部热、非热觉（痛、麻、冷、胀、压、重、酸等）六种特殊灸感现象。周楣声教授的灸感三相中，作用发挥期提到机体可出现凉热、盘旋、蚁行感及压重感。古代文献虽无艾灸得气的概念，但已有诸多关于灸感的记载，如《灵枢·刺节真邪》中记载："火气已通，血脉乃行。"指出艾灸得气后，血脉即可恢复正常运行；《备急灸法·骑竹马灸法》云："经半日许，灸疮内流水甚多，觉火气游走，周遍一身，蒸蒸而热。"艾灸时机体产生温热的灸感可在全身行走；《备急千金要方·杂病第七》中指出"灸两胛中各一处至六百壮，多至千壮，当觉气下砻砻然如流水状"，表明艾灸时机体可产生流水状行走的灸感。

4）起效关键。

《灵枢·九针十二原》："刺之要，气至而有效。"针刺治疗起效的关键在于气感是否能到达病所，气至而有效。《黄帝内经》以后的医家不仅认识到"气至而有效"，且对气不至时施行多种手法至气至病所。如《针经指南·真言补泻手法》曰："……又令病人吸气纳针，捻针，使气下行至病所。"让患者吸气时进针，刺入后行捻转针体，使气至病所；《针灸大成·经络迎随设为问答》云："有病道远者，必先使气直到病所。"说明针刺时使气至病所，可提高疗效；《针灸大全·金针赋》曰："气不至者，以手循摄，以爪切掐，以针摇动，进捻弹搓，直待气至。"指出气不至时施行一定的催气手法，直到气至病所，可见气至病所是针刺起效的关键。刘运珠在治疗胃下垂、呃逆的临床研究中发现，运用气至病所疗法的治疗效果明显优于非气至病所。

陈日新等提出"灸之要，气至而有效"。其在艾灸治疗腰椎间盘突出症、膝关节骨性关节炎的大样本、多中心、随机对照的临床研究中均发现气至组的疗效明显优于未得气者。古代文献已有关于"气至"与"灸效"的记载，如《针灸资生经·心痛》云："它日心疼甚，急灸中管数壮，觉小腹两边有冷气，自下而上至灸处即散，此灸之功也。"艾灸治疗心痛难忍，当小腹两边出现冷气并走行至中脘穴，即气至艾灸起效；《针灸大成·取灸痔漏法》曰："……然后灸，觉一团火气通入肠至胸，乃效。"当感觉艾灸的温热之气由肠行走到胸部，气至艾灸起效，即表明灸效与气至密切相关。而《医宗金鉴·刺灸心法要诀》中曰："凡灸诸病，必火足气到，始能求愈。"指出艾灸起效的关键除"气至"外，还与灸量密切相关。又如《万病回春》云："彭祖小接命熏脐秘方……灸至腹内作声作痛。"即施足够的灸量，直至腹内出现声响疼痛方可达到灸效。周楣声在《灸绳·灸不离宗赋》中写道："夫灸者久之用也，久者灸之法也。灸必须久，效由久生，从火从久，灸义可征。"进一步论证足够的灸量是艾灸起效的另一个关键因素，因此，艾灸治疗时气至量足则效彰。

5）施术手法。

针刺与艾灸效应通过施术手法体现在量效关系上，而量效关系主要体现在刺灸频率、时间、强度上。

（1）刺灸频率：针刺量效关系的频率主要体现在快慢，古之补泻中重要的参考因素便是手法操作的快慢。《灵枢·九针十二原》曰："徐而疾则实，疾而徐则虚。"《灵枢·小针解》解释说："徐而疾则实者，言徐内而疾出也；疾而徐则虚者，言疾内而徐出也。"即补法为缓慢进针，快速出针；泻法则为快速进针，缓慢出针。而《素问·针解》："徐出针而疾按之……疾出针而徐按之。"补充补法出针后迅速按压针孔，而泻法则出针后不要立即按闭针孔。《灵枢·官能》曰："泻必用员，切而转之，补必用方，微旋而徐推之。"此为《黄帝内经》中对捻转补泻针法及其操作的论述，泻法"切而转之"，即转动针身时，用力重，角度大，速度快；补法"微旋而徐推之"即微旋针身，用力轻，角度小，速度慢。

艾灸量效关系的频率主要体现在缓急，而施灸时补泻手法操作上则是缓急的具体体现。《灵枢·背腧》载："气盛则泻之，虚则补之。以火补者，毋吹其火，须自灭也。以火泻者，疾吹其火，传其艾，须其火灭也。"指出补虚泻实的治疗原则且描述了补泻手法的具体操作。即艾灸施补法时，艾点燃后，不要吹艾火，待缓慢燃烧直至自灭；艾灸施泻法时，艾点燃后，迅速吹旺，促其快速燃烧而迅速熄灭。《针灸大成·卷九》曰："以火补者，毋吹其火，须待自灭，即按其穴；以火泻者，速吹其火，开其穴也。"不仅载有补泻施术手法且指出施灸完毕后，补法需用手按压施灸穴位，使真气聚而不散，而泻法施灸完毕后无须按压穴位，且开穴以驱除邪气。

（2）刺灸时间：针刺量效关系的时间主要体现在针刺操作时间的长短，古有留针时间长短之别，如《灵枢·逆顺肥瘦》曰："年质壮大，血气充盈，肤革坚固，因加以邪，刺此者，深而留之，此肥人也，……瘦人者，皮薄色少，肉廉廉然，薄唇轻言，其血清气滑，易脱于气，易损于血，刺此者，浅而疾之。"指出形体肥胖者施术时应深刺且久留针，体瘦者则浅刺且留针时间短，体现了中医理论三因制宜的原则。《灵枢·阴阳清浊》云："故刺阴者，深而留之；刺阳者，浅而疾之。"指出浊气引起的病变（脏病）属阴，针刺治疗时留针时间须久，清气引起的病变（腑病）属阳，针刺时留针时间宜短。然不同经脉针刺留针时间亦不同，《灵枢·经水》曰："足阳明刺深六分，留十呼；足太阳深五分，留七呼。"针刺不同经脉治疗时，留针时间应以相应的呼吸为标准。现代研究在观察留针时间对针刺效应的影响时发现，疾病不同，最佳留针时间亦不同，具体应根据疾病性质而定。如针刺治疗中枢神经系统疾病，留针时间越长，疗效越好；对面神经麻痹治疗上，则以留针 20 分钟疗效较佳；而在对中风后痉挛瘫痪的研究中，发现在肌张力及运动功能改善方面，不留针、留针 30 分钟较留针 60 分钟疗效更优。

艾灸量效关系的时间主要体现在单次灸时的多少，灸之壮数便是对单次灸时的体现。如《素问·骨空论》曰："犬所啮之处灸之三壮，即以犬伤病法灸之。"《灵枢·癫狂》曰："治癫疾者，常与之居，察其所当取之处……灸穷骨二十壮。"急救时，可不限壮数，《备急千金要方·积气》曰："凡上气冷发，腹中雷鸣转叫，呕逆不食，灸太冲，不限壮数，从痛至不痛，从不痛至痛止。"《外台秘要》曰："凡灸有生熟，候人盛衰及老小也。衰老者少灸，盛壮强实者多灸。"意思是要根据患者的年龄、体质施灸。"生"，即少灸之意；"熟"，即多灸之意。有临床研究分别观察不同壮数艾炷灸对风寒型颈椎病及阳虚寒凝型膝骨性关节炎的影响，发现施灸壮数多的患者艾灸感觉好且获得较好的临床疗效和症状改善。张英通过不同灸治时程对阳虚小鼠模型的红细胞免疫功能影响的比较，发现单次施灸 15 分钟可显著提高阳虚小鼠红细胞免疫复合率，而单次施灸 5 分钟、25 分钟则无明显作用，说明单次灸时对艾灸效应有一定影响。

（3）刺灸强度：针刺量效关系的刺激量主要体现在针刺的强度上，而针刺的强度是通过手法作用力的强弱实现的。古之针刺用力有轻重（刺激强度不同），如《医学入门》提出："补则从卫取气，宜轻浅而针……泻则从荥弃置其气，宜重深而刺。"提出针刺补法施术时用力宜轻且浅刺，泻法用力宜重且须深刺。而《千金翼方·杂法》则曰："补泻之时，以针为之。重则为补，轻则为泻。虽有分寸，得气即止。"即针刺时用力重为补法，用力轻为泻法，与轻补重泻刚好相反。对此后世医家在刺法中得到验证，"烧山火"补法施术时，刺激重用时长，机体可产生热感甚至全身汗出；"透天凉"泻法施术时则相反。正如杨继洲提出的"刺有大小"，补法不仅是轻刺激，泻法也不只是重刺激，而是补泻均有属于轻的"平补""平泻"，又有属于重的"大补""大泻"，施术时应根据患者病情施用不同的补泻手法。有研究者观察，强、中、弱三种不同的刺激强度针刺足三里、中脘、内关穴对功能性消化不良（functional dyspepsia，FD）患者的临床疗效及胃排空的影响，发现中等强度的针刺能显著改善 FD 患者临床症状，且可提高其血清胃动素的水平，促进胃排空。有研究者观察不同针刺手法对心气虚患者搏血量的影响，发现采用强、中、弱三种不同的针刺强度针刺内关、足三里，均可增强心气虚患者左心搏血量，中、强刺激较治疗前有明显差异，以中等强度刺激最明显。

艾灸量效关系的刺激量主要体现在强弱，而艾炷、艾条的大小决定了施灸刺激的强度。临床施灸时应根据患者年龄、体质、病情轻重、病位浅深等决定刺激量。《备急千金要方·卷二十九》曰："凡新生儿七日以上，周年以还不过七壮炷如雀屎大。”新生儿用如雀屎状大小的艾炷施灸且不可超过七壮，即可达到刺激量；“凡言壮数者，若丁壮遇病，病根深笃者，可倍多于方数”，若体质好的成年人患病，病位深、病情重，施灸时壮数宜多、艾炷宜大。临床应用时对量效关系的把握施术，有助于取得更好的疗效。有人通过对不同刺激强度艾灸减轻雷公藤甲素对 Wistar 雄性大鼠脏器不良反应的观察，发现不同刺激强度艾灸拮抗雷公藤甲素不良反应的影响不同。在升高白细胞方面，以较强刺激的作用更为明显；在拮抗药物对于脏器的影响方面，则中等强度的刺激更为有效。有人观察不同刺激强度艾灸家兔足三里穴对胃电活动的影响，发现大艾条刺激既能抑制胃电振幅的增强，又能抑制胃电频率，而小艾条刺激仅能抑制胃电振幅的增强。由此可见，艾灸刺激强度影响对胃电的调整作用。

6）适宜病症。

（1）阴阳证治：针灸治疗遵循辨证论治基本大法。阴阳是辨别疾病的总纲。《素问·阴阳应象大论》曰：“善诊者，察色按脉，先别阴阳。”针灸治疗是通过调整阴阳盛衰，使机体维持在阴阳相对平衡状态。张仲景《伤寒杂病论》六经辨证的治疗原则，明确揭示了“阴证宜灸，阳证宜针”。系病在三阳经，外邪初中，正气未衰，多为实证或热证，此时宜行针刺以疏通经络，祛邪外出。如《辨阳明病脉证并治》中“阳明病，下血谵语者，此为热入血室，但头汗出者，刺期门，随其实而泻之，濈然汗出则愈”，此即为阳明实热证，针刺期门穴，以逐邪外出，汗出不断则痊愈。而三阴经病症多虚多寒，宜用灸法以温阳扶正、回阳救逆。《辨少阴病脉证并治》中“少阴病，得之一二日，口中和，其背恶寒者，当灸之，附子汤主之”。少阴病，病两三天时，口中不苦不燥不渴，背部怕冷的患者，可用艾灸灸少阴经穴，并用附子汤主治。

（2）寒热证治：《素问·异法方宜论篇》“脏寒生满病，其治宜灸焫”，即内脏受寒，容易发生胀满的疾病，对其治疗宜用艾火灸灼。《灵枢·官能》曰：“经陷下者，火则当之。”寒邪凝结，经脉下陷者，用艾灸治疗，以驱散寒邪。《备急千金要方》中艾灸疗法多用于热证，如“小肠热满，灸阴都，随年壮”，“不能食，胸中满，膈上逆气闷热，灸心俞二七壮，小儿减之”“五脏热及身体热，脉弦急者，灸第十四椎与脐相当五十壮，老小增损之”。《医学入门》曰：“寒者灸之使其气复温也；热者灸之引郁热外发。”指出寒证用灸法以温而散寒，热证用灸法以引郁热外出。《灵枢·九针十二原》曰：“刺诸热者，如以手探汤；刺寒清者，如人不欲行。”即针刺治疗各种热病，适宜用浅刺法，手法轻且快，针刺治疗寒性、肢体清冷的病症，适宜用深刺留针法，静待气至。《类经》中对此的解释是热属阳，阳主于外，故用针点到则止；阴寒凝滞难去，得气不易，故应留针。《灵枢·经脉》曰：“热则疾之，寒则留之。”可见热证、寒证均可针刺治疗。热证，针刺时手法宜快浅刺、不留针；寒证，针刺时宜深刺且久留针。

因此针刺与艾灸疗法均可用于寒热证治，然灸之壮数、刺之浅深等却不尽相同。

（3）虚实证治：《灵枢·通天》曰：“古之善用针艾者，视人五态乃治之，盛者泻之，虚者补之。”指出针刺和艾灸均以“补虚泻实”为原则。《素问·通评虚实论》中“络满经虚，灸阴刺阳，经满络虚，刺阴灸阳”，指出了用灸《热病》等篇章，病症涵盖较广，较之于艾灸，针刺多用于阳性、实热类病症。艾灸与针刺可用于急症，如《肘后备急方》载治卒腹痛“灸两足指头各十四壮，使火俱下良”，此即言艾灸对急症的治疗；春秋名医扁鹊用针刺百会穴结合熨法成功救治“尸厥”的虢太子。艾灸亦可治疗传染病，如《肘后备急方》“卒得霍乱，先腹痛者，灸脐上二十四壮，名太仓”。古文献里并未明确提出表里证的灸刺疗法，赵尔康在《中国当代针灸名家精英》提到的“因证择法”中指出“对表证、阳证，宜浅刺不留针，少灸或不灸；里证、阴证，宜深刺久留，多灸；虚证、寒证，宜补多灸；实证、热证，宜泻多针”。

现代研究中对灸刺治疗阴阳、虚实、寒热、表里病症的对比研究较少，一般偏向于灸刺治疗某一病症的对比研究。现代研究就灸刺的治疗效应比较发现，针刺抗炎止痛作用更优；艾灸的温热效应和增强免疫作用较好。临证应用时应从整体观念出发、辨证论治、因证择法，结合三因制宜的治疗原则，在刺灸治疗安全有效的前提下，理清并细化不同疗法各自的最大优势，选择最佳的刺灸诊疗方案，最终提高临床疗效。

5. 灸法的种类

灸法的种类如图 1-1 所示。

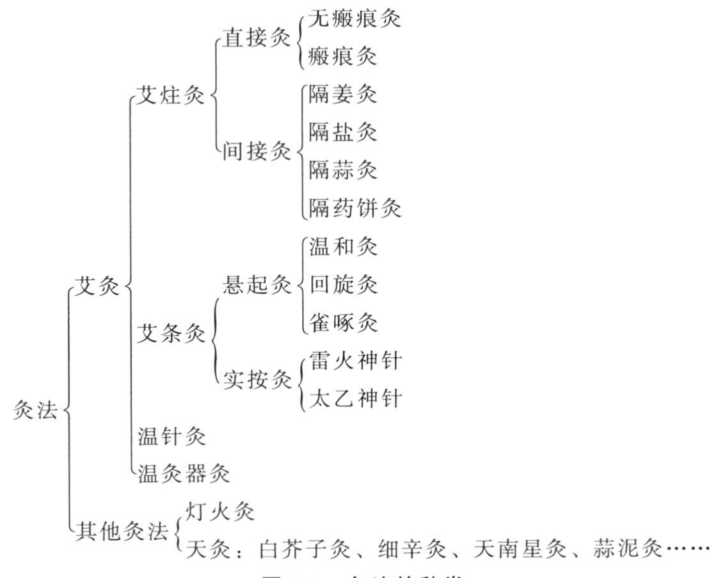

图 1-1 灸法的种类

6. 灸感

“灸感”是施灸过程中人体出现的特殊感知和反应，包括局部及全身性的感觉。如患者施灸部位出现的皮肤及皮下组织温热或麻木、虫行等主观感觉，或可向某一方向传导或扩散。灸感多为热感，偶有蚁行感，灼痛感，抽掣样感及风吹样感或局部有舒适感、胀痛感、沉重感、痒感。痛感极少发生，只有当感传进入患处时，偶尔才出现疼痛反应。除此以外，还包括施灸后可以被肉眼观察到的变化，如红晕、出汗、肌肉跳动等。由于灸感与灸效密切相关，又能给施灸过程中及时调整灸量带来参考信息，因而在临床上有很大的实用价值。

在现代艾灸临床应用中，除可从艾条与皮肤距离、艾条松紧、粗细、红火状态、艾炷燃尽与否等方面把握外，进一步把灸感细分为温、热、灼、痛等不同程度的感觉，并强调灼与痛之间的灸感是取效最佳的灸感。

灸感的主要作用是循经感传，当灸处温度升高到一定程度时，灸感即开始循经前进，前进过程中又会出现多种多样的患者可感知的感应，如发热、发麻、蚁行、风吹、水流或是压重感等，其中以热感最为普遍。

影响灸感产生的因素有许多方面。一是刺激量。施灸的火力要温和持续，施灸的时间也要持久。一般来说，采用稳定持续的温和灸，更易出现灸感，在热力维持均衡的条件下达到一定的灸量才会出现灸感，并可能循经感传、气至病所，从而产生更好的疗效。有研究者认为，有灸效不一定需要灸感，但获得一定灸感必定有灸效。二是患者的性别、年龄、病情等因素。一般来说，病情轻者、急性病、青年人、女性易发生感传。而出现显著感传现象的患者，疗效及预后也较好。三是环境。在安静温暖的环境里，若被施术者皮肤湿润，思想集中，则感传较易发生，且感传速度也较快。反之，在喧闹寒冷的环境中，患者皮肤干燥，同时思想分散时，则感传多发生迟钝或不能被感知，且速度也较慢。四是操作者的手法及态度。施灸者是否操作熟练，专注耐心，手法是否正确，也是影响灸感与灸效的重要因素。

7. 艾灸治疗量的要素

艾灸治疗量的大小由艾绒的药力、灸火的热力所决定。艾灸的作用是综合因素产生的。因艾的药力因素相对确定，故重点探讨艾火的热力与疗效的关系。艾火热力所起的温热刺激作用是艾灸疗法取得疗效的关键。艾灸作用量与艾灸治疗量直接相关。艾灸治疗量的形成要素主要有以下内容。

1）艾炷大小。

艾炷大小不同，其刺激量亦不一样。艾炷的大小规格常分为小炷（如麦粒大）、中炷（如苍耳子大）、大炷（如莲子大）三种。一般而言，艾炷越大，艾火就越强，刺激量也就越大；艾炷越小，艾火就越弱，刺激量也就越小。《扁鹊心书・窦材灸法》载："凡灸大人，艾炷须如莲子，底阔三分……若灸四肢及小儿，艾炷如苍耳子大；灸头面，艾炷如麦粒子大。"

2）壮数多少。

古代医家将每燃尽一个艾炷称为"一壮"，将灸法的艾炷数量的计数单位定为"壮"。壮数越少，刺激量就越小，壮数越多，刺激量就越大。根据艾炷大小、患者当时状况及施灸部位等因素确定壮数多少。

3）灸火强弱。

灸火强弱主要与艾炷大小、艾条施灸距离远近、艾绒燃烧程度等因素有关。艾炷越大、艾火离施灸部位越近、艾绒燃烧越充分，灸火就越强；艾炷越小、艾火燃端离施灸部位越远、艾绒燃烧越不充分，灸火就越弱。临床上，艾条燃端离施灸部位一般为 2～3 厘米。施灸时，医者用口对着艾炷或艾条燃端适度吹气，可使艾绒燃烧充分。以施灸部位有温热感又不引起灼痛为度。强灸火，多用于体质壮、急性病、实证的患者；弱灸火，多用于体质弱、慢性病、虚证的患者。

4）施灸时间长短及频率。

施灸时间一般为每穴 10～15 分钟，时间越长，刺激量越大；时间越短，刺激量越小。一般初灸时，每日 1 次，3 次后可改为 2～3 天 1 次。急性病可每日灸 2～3 次。《医宗金鉴・刺灸心法要诀》载："凡灸诸病，必火足气到，始能求愈，然头与四肢皮肉浅薄，若并灸之，恐肌骨难堪，必分日灸之，或隔日灸之，其炷宜小，壮数宜少。"

艾灸治疗量还与艾绒的质量、疗程等因素有关。

8. 艾灸时间的选择

艾灸时间的选择，根据的是针灸治疗原则中的因时制宜。因人体的气血流注呈现出与时辰变化相应的规律，一般来讲，在午时（11—13 点）艾灸效果最佳。因为正午人体的阳气逐渐转旺，在此时达到顶点，此时艾灸可以起到很好的效果，就如同夏季三伏天做艾灸一样，补益的效果最佳。同时，艾灸的具体时间应该因人而异，需根据每个人要调理的脏腑而定。如调理脾胃功能，可以在巳时（9—11 点）行艾灸治疗；调理心脏功能，在午时（11—13 点）行艾灸效果最佳。还可以根据纳甲法、纳子法、灵龟八法、飞腾法四法开穴来进行艾灸。

9. 艾灸穴位的选择及灸的时间长短

艾灸穴位的选择一定要遵循少而精的原则，其次要具体辨病辨证来决定。艾火是纯阳之火，而人的体质和病症有寒热虚实之分，正所谓："天地无全功，圣人无全能，万物无全用。"艾灸可以治疗许多病症，但并非所有的患者和病症均可艾灸。艾性纯阳，若属于阴虚火旺体质或厥逆上气的疾病应该少灸或者禁灸。多穴位的艾灸，例如长蛇灸疗法，是从大椎穴到肾俞穴进行分段或全段的艾灸，在上面覆以药物，像附子、蒜、姜等隔物施灸的一种方法，因为形状像蛇，所以叫作长蛇灸，此方法对于全身虚弱，阳气不足的人可以起到很好的调理作用。

《灵枢·经水》载："灸而过此者，得恶火则骨枯脉遥。"是说如不把握好施灸的强度，不但不会取得灸效，反而会造成"恶火"等不良反应。且灸得太久，皮肤容易起泡，甚至溃烂。一般艾灸一个穴 10～15 分钟为好，以出现灸感和灸透为原则。

10. 影响艾灸疗效的因素

影响艾灸疗效的因素，与艾灸材质、方法、灸量等有关。

1）艾灸材质。

《黄帝内经》记载最早主要灸材为艾草，同时根据相关研究结果显示，艾叶的产地、采集期及储存期均对艾灸疗效有影响。蕲春的蕲艾在有效成分含量上，要多于其他产地的艾草。发现端午节前后的艾叶有效成分明显优于其他时间。另外，更长储存年限的艾条在安全性上要优于较短储存时限的艾条。

2）艾灸方法。

艾灸方法根据不同治疗形式分为艾炷灸、艾条灸及温针灸，其疗效同时还受补泻作用影响。《灵枢·背腧》曰："以火泻者，疾吹其火，传其艾，须其火灭也。"是关于艾灸补泻操作的首次记载，后世医家多以此指导艾灸补泻操作。通常认为，艾灸补泻的影响因素为患者体质、施灸穴位及操作手法。

3）艾灸灸量。

艾灸在皮肤上方燃烧所产生的刺激强度总和为灸量，不仅与艾灸壮数、艾火强弱、施灸时间相关，还与患者灸感有关。《医宗金鉴·刺灸心法要诀》云："凡灸诸病，火足气到，始能求愈。"可知灸量的界定在艾灸起效中占有重要地位。

11. 热证是否能灸

艾灸疗法可治寒、热、虚、实诸证，具有广泛的适应证。其诊疗方法独特、疗效显著和文献资料丰富是传统医学的宝贵财富。但自汉代《伤寒杂病论》以后，热证忌灸与禁灸之说延传千年，在一定范围和程度上影响了灸法的应用。但是，古今大量的临床实践表明，灸法不仅可用于阴盛阳虚的寒证，还可用于实热证及虚热证。《黄帝内经》全文，不仅无"发热不能用灸"的条文和字样，还有"热病二十九灸"之说。还有如"大风汗出，灸意喜""灸寒热之法，先灸项大椎，以年为壮数，次灸橛骨，以年为壮数"，也有"痈发四五日，逞火芮之""狂而新发，……灸骨骶二十壮"等之说。张仲景的《伤寒杂病论》中灸法多用于三阴经病症、虚证、寒证以及阳衰阴盛证等，他认为"热证禁灸"，反复提出“火逆”“劫”等危害的告诫，如“微数之脉，慎不可灸，因火为邪，则为烦逆，追虚逐实，血散脉中，火气虽微，内攻有力，焦骨伤筋，血难复也”。又“脉浮热甚，而反灸之，此为实，实以虚治，因火而功，必咽燥吐血”。事实上，这与当时的社会背景及疾病有很大的关系，故有学者认为《伤寒杂病论》是一部热病专书，在该书中强调顾护津液，而不主张热证用灸，恐助火伤津。但是艾灸虽有伤津之嫌，可能出现口干、大便干结等症，但并不影响其疗效，张仲景只是借此突出顾护津液的重要性。

后世葛洪、孙思邈、王焘、许叔微、刘完素、朱丹溪、薛己、吴师机、周楣声等则提倡“热证可灸”。如葛洪《肘后备急方》载：“一切毒肿，疼痛不可忍着，搜面团肿如钱大，满中安椒，以面饼子盖头上，灸令彻痛即立止。”孙思邈《备急千金要方》认为灸法对脏腑实热有宣泄作用，如“虚热，闭塞，灸第二十一椎两边相去各一寸五分，随年壮”“小腹弦急胀热，灸肾五十壮”。朱丹溪认为灸法治热证属于“从治”，如“火以畅达，拔引热毒，此从治之意”；有攻泻之分，主“散火祛痰”“养阴清热”“泄热排下”的作用，如《丹溪心法》云：“大病虚脱，本是阴虚，用灸丹田，所以补阳，阳生则阴长也。”又“有脚气冲心者，宜四物汤加炒黄柏。再宜涌泉穴用附子末津唾调敷上。以艾灸。泄引热下”。吴师机《针灸问对》中阐明了热证用灸的机制，“热者灸之，引郁热之气外发，火就燥之义也”。周楣声认为热证不仅“可灸”“宜灸”，而且在某些特定情况下还存在“热证贵灸”，在《灸绳》中便就此做了专门的阐述。

现代研究表明，艾灸的治疗作用是光谱辐射、生物热效应及非热生物效应等作用的叠加，并不单纯是温热效应，大量研究表明艾灸作用如下：①抗炎、抗感染和抗病毒作用，能抑制炎性细胞因子的产生和释放；②辐射能具有近红外辐射作用，而近红外线可直接渗透到人体较深部位，通过毛细血管网将热传递到更广泛更深的部位，可为人体组织所吸收，从而进一步调整机体的免疫功能和神经功能；③可抑制金黄色葡萄球菌、乙型链球菌、大肠杆菌及绿脓杆菌；④纠正自由基代谢紊乱，改善微循环、调节中枢神经递质水平、促进内环境稳定等。临床上，艾灸已经广泛用于痄腮、带状疱疹、痤疮、乳痈、痔疮、褥疮、失眠、潮热等症。因此，运用灸法治疗热证不仅在古代文献有明确记载，且被现代临床实践和医学研究所证实。“热证可灸”毋庸置疑。

热证虽可灸，却也并非万能，也须辨证而行。应根据不同类型，选择适宜的腧穴，并不单纯指退热。要按照病情、体质、灸治部位的不同，艾灸时艾炷的大小、灸壮多少，需加以变通，既要做到灸满灸足防邪气滞留，又不过灸损伤气阴。应遵循“先阳后阴，先上后下，先少后多”的原则，先灸头面躯干部或半身以上，后灸四肢部或半身以下，确保阴升阳降，无亢盛之弊；“先少后多”指初灸者刺激量宜先小后大，循序渐进。《灸绳》中也特别强调发热病例用灸退热的 3 种临床表现：一是退热用灸，热退后须连续施灸加以巩固；二是灸时或灸后不久可有发热轻微反弹的情况；三是灸疗并非所有高热类型的唯一治疗手段。灸后的调理也不可忽视，临床上常有不注意灸后调理而使疾病复发或加重者，灸后应避风寒，节饮酒，戒房劳，除七情，静养，还可以配合气功导引等辅助疗法。

12. 艾灸防瘟疫的机制

瘟疫是由外感疫疠邪气所引起，具有强烈传染性，易引起大流行的一类急性疾病的统称，相当于现代的急性传染病。古代医籍多将其称为“疫”“瘴”“疠”“天行病”“时行病”“时病瘟疫”等。艾灸防治瘟疫在我国已有上千年历史，因其效果显著、简便易行而被历代医家所青睐，并沿用至今。早在《庄子》中就有“越人熏之以艾”的记载。晋代《肘后备急方》载：“断瘟病令不相染，密以艾灸病人床四角，各一壮，佳也。”如《敦煌遗书》载：“头部中风，眩晕疼痛，被瘟疫所传染，以致昏迷，脑髓脉络衰退，头部外伤，于头顶向后至枕骨突起处，火灸九壮，即可治愈。”晋唐时期灸法盛行，不仅用于治病，还用于预防传染病。在瘟疫流行的地区或季节用灸法保健，防止瘟疫流行。诗人韩愈在《谴疟鬼》中载“……医师加百毒，熏灌无停机。灸师施艾炷，酷若猎火围……”，可见在唐代用艾灸防治时行疫病十分常见。如《范东阳杂药方》记载有用灸法预防霍乱，可以使人“终无死忧”，首次提出无病而灸的“逆灸”概念。唐代孙思邈倡导百姓居家或远行时，随身常带一升熟艾用以防病。《备急千金要方》：“凡人吴蜀地游官，体上常须三两处灸之，勿令疮暂瘥，则瘴疠温疟毒气不能著人也。”《千金翼方·时行法第八》中记载了艾灸治疗时行疾病的方法，对于初得者可以艾灸“心下三处……各灸五十壮”。而对于“病者三四日以上”，则“宜先灸囟上二十壮……又灸太冲三十壮，神验无比”。可见当时已初步认识了时行疾病的分期，并根据不同分期的证候规律，总结出了相应的艾灸方案。此外，《千金翼方》还有“诸烦热，时气温病，灸大椎百壮，针入三分泻之，横三间寸灸之”的记载，体现了孙思邈针灸并用治疗时疫的思想。唐代著名医家王焘极其崇尚灸法，认为“至于火艾，特有奇能，虽曰针汤散，皆所不及，灸为其最要”，在其所著《外台秘要》中，针灸治疗部分几乎都用灸方。另一方面，《外台秘要》在伤寒、温病以及天行、霍乱等传染病诊断与防治方面均有较高的造诣，尤以灸法运用为妙，如采用艾灸治疗天行衄血：“灸两臂中脉取止。取臂脉法：以鼻嗅臂，点其鼻尖所着处是穴，两臂皆尔。”“天行病，若大困，患人舌燥如锯，极渴不能服药者……同时灸巨阙三十壮。”至宋元时期，《灸膏肓俞穴法》记载灸膏肓俞百壮治疗痃疟，并载“求得其穴而灸之，无疾不愈，信不虚也”。《扁鹊神应针灸玉龙经》亦载：“传尸痨病最难医，涌泉穴内莫忧疑。”另有《备急灸法》记载霍乱的灸法：“急灸两肘尖各十四炷，炷如绿豆大。”霍乱转筋则“灸足两踝尖各三炷，炷如绿豆大”。此外，尚有《岭南卫生方》中以“灸膏肓并大椎骨下及足三里”治疗冷瘴等，内容颇为丰富。明清时期运用灸法预防和治疗疫疾的创新论述不多，多继承《外台秘要》与《备急千金要方》等晋唐时期医家的思想。如《普济方》中论述灸法治疗时气瘴疫以及霍乱等时行病中，就部分沿用了《千金翼方》中的方法。在清末爆发的大规模鼠疫和霍乱的防治中，岭南地区就采用灸法并取得了良好的效果。如用隔蒜灸治疗鼠疫：“身上手足有起形如痰核者，立将铜钱一个放在患处，用蒜头擂烂，以艾灸之……”透过这些文字的记载，可见灸法在当时预防和治疗疫疾中发挥了重要作用。

随着时代的变迁，卫生防疫条件逐步提高，现代传染病与古代也大为不同。近代以来，医学研究者们在继承古代医家灸治瘟疫的基础上，又做了诸多探索，发现灸法对于艾滋病、流行性出血热、肺结核、流行性腮腺炎、风疹、流行性感冒以及手足口病等传染性疾病及相关症状均有良好的疗效。此外，灸法在传染病愈后恢复中也发挥了重要作用，如周楣声《灸绳》中记载了相关案例，有流行性乙型脑炎患者痊愈后第4年出现癫痫，定时发作，诸药无效，“隔姜灸筋缩”后再无发作。2003年在防治“非典”的研究中，赵宏等用艾灸治疗非典型肺炎后遗症，能明显改善患者低热、乏力、胸闷等症状。2020年新冠疫情中，上海中医药大学、江西中医药大学、成都中医药大学、湖南中医药大学、安徽中医药大学、北京中医药大学、中国中医科学院、南京中医药大学等共同完成的“国家973计划”灸法项目（2009CB522900，2015CB554500）艾灸调节免疫功能的研究成果，也应用到COVID-19抗疫的一线治疗中，取得了一定的疗效。从2020年2月13日开始，江西中医药大学陈日新教授团队开始用热敏灸治疗新冠肺炎患者，患者症状得到改善。江西省中医药管理局印发《江西省新型冠状病毒感染的肺炎中医药防治方案（试行第二版）》中增加了热敏灸预防用方。众多的研究表明：艾灸防治瘟疫，主要是从以下方面发挥作用。

1）退热作用。

发热是多种急性传染病的共同表现，甚至许多传染病以“热”命名，如出血热、登革热、猩红热等，现代研究表明，灸法有直接退热作用。如《灸绳》所言：“热盛火郁，灸更有功。”

2）免疫调节作用。

《素问·刺法论》：“正气存内，邪不可干。”中医药尤其是艾灸防治疾病，通过养护或扶助体内正气，增强机体免疫力，而达到预防、治疗疾病的目的。艾灸疗法免疫调节作用有双向性和整体性的特点。

3）抗病毒作用。

如前所述，灸法对机体免疫功能有双向调节作用，可以通过调节免疫等途径促进机体清除病毒。也有学者认为灸法抗病毒需要久灸、重灸以维持灸下组织有较长一段时间的高温而达到灭活病原体的作用。

4）艾烟消毒作用。

艾烟消毒有悠久历史，研究已证实，艾烟对多种细菌，尤其是院内常见的细菌如大肠杆菌、结核杆菌、绿脓杆菌、金黄色葡萄球菌等具有显著的杀灭作用，其效果与福尔马林相似，且优于紫外线消毒法。艾烟对于多种真菌、病毒也有着抑制或杀灭作用，爱婴病房内采用艾条熏蒸对乙肝病毒有一定的灭活效果，且效果优于过氧乙酸熏蒸。艾烟消毒在2020年新冠肺炎疫情中也得到了一定程度的应用，如郑州市中医院借助艾烟消毒的做法，在门诊大厅、部分病房熏艾消毒。虽然目前尚未有实验数据提示艾烟能杀灭COVID-19，但其对多种细菌、真菌、病毒有抑制或杀灭作用。

综上所述，艾灸在瘟疫防治中可以发挥预防、治疗、康复、空气消毒等多方面的作用，因此可用于防治瘟疫。

13. 三伏灸养生的理论依据

三伏灸是依据中医学里“天人相应”“冬病夏治”“春夏养阳”等理论，与“治未病”相结合，在夏季三伏天施灸以防治疾病的一种方法。通常在临床上以三伏天里初伏、中伏、末伏的头一天施灸，借助一年里自然界阳气最旺盛的时候以协助阳气升发，从而祛除病邪。在防治疾病上，主要用于防治秋冬春季节易反复发作的慢性、顽固性的肺系疾病，如慢性支气管炎、哮喘、变应性鼻炎等，随着研究的进展，三伏灸亦可用于防治类风湿性关节炎、骨关节病、冠心病心绞痛、脾胃病及原发性痛经等病症。

14. 三九灸养生的理论依据

三九灸是只在三九天里施灸以防治疾病的一种方法，在每年冬季的“一九”“二九”“三九”各施灸一次，属于冬病冬治，与三伏灸相应。三九天是一年之中阴寒之气最盛的时候，此时天寒地冻、阴盛阳衰，宜补阳气以驱寒。三九灸在防治疾病方面，主要用于防治过敏性鼻炎、慢性鼻炎、慢性支气管炎、哮喘、反复感冒人群；慢性胃肠炎、消化不良、厌食症等人群；亦可用于防治月经不调、痛经、风湿性关节炎等慢性骨关节疾病等。

15. 天灸的概念

天灸是中医传统的外治疗法之一，它是将一些具有刺激性作用的药物贴敷于穴位或患处，因局部发泡如火燎，形成灸疮，又名发泡灸。这种灸疮的情形和艾灸疗法形成的灸疮有相似之处，但它不是用艾绒及其他材料作热源的施灸方法，与热灸相对而言，又称为冷灸、无热源灸、自灸、药物灸。

天灸一词，首见于南朝梁宗懔《荆楚岁时记》：“八月十四日民并以朱水点儿头额，名为天灸，以厌疾。”《说郛》卷三二引《潜居录》：“八月朔，以碗盛取树叶露，研辰砂，以牙箸染点身上，百病俱消，谓之天灸。”谓以朱水点额或身以去病灾。可知与现代常用的天灸方法不同。

现代常用的天灸方法，最早可追溯到《五十二病方》：“蚖……以（芥）印其中颠。”指用白芥子泥敷贴百会穴以治疗蚖蛇咬伤的方法。《神农本草经》亦记载：“斑蝥，主恶疮，以其末和醋，涂布于疮疽上，少顷发泡脓出，旋即揭出。”晋代葛洪《肘后备急方》记载：“治疗痫、痈、肿毒，斑蝥一枚，无足、翅，捻破，复以针画疮上做米字，以之封上，候发赤，起即揭去。”唐代孙思邈《备急千金要方》载：“用旱莲草捶碎，置手掌上一夫，当两筋中（间使穴）以古文钱压之，系之以故帛，未久即起小泡，谓之天灸，尚能愈症。”《太平圣惠方》记载：“治疗腰脚风痹冷痛有风，川乌头三个去皮脐，为散，涂帛贴，须臾即止。”《本草纲目》亦载：“以赤根捣烂，入元寸，贴于脐心，以帛束定，得小便利则肿消。”后人尊称为“外治之宗”的《理瀹骈文》的问世，标志天灸疗法的成熟，吴氏认为“外治之理，即内治之理；外治之药，亦即内治之药。所异者法耳”，指出外贴膏药与内服汤药有“殊途同归”之效，即所谓且吴师机认为“治在外则无禁制，无窒碍，无牵掣，无黏滞”。

天灸所用药物多为单味中药，也有用复方，其常用的有白芥子灸、细辛灸、天南星灸、蒜泥灸等数十种。

（1）白芥子灸：取白芥子适量，研为细末，用水调成糊状，敷贴于穴位或患处，以麝香膏固定。敷贴1～3小时，以局部皮肤灼热疼痛为度。可用于治疗咳喘、关节痹痛、口眼㖞斜等病症。

（2）细辛灸：取细辛适量，研为细末，加醋少许，调成糊状，敷于穴位上，以麝香膏固定。敷贴1～3小时，以局部皮肤灼热疼痛为度。如敷涌泉或神阙穴，可治小儿口腔炎等。

（3）天南星灸：取天南星适量，研为细末，用生姜汁调成糊状，敷于穴位上，以麝香膏固定。敷贴1～3小时，以局部皮肤灼热疼痛为度。如敷颊车、颧髎穴可治疗面神经麻痹等。

（4）蒜泥灸：将大蒜捣烂如泥，取3～5克贴敷于穴位上，以麝香膏固定。敷贴1～3小时，以局部皮肤灼热疼痛为度。如敷涌泉穴可治疗咯血、衄血，敷合谷穴可治疗扁桃体炎，敷鱼际穴可治疗喉痹等。

16. 三伏贴的概念

三伏贴是天灸疗法的一种，它是根据中医“天人合一”和“治未病”的理论，结合天灸疗法，利用夏季气温高，机体阳气充沛的有利时机，使用药物贴敷穴位，治疗冬天发病或加重的疾病，又称冬病夏治。“冬病”是指某些好发于冬季，或在冬季加重的慢性疾病，如体虚感冒、过敏性鼻炎、慢性咽炎、慢性支气管炎、慢性咳嗽、支气管哮喘、冻疮、泄泻、关节炎、胃和十二指肠溃疡、亚健康等。相反，中医上讲的如实热证，虚热证，或者痰热证则不适合。平时表现为爱上火，或者咳黄痰，流黄鼻涕，大便秘结属于热证的，这些人虽然有“冬病”，但辨证不是虚寒的，故不适合用这种方法治疗。另外，咳血、发热、皮肤特别容易过敏者及孕妇、哺乳期妇女等人群也不适合。夏季是人体阳气最旺盛之时，尤其是“三伏天”，此时人体经脉气血运行充盈，毛孔张开，有利于药物吸收。此时治疗某些寒性疾病，可以最大限度地以热治寒、以阳克寒，鼓舞阳气，驱散体内寒气，调整阴阳，从而达到标本兼治的效果。

三伏贴虽然能起到事半功倍的效果，但真正的疗效只有到了冬天才可以看到，并不会达到立竿见影的效果。此外，治疗“冬病”是一个需要长期坚持的过程，即便到了冬天真的有了效果，也不要轻易见好就收，对于很多顽固的慢性病，可能还需要连续坚持数个夏天，才能使病情稳定。

17. 艾叶采收的最佳时节

宋代苏颂的《本草图经》载：“三月三日、五月五日采叶，暴干，经陈久方可用。”明代刘文泰《本草品汇精要》也载：“三月三日、五月五日取叶，暴干。”清代凌奂《本草害利》载：“三月三日，五月五日，采叶干暴。”

传统采收艾叶在春夏二季，在茂盛未开花前割取地上带有叶片的茎枝。研究表明，通过比较艾叶挥发油的主要成分，如1，8-桉叶油素、樟脑、龙脑、4-萜烯醇等时发现，在端午前后采集的艾叶中的挥发油含量最高，品质最好，6月上旬可为艾叶的最佳采收期。以湖北蕲春种植的艾叶为例，不同采收时间的挥发油含量和成分均具有一定的差异，挥发油含量在端午节前不断增加，端午节之后挥发油含量逐渐降低；其所含化合物的种类主要为单萜类、倍半萜及其含氧衍生物及酮、醛、烷、醇及苯系化合物等；检出和鉴定的化学成分随采集时间的推移逐渐增多，由5月初69种逐渐增多为6月中旬82种；以挥发油含量及30种主成分相对含量为指标，艾叶最佳的采集期为端午节前1～2周；以挥发油所含侧柏酮等数种毒性成分为指标，最佳的采集期则为端午节之后1～2周。

18. 艾叶的干燥方式

历代文献均为“暴干”（晒干）。

研究结果表明：阴干样品的有效物质挥发油、总黄酮、鞣质的含量均显著高于晒干样品。两类样品的甲醇提取液的HPLC色谱峰的总峰面积相比也有类似结果。表明艾叶样品在5月底采集后的短期内，由于干燥方式不同，导致几类化学成分含量产生显著变化。药材挥发油含量可因暴晒而显著降低是普遍规律。总黄酮、鞣质含量因晒干而明显降低也有报道，而在艾叶中降幅更显著。

为保证艾叶有效成分的高效利用，为临床提供高品质的艾叶，干燥方式应尽量采用自然阴干或摊在阳光下晒至五六成干后，扎成小把再阴干。艾叶产区可在艾叶收后采取搭棚或室内缓慢晾干的方式进行干燥，确保艾叶品质。

19. 艾叶的储存方法

干燥的艾叶应贮存在干燥、清洁、阴凉、通风、无异味的专用仓库中。需防潮、防霉、防虫（虽然艾叶本身有一定防虫作用，储存不当也会虫蛀）。有实验表明，艾叶干燥后用塑料薄膜密封可以保存数年而不变色，无虫蛀。

20. 艾叶的加工方法

历代文献中记载的艾叶生产加工（炮制）方法有拣净去根、去枝梗、切、绞汁、熬制、炙制、醋制、炒制、制炭、米制、焙制、蜜制、酒制、药汁制、枣制、硫黄制、泔制、熟艾、制绒等多种方法。

《本草衍义》："干捣筛去青滓，取白，入石硫黄，为硫黄艾，灸家用，得米粉少许，可捣为末，入服食药。"《本草纲目》："凡用艾叶，须用陈久者，治令细软，谓之熟艾，若生艾灸火，则伤人肌脉。拣去净叶，扬去尘屑，入石白内木杵捣熟，罗去渣滓，取白者再捣，至柔烂如棉为度，用时熔燥，则灸火得力，治妇人丸散，须以熟艾，用醋煮干捣成饼子，烘干再捣为末用，或以糯糊和作饼，及酒炒者渣不佳。"《中华人民共和国药典》中记录艾叶饮片的炮制方法为：生艾叶"除去杂质及梗，筛去灰屑"；醋艾炭"取净艾叶，照炒炭法炒至表面焦黑色，喷醋，炒干"。

早在《孟子·离娄》中就有"今之欲王者，犹七年之病求三年之艾也"的记载。唐代孙思邈《千金翼方》谓："凡用艾叶，须用陈者，治令细软，谓之熟艾。若生艾，灸火则易伤人肌肤。"宋代苏颂的《本草图经》载"三月三日、五月五日采叶，暴干，经陈久方可用"。《神灸经纶·蓄艾》云："凡物多用新鲜，惟艾取陈久者良，以艾性纯阳，新者气味辛烈，用以灸病，恐伤血脉。故必随时收蓄、风干，净去尘垢，捣成熟艾，待三年之后，燥气解，性温和，方可取用。"可见古代医家普遍认为灸用艾叶"陈久者良"。现代医家认为，新艾绒做的艾条挥发油含量高，火力猛，易灼伤皮肤、经脉；陈艾绒因挥发油散失较多，柔而不燥，热而不烫，医疗保健效果理想。

有研究显示：当艾叶的产地相同时，化学成分组成基本相同，只是艾绒比例和存储年份的改变，导致艾条中有效化学成分含量发生变化，从而影响艾条归一化光谱的稳定特性，而艾绒比例越高，艾条中易挥发成分的相对含量越低，难挥发成分含量越高，因此艾条燃烧光谱就越稳定。在红外区和近红外区内，并不是艾绒存储年份越久，艾条的相对总光强就越大。由于艾条储存过久，导致部分有效化学成分挥发，造成艾条相对总光强变小，因此艾绒储存超过一定年限将导致艾条的相对总光强的下降；而储存年份过短，导致某些芳香烃或者精油等化学成分还未充分合成或含量较低，便造成艾条相对总光强比较弱。无论在红外光谱区还是近红外光谱区，艾条的比例和产地对艾条的相对总光强没有明显影响，而存储年份对艾条相对总光强影响显著，红外区域的影响程度顺序为5年＞1年＞3年＞10年，近红外区域为1年＞10年＞3年＞5年。表明红外区和近红外区内，并不是艾绒存储年份越久，艾条的相对总光强就越大。艾条产地和比例相同时，存储年份为3年的艾条光强度最大，这也与艾灸疗法中3年艾为上品的说法相符合。

有研究表明，储存期1年、3年、5年的艾条燃烧而产生的焦油和烟气中均可检测到自由基信号，焦油中自由基以醌/半醌自由基为主，气相中自由基有烷基、烷氧自由基和NO自由基；储存期为3年、5年的艾条燃烧生成醌/半醌自由基、烷类和烷氧自由基以及NO自由基的信号均低于1年艾条，5年艾条燃烧生成的NO自由基信号强度低于3年艾条，而储存期为3年和5年的艾条燃烧生成的醌/半醌自由基、烷类和烷氧自由基信号比较无统计学意义。

综上所述，艾灸最好选用存储3年的陈艾叶制成的灸用制品。

21. 艾绒的加工方法

唐代孙思邈《千金翼方》："凡用艾叶，须用陈者，治令细软，谓之熟艾。若生艾，灸火则易伤人肌肤。"梁代陶弘景《本草经集注》载"捣叶以灸百病……"的"捣叶"，即指把艾叶捣成绒。明清时期，艾绒制作基本上沿袭了宋代的工艺。明代《普济方·针灸》："制熟艾法：陈艾好灸，不以多少，择取叶，入臼内用木杵轻捣令熟，以细筛隔去青滓，再捣再筛，如此三次，别以马尾罗子隔之，更再捣罗筛，候柔细黄熟为度。""用干艾叶捣熟去灰。"刘文泰等撰辑《本草品汇精要》载："去枝梗揉如絮用。"徐春甫在《古今医统大全》中曰："制艾先要如法，令干燥入石臼捣之以细筛去尘屑，每入石臼捣取，洁白为上，须令焙火燥则灸有力，火易燃，如润无功。"李时珍《本草纲目》："拣去净叶，扬去尘屑，入石臼内，木杵捣熟，罗去渣滓，取白者再捣，至柔烂如绵为度。用时焙燥，则灸火得力。"清代汪昂《本草备要》："揉捣如绵，谓之熟艾，灸火用。"《得配本草》载："久捣至柔烂如绵，焙燥用。"清代廖润鸿《针灸集成》载："取陈久黄艾叶，不以多少入臼内，用木杵轻捣，令熟以细软，隔去青滓，再捣再筛，直至柔细黄熟为度，用之。""艾熟捣去青取白。"

可见，古代制作艾绒的工艺和步骤可以概括为：选取干燥洁净的艾叶，除去枝梗，放入石臼，以木杵捣碎，以细筛罗去尘屑、渣滓，如此反复捣、筛，达到艾绒细软、柔烂如绵的程度，加工才算完成，然后将所得艾绒贮藏在干燥的环境中，防止潮湿。

现代医疗实践中，因人工捣筛制绒方法耗时费力，工效较低，仅被少数民间中医采用，捣筛出来的艾绒仅用于个人临床；而市售艾绒主要是由艾叶机械粉碎去渣大批量加工而成，也可以根据需求加工出不同规格的艾绒，满足了灸疗市场发展的实际需要，因而被生产商广泛采用，同时生产技术也在不断地更新和提高。

22. 艾绒3∶1、5∶1、10∶1、15∶1、30∶1的含义

艾绒的比例，一般指的是艾叶原材料的出绒比例，用以表明艾绒的纯度。以5∶1的艾绒为例，是说将5千克干艾叶碾轧打绒、筛杂，最后出了1千克的成品艾绒。一般来讲比例越高的，其艾绒越细腻，颜色更加金黄，气味也更加清淡，燃烧时的烟也小。

那么是不是艾绒的比例越高，质量就越好呢？其实这里面也存在一定的讲究。可以明确的是，与存储期类似，比例高的艾绒，灸感温和，热的渗透性高，但同时也降低了辛香通络的药性。所以艾绒比例的选择，仍然是一个“度”的问题。如果提绒的工艺能够达到不损伤艾草药力的程度，自然是比例越高越好，所以艾条不要光追求比例，最重要的还是艾绒本身。同时是不是纯度越高越好，这与艾绒的具体用途有关。

23. 新艾、生艾、陈艾和熟艾的区别

新艾：是指一年之内采摘的艾叶，存放时间相对较短，气味辛烈，多呈青绿色，含有较多挥发性植物芳香油，燃烧速度和火力都比较强，易伤及皮肤和血脉。

生艾：是指采摘的鲜艾叶经过反复的晾晒而成的干品，它是中药材原料，也是制作陈艾叶、艾绒的原料。

陈艾：是指将收存的生艾加以较长时间的避光储存，其陈放时间应不少于一年，三年为佳，不宜更长久，多呈淡黄色，所含挥发性植物芳香油较少，燃烧速度和火力较温和，药力渗透性好，燃烧后灰烬不易散落。此外陈艾更易于加工成艾绒，而且加工的艾绒柔软。

熟艾：明代李时珍《本草纲目·草四·艾》：“凡用艾叶，须用陈久者，治令细软，谓之熟艾，若生艾，灸火则易伤人肌脉。”由此可见，熟艾是用一定的炮制方法，经过一定的炮制过程，将陈艾叶加工成艾绒。

24. 科学鉴别好的艾绒

纵观灸法数千年的医疗实践过程，艾叶与其他多种施灸材料相比较，其性温味辛，与灸疗作用相统一，且原料充足，分布广泛，炮制简单，便于操作，既能满足医疗机构需求，又可适应个体医师使用，还可为普通民众的自我治疗、应急处理提供条件，故其在灸疗上有着不可替代的地位，在临床实践中很受欢迎。

艾绒质量的优劣是影响艾灸效果好坏的重要因素。新制艾绒含挥发油较多，火力过强，易灼伤皮肤；含杂质较多的艾绒燃烧时常出现爆裂。使用质优、无杂质且陈久的艾绒制作的艾灸制品，灸效更好。

市场上的艾绒有商品规格等级之分，一般按照纯度、加工方式和贮存年份来划分。艾绒纯度即出绒率，用多少千克干艾叶制成1千克艾绒的比例来表示。常见的商品等级有3∶1、5∶1、10∶1等。其中反复粉碎过筛的高纯度艾绒因其颜色“金黄”（通常为土黄）被称作“黄金绒”。普遍认为在一定范围内，艾绒的纯度越高，质量越好。

有研究者对同一地点、同年采摘的艾叶，不同出绒率（3∶1、5∶1、8∶1、15∶1）制成的艾绒进行挥发性成分分析，可以观察到艾绒比例的提高伴随着挥发性成分含量下降（桉油精、侧柏酮）；龙脑、石竹烯不变；难挥发成分相对含量上升（刺柏脑、石竹素）。即随着艾绒比例变高，艾叶中易挥发的成分含量将会降低到一定范围，且各挥发油组分所占含量比值趋于稳定。因此，艾绒比例达到3∶1～5∶1，可保证成分含量的均一性，从而更好地保证疗效的一致性，且艾叶中挥发性成分的适当降低，可柔和艾灸的效果，减少刺激性，其中的争议成分侧柏酮的含量也得以降低，可能对应地起到减毒的作用。该研究能很好地解释古籍中对艾绒的制作要求，并将市售不同出绒率的艾绒进行了挥发性成分分析，得到推荐的艾绒比例（3∶1～5∶1），也不用过分追求高比例的艾绒，这样既能保证艾绒质量，又不会被商家炒作概念，避免市场价格混乱。

加工方式：商品艾绒按加工方式分为机械绒和手工绒。现代多使用机械粉碎过筛制成机械绒的方式实现工业化生产。古人用石臼以纯手工捣碎的方式将艾叶制成手工绒，是一种特殊的传统商品规格，现仍有少数民间作坊保留此法（也有用石磨加工的）。现代的手工绒有用全叶为原料捣碎而不经过筛制成，这类手工绒无等级之分；也有将艾叶手工捣碎后筛去叶肉细末而分为不同等级的。但手工绒的制作效率低下（现在也有对石臼和石磨进行改造使用电能加工而号称古法加工的）。

贮存年份：按原料艾叶的贮藏时间长短不同，将加工成的艾绒分为新艾绒（因为颜色带暗绿黄色，也称为青艾绒）与陈艾绒，陈艾绒又分为一年陈、二年陈、三年陈等。古有“七年之病，求三年之艾”的说法，说明古人只对三年陈艾绒的质量做出了肯定，并未讲越陈越好。现代一般认为，新艾绒做的艾条挥发油含量高，火力猛，易灼伤皮肤、经脉；陈艾绒因挥发油散失较多，柔而不燥，热而不烫，医疗保健效果理想。因此，艾灸最好选用存储3年的陈艾叶制作的艾绒。

正品艾绒为表面灰黄色、土黄色、浅褐黄色或带灰绿色及呈暗绿黄色的绒团状物，散有或多或少的黑色至绿黑色的小点（叶片碎末），质轻柔软，气特异清香或微香，味苦（微）辛微涩。掺有艾茎作为原料者有浅黄色的粗纤维及类白色的粗颗粒或粗长颗粒（茎髓小碎块），手指揉捏有粗糙感或扎手。在显微镜下，艾绒主要为正品艾叶所特有的相互缠结的T形非腺毛，可见叶肉组织碎块、导管及草酸钙簇晶等显微特征。由于不同植物材料的显微特征存在差异或全然不同，为艾绒的真伪鉴别提供了可靠依据。使用纯度低、含有大量叶肉碎末的艾绒制品灸时，产生的热量较大，烟的气味较大而略刺鼻，燃烧时可出现爆鸣声，产生的灰烬颜色略深，易散落于患者肌表。使用质量优、无杂质的艾绒制品灸疗时，热量平和，气味较小，略带淡香，燃烧时无爆鸣声，产生的灰烬呈灰白色，细腻不易散落。而用纯度较高的陈艾绒制作的灸疗制品，其艾灸效果更好。

25. 纯艾条和药艾条的区别

纯艾条是指取制好的陈艾绒不加任何药物用柔软疏松而又坚韧的细棉纸或桑皮纸，加工制成的艾条，在实施艾灸的时候，发挥其温通经脉，行气活血，协调阴阳的作用。

药艾条是指在艾条中加有其他药物，起到了一些特殊的治疗作用，比如加入有温中散寒作用的药物，或加入有祛邪化湿作用的药物等，在施灸的时候，这些药物也可发挥其作用。如最常用的太乙神针和雷火神针。

26. 太乙神针和雷火神针的药物组成及主治

太乙神针：其药物组成历代医家记载各异。近代处方为：蕲艾 2 000 克，甘草 1 000 克，防风 2 000 克，千年健 500 克，钻地风 500 克，乳香 500 克，没药 500 克，炮甲 250 克，小茴香 500 克，肉桂 500 克，川椒 500 克，人参 250 克，参三七 250 克，山羊血 62.5 克，人工麝香少许，经加工炮制后共研为末，将药末混入艾绒中，每支艾条加药末 25 克。主治风寒湿痹、肢体顽麻、痿弱无力、半身不遂等。

雷火神针：历代医家之药物组成记载也不同，一般处方为：沉香、炮甲、木香、乳香、羌活、干姜、茵陈各等量，加工炮制后共研为细末，将药末 9 克、人工麝香少许混入 94 克艾绒，用棉皮纸卷成圆柱形长条，外用鸡蛋清涂抹，再糊上桑皮纸 6～7 层，阴干即可。主治急性扭挫伤及寒湿气痛，其他大体与“太乙神针”主治相同。

27. 艾绒和艾条的选择

青艾绒指用当年的新艾叶制作的艾绒；陈艾绒是指至少存放一年以上的艾绒；三年陈艾是指存放了 3 年的艾绒；艾绒纯度是指多少千克的干艾叶可以出 1 千克的艾绒（比例越高，纯度越高）；金艾绒指提纯度很高，外观呈黄色的艾绒。

青艾绒，挥发油含量高，药性猛烈，但灸感不适，缺乏渗透力。适宜于急性扭挫伤，适用范围较小。

陈艾绒，使用最为广泛，内、外、妇、儿、养生、治病，都可用它。适合制艾条、艾炷，做艾绒灸、盒灸、隔姜灸等大多数灸法，是艾绒中的主力军。

金艾绒，提纯度高，纯净度最高，所以，往往用作艾炷直接灸或者隔物灸。

因为提纯度高，绒质细腻松软，适合做褥子，肚兜、坐垫等填充物……但价格较高。

故艾绒不是越贵就一定越好，应该根据需要来选择。

艾条有纯艾条（清艾条）、药艾条（如太乙神针、雷火神针等）和无烟艾条之分。除制作原材料本身品质优良外，均越紧越好。

清艾条选择除制作工艺外主要看其原料艾绒，纯度中等的陈艾制作的使用最广，气味较小，略带淡香，燃烧时无爆鸣声，热量平和，产生的灰烬呈灰白色，细腻不易散落，适应证广且性价比高。纯度太低的青艾绒制作的艾条横断面颜色暗绿黄色或灰绿色，香气浓郁，掺有艾茎作为原料者有浅黄色的粗纤维及类白色的粗颗粒或粗长颗粒，燃烧时火力暴躁，有灼烧感，含杂质较多的艾绒燃烧时常出现爆裂易灼伤皮肤。纯度太高的艾绒制作的艾条燃烧速度太快，需不断弹灰，热力间断，也不适合做悬起灸，且价格高。

蕲艾相对于普通艾来说，不仅产量大、质量好（叶大而厚、质润不碎、香气浓郁），且易制成艾绒，出绒率高，制艾条、艾炷，易燃持久，热穿透力强。现代对艾叶的化学成分及燃烧放热量的研究，也证实了道地产地湖北蕲春的艾叶质量更优。有学者对不同产地同一时期采摘的艾叶挥发油进行了化学分析，结果表明，湖北蕲春的挥发油得率比其他 4 个地方的挥发油产量高出 1 倍。

无烟艾条灸疗时烟比较小。在临床上一些特殊的人群可能会对艾烟过敏，对于这部分人，可以使用无烟艾条。无烟艾条是把艾草粉碎、碳化以后，加上多种中药，然后进行压制而成的。这种艾条有细、有粗。它的特点就是燃烧时温度要高一些，所以要防止烫伤，而且燃烧的时间也相对要长一些。

28. 艾叶和艾烟的化学成分

近年来的研究表明，艾叶所含的成分复杂，成分主要因产地环境、栽培方式、品种、采收季节等的不同而有所差异。艾叶的化学成分主要含挥发油（萜类、倍半萜等）、黄酮类、鞣质类、甾醇、三萜类、桉叶烷类、酸性多糖类、生物碱、皂苷、绿原酸、朝鲜蓟酸及多种微量元素，其他还有蛋白质、脂肪、氨基酸、维生素、叶绿素、叶黄素、纤维素等。

艾叶燃烧后的艾烟主要成分为二氧化碳和不完全燃烧产生的一氧化碳，这与燃烧环境有关，此外还含有其他 20 余种挥发性成分。艾烟主要含氨水、乙醇、乙二醇、醋酸、乙酰胺、丙酸、环己烯、甲基呋喃、丁酰胺、3-甲基-丁酰胺、季酮酸、戊醇、2-甲基戊醇、斯德酮、正己基胺、萘、葵酸、乙内酰尿、三甲基对二氮杂苯、溴代氮、杂环丁烷等，其中燃烧物的挥发性成分含量中最多的是萘。

29. 蕲艾被称为“艾中精品”的缘由

明代《本草纲目》指出：“自成化以来，则以蕲州者为胜，用充方物，天下重之，谓之蕲艾，相传他处艾灸酒坛不能透，蕲艾一灸则直透彻，为异也。”蕲艾为道地药材沿用至今。

清代《本草害利》载“蕲州艾为上”；《得配本草》载“产蕲州者为胜”；《本草求真》载“取蕲州艾陈者良”；《本经逢原》载“蕲州者为胜”；《针灸逢源·艾叶》载“图经云，旧不着所出，但云生田野间。今随处有之，唯蕲州所产，叶浓而干高，气味最胜，用之尤妙”。

艾草质量与地理产地、生境等关系密切，其中地理生境的不同水土、纬度、光照、湿度等对艾草的质量有较大影响。经查证，4 个艾叶的道地产地主要集中于北纬 29°～39°，推断这一纬度的气候地理变化对其质量有着重要的影响。目前在湖北蕲春、安徽嘉山、湖南、陕西、河南等地均有不少的人工栽培，已有不少关于不同产地艾叶挥发油组分的文献报道，其中以蕲艾挥发油产量较高，挥发性成分种类较多，以挥发油为指标，湖北蕲春产的艾叶品质最好。

蕲艾的地域特征性在植物形态上与其他产地的艾亦有较大区别，蕲艾植株高大，可达 1.8～2.5 米，含挥发油较多，香气浓郁，叶厚纸质，密被厚而长的毛，取干叶揉之可成绒团，质柔软。而普通艾高不及 1.5 米，叶薄纸质，虽亦被毛，但毛短，取干叶揉之常成粉末。相较而言，蕲艾艾叶产量高、质量好，制作艾绒出绒率高，制成艾条、艾炷后易燃、持久，被视为灸家珍品。不同产地艾叶燃烧后，蕲艾的燃烧放热值最高。由此用蕲艾制作的艾条在燃烧时释放出的热量比其他产地艾叶制作的艾条要高，热穿透力强。

蕲艾作为道地药材，具有以下几个特点：①挥发油含量最高，有研究表明，以不同产地的艾叶油为指标，湖北蕲春所产艾叶的挥发油含量高达 1.06%；②采收时节讲究，以挥发油为指标，对不同时间采收的艾叶挥发油含量进行比较发现，从 4 月至端午节前，艾叶挥发油含量逐渐升高，端午节前后达到高峰；③热穿透力强，《本草纲目》：“相传他处艾灸酒坛不能透，蕲艾一灸则直透彻，为异也。”还有研究对各地的艾叶燃烧值进行测定，显示蕲艾的燃烧值最高。

30. 暖宝宝或红外热疗仪是否能代替艾灸

艾灸疗法是用艾条或艾炷等灸用制品，点燃后在体表的一定穴位进行烧、灼、熏，通过激发经气的活动来调整人体紊乱的生理生化功能，从而达到保健养身、防病治病的目的。在作用机制方面，现代研究表明，艾灸主要存在药物作用、温热作用与光辐射作用三大机制。

（1）药物作用：涉及艾燃烧生成物中的焦油样物质和烟雾。焦油质具有一定的抗氧化活性，而艾烟表现出广谱抗菌、抗病毒的作用。通过皮肤渗透的艾叶挥发油还具有活血与尿酸增溶作用。艾叶燃烧物通过人的嗅觉可产生安神的作用。

（2）温热作用：艾灸穴位通过分子热传递的方式使局部的皮肤组织温度提

高，细胞代谢能力加强，促进水肿、粘连、渗出物、血肿等病理产物消散吸收，其实质是通过加热补充细胞能量，即补法中的温补。艾灸还能通过对皮肤温度感受器与痛觉感受器的刺激产生全身调节作用。

（3）光辐射作用：艾灸激发循经高温线的现象，提示艾灸除温热效应之外，光辐射的非热效应也是其发挥疗效的重要因素。艾灸热力透穴与循经传播的媒介为艾叶燃烧产生的近红外光。近红外光可透过腧穴，可以在肌肉外包膜结构的空隙传导，并且波长越短，透穴与传导能力越强。它是艾灸通经活络、活血化瘀的主要原因，是泻法温通作用的基础。

艾灸疗法的作用并不是上述诸因素的简单叠加，而是其相互作用、相互补充的结果。艾燃烧时，在产生温热刺激及光辐射的同时，也使艾燃烧生成物得以生成。其中，艾燃烧产生的温热刺激是作用最为确切及最主要的因素。温热有利于人体对药物的吸收，故其可使艾灸的药性作用、艾燃烧生成物对人体的效应及其类芳香疗法作用得到更好的发挥。此为艾灸诸因素间的综合作用。

暖宝宝的发热原理是一种化学反应，发生了铁的吸氧腐蚀而放热，而且应用了一种矿物材料蛭石来保温，以持续发热，从而对人体产生了恒定持久的温热作用，可消除和防止各种畏寒疾病引起的疼痛、生理病痛及预防感冒等，与艾灸疗效的作用原理有很大不同。

目前红外热疗仪在临床上有较好的疗效，它是利用灸疗红外辐射的热效应原理而开发的一种灸疗仪。虽然红外热疗仪具有类似艾灸的一些治疗作用比如活血化瘀，但还是存在着一些不足，如无法模拟灸疗治疗过程中的物理性能的变化等问题。

由此可见，暖宝宝或红外热疗仪均不能代替艾灸。

31. 艾灰的用处

艾灰在医疗和生活中有着独特的运用，如《太平圣惠方》载："治鼻血不止，艾灰吹之。"一般来说，艾灰具有止血敛疮、杀菌消炎等作用，主要用于治疗脚气湿疮、疮疡出血等病症。民间亦有将艾灰加香油并打入鸡蛋炒成絮状食用以治疗寒喘的用法。有临床研究表明，艾灰可用于防治褥疮，外敷艾灰能有效促进褥疮愈合，并减少痛苦、缩短病程，艾灰制作的衬垫在维持局部干燥、抗感染和舒适度方面优于橡胶气垫。与单纯艾灸熏烤疮面对比发现，单纯艾灸后的疮面渗出液很快干燥，并结成厚而硬的痂，而艾灸后使用艾灰处理创面后，结痂薄而软，愈合速度明显加快。

参考文献

[1] 金晓蝉，田岳凤.艾草与中国传统文化[J].中医民间疗法，2018，26(9)：45-46.

[2]　许珍.艾灸更青睐陈艾[J].中华养生保健,2013,7(7):63-65.
[3]　冯祯钰,安静.艾灸过敏一例[J].中国针灸,2005,25(12):899-900.
[4]　董志伟.艾灸疗法的主要作用和发展趋势[J].现代中西医结合杂志,2013,22(26):2959-2961.
[5]　武娟,毛梦然,蒲锐,等.艾灸疗法与艾绒[J].新中医,2018,14(11):102-103.
[6]　武娟,万定荣,蒲锐,等.艾灸疗法原材料艾叶和艾绒的鉴别[J].中国药业,2019,28(11):1-3.
[7]　靳然,赵百孝,于密密,等.艾燃烧生成物化学评价与控制模型建立探索性研究[J].世界中医药,2016,11(8):1401-1406.
[8]　武娟,万定荣,赵百孝,等.艾绒的质量评价标准及其商品分级研究[J].中国药业,2019,28(24):4-7.
[9]　欧阳湘云,陈华德.艾烟研究概况[J].实用中医药杂志,2010,26(9):663-664.
[10]　刘辰辰,宋玉磊,王慕然,等.艾烟研究进展[J].实用中医药杂志,2017,33(10):1227-1228.
[11]　张元,康利平,郭兰萍,等.艾叶的本草考证和应用研究进展[J].上海针灸杂志,2017,36(3):245-255.
[12]　蔡平.艾叶的药理作用及应用[J].时珍国医国药,2001,12(12):1137-1139.
[13]　周英栋,费新应.艾叶的药理作用研究[J].湖北中医杂志,2010,32(11):75-76.
[14]　杨天寿,张宇欣,严华,等.艾叶的质量检测方法改进及桉油精含量变化分析 [J].宁夏医科大学学报,2015,37(2):138-140.
[15]　崔国静,裴海娇,徐亚.艾叶与艾绒[J].传统中医药,2013,7:47-49.
[16]　洪宗国.艾与蕲艾的生药学研究与开发[J].中医药学刊,2003,21(8):1356-1357.
[17]　张元,康利平,詹志来,等.不同采收时间对艾叶挥发油及其挥发性主成分与毒性成分变化的影响[J].世界科学技术—中医药现代化,2016,18(3):410-419.
[18]　龚敏,卢金清,肖宇硕.不同产地艾叶中总黄酮及其3种主要苷元的含量测定[J].中国药师,2019,22(5):966-975.
[19]　窦传字,吴焕淦,洪宗国,等.不同储存年份的艾条燃烧生成自由基的ESR波谱研究[J].世界中医药,2013,8(8):852-855.
[20]　郭媛,许雪梅,尹林子,等.不同灸材和艾材燃烧辐射的光谱特性[J].中国组织工程研究,2018,22(14):2233-2238.
[21]　蒲锐,王小婷,武娟,等.干燥方式对艾叶品质的影响[J].中国药业,2018,27(14):1-3.
[22]　李军,赵百孝.灸材艾绒的制作工艺研究[J].环球中医药,2011,4(6):423-426.
[23]　汤晓云,姜云武.灸法浅谈[J].云南中医中药杂志,2002,23(5):46-47.
[24]　崔晨华,戚其华,徐涓.灸法在急症中的应用[J].中国中医急症,2011,20(10):1708-1709.
[25]　谢中练,陈友义.灸法作用的实验研究进展[J].福建中医药,2012,43(2):56-58.
[26]　李白,马铁明.灸疗中蕲艾道地药材的选择与作用[J].辽宁中医药大学学报,2008,10(16):73-74.
[27]　李晓红.蕲艾的采集储藏及药用价值的探讨[J].中国医药指南,2012,10(27):615-616.

[28] 曹利，卢金清，叶欣.蕲艾的化学成分和药理作用研究进展[J].中国药房，2017，28(10)：1423-1425.

[29] 刘巍，刘萍，刘薇芝，等.蕲艾的研究概况[J].中国药师，2011，14(10)：1531-1533.

[30] 张腮，张军，杜伟，等.蕲艾生产技术操作规程(SOP)[J].湖北中医杂志，2009，31(10)：75-76.

[31] 王宝立.浅谈艾叶在针灸临床中的应用[J].中外健康文摘，2013，10(24)：389-390.

[32] 孙昱，李计萍，吴静义，等.清艾条质量研究的若干思考[J].中国新药杂志，2019，28(9)：1044-1047.

[33] 纪康宝.如何选择好的艾条艾绒[J].中华养生保健，2012，6(12)：14-16.

[34] 蒋潇，田静.三个产地艾叶挥发油的化学成分分析[J].中国民族民间医药，2015，24(17)：19-22.

[35] 李文雄.天灸疗法的临床应用及实验研究进展[J].中国民间疗法，2015，23(1)：92-93.

[36] 白玉宏，白玉盛.小议临床施灸之灸量、灸感、灸效及其相互关系[J].针灸临床杂志，2001，17(9)：3-5.

[37] 李芳，石广霞，袁庆东，等.影响灸法疗效的主要因素分析[J].中国中医药信息杂志，2014，21(3)：3-9.

[38] 和蕊，赵百孝.浅析灸感的影响因素[J].世界中医药，2019，14(8)：2217-2224.

[39] 季辉，王玲玲.古今灸感探析[J].中医杂志，2014，55(11)：905-907.

[40] 谢丁一.陈日新教授论灸感[J].中国针灸，2016，36(8)：789-792.

[41] 阚丽娜，孙曌.灸法量学要素初探[J].光明中医，2009，24(8)：1504-1506.

[42] 洪宗国.艾灸溯源[J].中南民族大学学报(自然科学版)，2014，33(4)：47-51.

[43] 方园，范丽红，黄河，等.艾灸与针刺疗法的差异分析[J].湖南中医药大学学报，2020，40(9)：1070-1076.

[44] 肖元春，方亮.灸感与灸治[J].上海中医药杂志，1999，(11)：32-33.

[45] 王桂英，王耀帅，王玲玲.艾灸疗法中灸感、灸温、灸量与灸效关系[J].中医杂志，2015，56(17)：1519-1521.

[46] 许焕芳，赵百孝.艾灸疗法作用机理浅述[J].上海针灸杂志，2012，31(1)：6-9.

[47] 张梅，刘珍珍，杨佳敏，等.艾灸的研究进展[J].中医药学报，2015，43(1)：73-77.

[48] 刘兰英，雷玉婷，王和生.浅谈对艾灸灸量的认识[J].中国针灸，2015，35(11)：1140-1142.

[49] 卢静.艾灸作用机制及安全性研究进展[J].中国民间疗法，2019，27(13)：105-106.

[50] 刘迈兰，曾芳，和中浚，等.艾为最佳施灸材料探析：基于艾与其他典型灸材的比较[J].江苏中医药，2009，41(6)：59-61.

[51] 唐照亮，宋小鸽，夏晓红，等."热证可灸与贵灸"机制研究[J].安徽中医学院学报，2008，27(1)：29-32.

[52] 黄培冬，黄城琳，姜云武."热证可灸"的研究进展[J].中西医结合研究，2010，2(5)：263-264.

[53] 王馨悦，黄培冬，袁恺.热证可灸的研究进展及思考[J].云南中医中药杂志，2011，32(3)：74-76.

[54]　沈书泓，许金森.热证禁灸与热证可灸[J].吉林中医药，2017，37(1)：85-88.
[55]　刘立公，顾杰，杨韵华.时病瘟疫的古代针灸治疗特点分析[J].上海针灸杂志，2004，2(2)：38-39.
[56]　刘慧荣，王照钦，李璟，等.从古代文献与现代研究探讨灸法防治2019冠状病毒病的思考[J].上海针灸杂志，2020，39(5)：626-632.
[57]　滕雨可，熊静，郭雨怡，等.艾灸在新型冠状病毒肺炎防治中的优势与价值[J].世界科学技术-中医药现代化，2020，22(3)：587-589.
[58]　赖美连，于天赫，黄泳.艾灸疗法防治新型冠状病毒肺炎的理论探讨[J].医学理论与实践，2020，33(15)：2417-2419.

第二章　常见疾病艾灸治疗

第一节　内科病症

1. 高血压

穴位：百会、风池、曲池、足三里、太冲、太溪。

定位：①百会。在头部，当前发际正中直上5寸，或两耳尖连线的中点处。②风池。在颈后区，枕骨之下，胸锁乳突肌上端与斜方肌上端之间的凹陷中。③曲池。在肘横纹外侧端，屈肘，当尺泽与肱骨外上髁横纹中点凹陷处。④足三里。在小腿外侧，犊鼻下3寸，距胫骨前缘旁开一横指（中指）。⑤太冲。位于第1、2跖骨结合部之前凹陷处。⑥太溪。在足踝区，在内踝尖与跟腱之间的凹陷处。

方义：高血压在中医属于“眩晕”“头痛”“肝风”等范畴，临床多以头晕、目眩为主要症状。发病主要由情志失调、饮食失节、内伤虚损，导致肝肾功能失调所致，常见的病机是肝肾不足、肝阳上亢。眩晕在头目，巅顶之上，唯风可到。早在《素问·至真要大论篇》中说：“诸风掉眩，皆属于肝。”该症多由肝肾亏虚、肝阳上亢等因素所致，上盛下虚，本虚标实，而以标实为主。《景岳全书·眩晕》指出：“眩晕一证，虚者居其八九，而兼火、兼痰者不过十中一二耳。”百会位于巅顶，为诸阳之会，并与肝经相通，灸之可平降肝火，故取太冲、肝俞、风池平肝潜阳。风池可疏调头部气机，平肝潜阳；太冲为肝经腧穴、原穴，乃足厥阴经之脉气所注，属输土穴，具有疏肝理气，镇肝熄风之效。取太溪为肾经的腧穴、原穴，乃足少阴经之脉气所注，属输土穴，具有滋阴补肾之功，两穴相助，共求滋阴平肝降火之力。曲池为手阳明大肠经合穴，曲池清泻阳明，理气降压，配足阳明胃经合穴足三里，两穴均属合土穴。阳明经多气多血，泻阳明则清泻阳经热邪。百会穴为人体诸阳之会，温灸此穴可调整阴阳，气血阴阳平衡，血压趋于正常。百会、风池有息风之能，两穴阴阳相助，开通气血。《胜玉歌》说“头痛晕眩百会好。”《通玄指要赋》讲：“头晕目眩，要觅于风池。”诸穴相配，共济滋阴清热、平肝熄风之功效。

2. 糖尿病

穴位：脾俞、胰俞（胃脘下俞）、中脘、肾俞、天枢、腕骨、气海、三阴交。

定位：①脾俞。第 11 胸椎棘突下，后正中线旁开 1.5 寸。②胰俞。在第 8 胸椎棘突下旁开 1.5 寸，膈俞穴与肝俞穴之间。③中脘。在上腹部，脐中上 5 寸，前正中线上。④肾俞。在背部，当第 2 腰椎棘突下，旁开 1.5 寸。⑤天枢。位于脐中旁开 2 寸处。⑥腕骨。手掌尺侧，在第 5 掌骨与钩骨之间的凹陷处，赤白肉际处。⑦气海。在前正中线上，脐下 1.5 寸。⑧三阴交。在小腿内侧，内踝尖上 3 寸，胫骨内侧缘后方。

方义：糖尿病，中医称之为消渴，又称消瘅。本病的基本病机是阴虚为本，燥热为标，故清热润燥、养阴生津为本病的治疗大法。《医学心悟·三消》说："治上消者，宜润其肺，兼清其胃；治中者，宜清其胃，兼滋其肾；治下消者，宜滋其肾，兼补其肺。"《黄帝内经》："二阳结，谓之消。"二阳者，阳明也，阳明为多气多血之经，乃水谷之海。手阳明大肠经主津液，足阳明胃经主血，"二阳结"乃胃与大肠气血津液郁遏内结，结而蕴热，成为消证。本病以多饮、多食、多尿为主症。因患者尿液甘甜，故称糖尿病。其发病原因多为五志过极，或多食肥甘，或恣情纵欲，致使肺、脾、肾三脏阴虚燥热，热灼津液而发为消渴。脾俞为脾之背俞穴，有健脾升清之功能，可以调和脾脏功能。胰俞（胃脘下俞），乃经外奇穴，为治疗消渴病的专用穴。中脘为胃之募穴，又为腑会，可以和胃健脾，通调腑气。天枢为胃经俞穴，又为大肠之募穴，有调理升降、泄胃通肠之功。腕骨为小肠经之原穴，原穴乃脏腑原气经过和留止的部位，艾灸原穴可以扶正祛邪，腕骨乃治疗消渴之传统穴。据近代临床经验，胰俞有调节胰腺功能的作用，为经验穴。脾俞、胰俞、肾俞三穴合用，共泻肺胃肾三脏之燥热，同时，肾俞与太溪滋补肾阴。《针灸甲乙经》有云："消瘅，善喘……太溪主之。"故另加太溪一穴。三阴交为肝脾肾三经交会穴，艾灸可健脾养阴，兼调肝肾，与脾俞结合，以养阴益气，健脾升清为主。

3. 感冒

穴位：大椎、肺俞、风池、列缺（风寒加风门，风热加曲池，暑湿加阴陵泉）。

定位：①大椎。在脊柱区，第 7 颈椎棘突下凹陷中，后正中线上。②肺俞。在背部，当第 3 胸椎棘突下，旁开 1.5 寸。③风池。在颈后区，当枕骨之下，胸锁乳突肌上端与斜方肌上端之间的凹陷处。④列缺。在前臂桡侧缘，桡骨茎突上方。⑤风门。在背部，当第 2 胸椎棘突下，旁开 1.5 寸。⑥曲池。在肘区，在尺泽与肱骨外上髁连线中点凹陷处。⑦阴陵泉。小腿内侧，胫骨内侧髁下缘与胫骨内侧缘之间的凹陷中。

方义：感冒多由肺气不宣，卫外失调导致的卫外证候多见。大椎穴为督脉腧穴，是手足三阳经七脉之会，善于疏解督脉之风寒。具有散寒镇惊、解表清热之功。督脉主一身阳气，灸大椎可以通阳散寒。《伤寒杂病论》指出："太阳与少阳并病，头项强痛，或眩冒，时如结胸，心下痞硬者，当刺大椎第一间。”肺俞为膀胱经腧穴，肺的背俞穴，善有疏调足太阳经之脉气运行，具有调肺气、清虚热、和营血之功。风池为胆经腧穴，又为手足少阳、阳维脉交会穴，能疏通足少阳经之脉气运行，沟通三焦、胆经与阳维脉之间的脉气交流。具有开窍醒神，疏风活络之效。《十四经要穴主治歌》说：“风池主治肺中寒，兼治偏正头疼痛。”列缺为肺经腧穴、络穴，有宣解手太阴经脉气之外邪，同时可沟通肺与大肠之脉络，通于任脉，为肺经脉气所集之处。具有清肺、大肠之热，宣肺平喘止咳之效。以上四主穴，共济宣肺解表之效。《玉龙歌》说：“咳嗽寒痰列缺强。”风门为膀胱经腧穴，又为督脉、足太阳交会穴，可疏解足太阳经脉气之风寒。太阳主表，风门穴为风寒入侵之门户，具有宣肺解表，清热疏风之效。《席弘赋》有云：“风府、风池寻得到，伤寒百病一时消。”风池为足少阳经与阳维脉的交会穴，“阳维为病苦热寒”，灸之可疏散风邪，清理头目。风门属足太阳膀胱经。《玉龙歌》曾记载：“腠理不密咳嗽频，鼻流清涕气昏沉，须知喷嚏风门穴，咳嗽宜加艾火深。”肺俞为脏腑之气输注于背部的腧穴，同时归属足太阳膀胱经，《胜玉歌》记载：“若是痰涎并咳嗽，治却须当灸肺俞。”风门、肺俞二穴合用滋养肺阴，治疗肺部疾病。督脉主一身之阳气，灸大椎可通阳散寒，诸穴合用，共愈疾病。

4. 失眠

穴位：百会、涌泉、神门、三阴交、足三里。

定位：①百会。头顶正中线与双耳耳尖连线的交汇处。②涌泉。在足底，足趾跖屈时呈凹陷处，约当足底二、三趾趾缝纹头端与足跟连线的前 1/3 与后 2/3 交点上。③神门。腕横纹尺侧端，尺侧腕屈肌腱的桡侧凹陷。④三阴交。内踝高点直上 3 寸，胫骨内侧缘后方。⑤足三里。在小腿外侧，犊鼻下 3 寸，距胫骨前缘旁开一横指（中指）。

方义：中医学认为，失眠多为情志失调、饮食不节、劳役过度、久病体虚等导致阴阳失调，阳不入阴，阴不涵阳，此病虚多实少，治以补虚泻实，平调阴阳。

百会穴，属督脉，为督脉与手足三阳经的交会穴，可通调全身气血，灸之可调气安神、清利头目。《针灸大成》记载督脉“起于下极之腧，并于脊里，上至风府，入脑上巅，循额至鼻柱，属阳脉之海”，与头脑、精神情志密切相关，具有醒神开窍、益气升阳、补脑安神的作用。《针灸大成》云：“思虑过多，无心力，忘前失后，灸百会。”体现了百会穴健脑安神的作用。涌泉穴，为足少阴肾经井穴，张隐菴云：“地下之水泉，天一之所生也。故少阴所出，名曰涌泉。”高式国云：“本穴又为全身孔穴最下，承至阴之静，由阳经至于阴经，而作涌泉之动……少阴根于涌泉，即犹天一之水由地下涌出……。本穴多治头、胸之病。

用以引热下行也。”灸涌泉穴可引热下行，使心火下行以温肾水，肾水蒸腾得以上济心火，心肾相交，水火既济，阴阳调和。神门穴，手少阴心经之输穴、原穴。《灵枢》云：“病在阴之阴者，刺阴之荥输。”“五脏有疾，当取之十二原。”“阴之阴”指五脏，原穴乃脏腑精气经过与留止的部位。心藏神，统调魂魄意志，《道藏》云：“玉房之中神门户。”表明神门穴对于心、心经的重要意义，神门具有解郁安神、宁心定志的作用。失眠病位在心，神门穴为心经之输穴，可治心之病，亦为心经之原穴，更能调理心之气血阴阳。三阴交，归足太阴脾经，为足太阴、足少阴、足厥阴三经交会穴，可通调肝脾肾经之经气，为补血之要穴。中医学认为，脾主统血、肝藏血主疏泄、肾藏精，精血同源，因此温灸三阴交可温煦阴经之气血，平调阴阳，补血养心。《针灸甲乙经》云：“惊不得眠，三阴交主之。”足三里，足阳明胃经之合穴，胃腑之下合穴，是补益气血的要穴。脾胃为气血生化之源、为后天之本，温灸足三里可健运脾胃、促进气血生化，以养心安神，尤其对于心脾两虚之失眠效果更好。胃不和则卧不安，对于脾胃不适所致失眠亦能治之。此外，《诸病源候论》记载：“阴气虚，卫气独行于阳，不入于阴，故不得眠。”《伤寒悬解》云：“太阴主营，阳明主卫，脾为生血之本，胃为化气之原也。”营卫者精气也，艾灸足三里配合三阴交，可促进脾胃运化水谷、生化气血，补阴益阳，调和营卫出入，阴平阳秘，则入睡。

5. 胃痛

穴位：足三里、中脘、天枢、脾俞、胃俞、三阴交。

定位：①足三里。足阳明胃经合穴，胃之下合穴。位于小腿外侧，犊鼻下3寸，胫骨前嵴外一横指处，犊鼻与解溪连线上。②中脘。在上腹部，脐中上5寸，前正中线上。③天枢。位于脐中旁开2寸处。④脾俞。第11胸椎棘突下，后正中线旁开1.5寸。⑤胃俞。第11胸椎棘突下，后正中线旁开1.5寸。⑥三阴交。位于内踝高点上3寸，胫骨内侧后缘处。

方义：足三里乃足阳明胃经合穴、胃之下合穴，《灵枢》中写道：“邪在脾胃……皆调与足三里。”《四总穴》歌曰：“肚腹三里留。”《针灸聚英》又云其“主胃中寒……大便不通，心闷不已，卒心痛……水气蛊毒……目不明，产妇血晕，不省人事”。《灵枢·邪气脏腑病形》指出：“胃病者，腹胀，胃脘当心而痛，上肢两胁，膈咽不通，食饮不下，取之三里也。”《杂病穴法歌》曰：“泄泻肚腹诸般疾，三里内庭功无比。”中脘为胃之募穴，腑之所会，任脉腧穴，可疏导胃与脾经的脉气，是调理脾胃功能的最佳选择，是八会穴之腑会，可治疗消化系统疾病。《针灸甲乙经》：“胃胀者腹满胃脘痛，鼻闻焦臭，妨于食，大便难，中脘主之。”足三里为胃经合穴，乃足阳明经之脉气所入，属合土穴，是四总穴之首，具有调理脾胃、疏通气血、理气消胀之效。现代研究发现，足三里穴位调节胃肠功能疗效确切，灸足三里可和胃益气、建中化湿，有助于预防胃肠病症或减轻胃痛、呕吐、腹泻、便秘、虚劳诸症等。《针灸资生经》："胃俞、脾俞治腹痛不嗜食。胃俞、肾俞主胃中寒胀，食多身瘦。"治胃必通肠，故取大肠之募穴天枢。脾病则肝木必乘，艾灸脾俞用以扶其脾，取中脘以和其胃。脾俞为足太阳膀胱经腧穴，具有健脾利湿、益气和营之效，是脾的背俞穴。胃俞为足太阳膀胱经腧穴，具有和胃化滞、补虚扶中之功，是胃的背俞穴。两穴相配，胃为阳土，脾为阴土，一阴一阳，一表一里，胃主纳谷，脾主运化，升降协调，脾健胃和。《针灸大成》："食多身瘦，脾俞、胃俞。"中脘为任脉腧穴，是足阳明胃经募穴，是八会穴之"腑会"，中脘与足三里配合，是调理脾胃消化功能的首选，具有健脾消积、理气和胃之能；中脘位居中焦，足三里作用在脾胃，局部与远端穴位相配，共济温中散寒、理气止痛之效。三阴交穴属于太阴脾经，与天枢相配合，两穴配伍用为表里配穴法，能加强健脾和胃的作用。

6. 便秘

穴位：脾俞、胃俞、天枢、大肠俞、关元、气海、足三里。

定位：①脾俞。第 11 胸椎棘突下，后正中线旁开 1.5 寸。②胃俞。第 12 胸椎棘突下，后正中线旁开 1.5 寸。③天枢。在腹部，横平脐中，前正中线旁开 2 寸。④大肠俞。在脊柱区，第 3 腰椎棘突下，后正中线旁开 1.5 寸。⑤关元。在下腹部，脐中下 3 寸，前正中线。⑥气海。在脐正中下 1.5 寸。⑦足三里。位于小腿外侧，犊鼻下 3 寸，胫骨前嵴外一横指处，犊鼻与解溪连线上。

方义：《景岳全书·秘结篇》："凡下焦阳虚，则阳气不行；阳气不行，则不能传送而阴凝于下，此阳虚而阴结也。"便秘的主要病机是大肠传导功能失常，可由热炽、寒凝、气滞、血瘀、气血津液亏虚引起。便秘与脾胃、大肠、肾关系密切。大肠乃传导粪便之所，大肠功能失调则便秘形成。肾与二便关系密切，经言："肾开窍于二阴。"肾阳不足，元火不能温煦于下，肠运无力，导致便秘的发生。脾俞、大肠俞配胃俞、足三里为脏腑经络表里配穴，可鼓舞中气，培生化之源，使气血充盛。关元、气海补下焦之气，配大肠俞，以助排便传送之力。大肠俞为大肠背俞穴，天枢为大肠募穴，两穴同用属俞募配穴法，艾灸大肠俞、天枢可通调大肠腑气，腑气通则大肠传导功能复常。《本草纲目》记载："艾叶苦辛，生温，熟热，纯阳之性，能回垂绝之阳，通十二经，起三阴，理气血，逐寒湿，暖子宫……以之火灸，能透诸经而除百病。"艾灸关元可调整胃肠气机，使阴阳气血调和，脉络通畅，脾气得运，促进胃肠蠕动的恢复，使大便软化通畅，进而有效治疗便秘。《黄帝内经》："合治内腑。"足三里为足阳明胃经合穴，胃之下合穴，对于冷秘、阳虚型及气虚型便秘，灸足三里可补中益气，调理肠胃，与关元、神阙配伍可直接作用于肠腑，调畅胃肠气机，以疏通腑气，通利大便。

7. 胃下垂、子宫脱垂

穴位：胃下垂（百会、中脘、气海、足三里）；子宫脱垂（百会、关元、足三里、隐白）。

定位：①百会。在头部，前发际正中直上5寸。②中脘。在上腹部，脐中上5寸，前正中线上。③气海。在下腹部，脐中下1.5寸，前正中线。④足三里。足阳明胃经合穴，胃之下合穴，位于小腿外侧，犊鼻下3寸，胫骨前嵴外一横指处，犊鼻与解溪连线上。⑤关元。在下腹部，脐中下3寸，前正中线。⑥隐白。位于足大趾内侧，距趾甲角0.1寸处。

方义：本病是因气虚无力升举，清阳之气不升反下陷，内脏位置不能围固而下垂所致，以健脾益气，升阳举陷为治则。《景岳全书·论脾胃》中记载："脾胃得后天之气也……故人之自生至老，凡先天之有不足者，但得后天培养之力，则补天之功亦可居其强半，此脾胃之气所关于人生者不小。"《灵枢·经脉》："陷下则灸之。"灸百会穴，可使阳气旺盛，有升提收摄之力。气海为人体强壮保健穴，灸气海可理气益气。足三里为人体强壮要穴、胃经之合穴，灸足三里穴能调理脾胃以助运化，使胃收缩加强，增强人体对营养物质的吸收，共达温运脾阳、补中益气之功。中脘穴为任脉腧穴，胃经募穴，能调理脾经与胃经的病症，"腑会中脘"，故善治消化性疾病。正如《针灸大成》述："腹胀不通、寒中伤饱、食饮不化、中脘主之。"灸之可理气和胃止呕。气海为任脉腧穴，具有益肾固脱、调理冲任之能；足三里为胃经腧穴、合穴，乃足阳明胃经之脉气所入，属合土穴，具有调脾理气、调和气血之用。灸之可疏调胃肠气机，诸穴相配，共济健脾益气、升阳举陷之效。

子宫脱垂由多产、难产、产时用力过度、产后过早参加体力劳动等因素而使气虚下陷，带脉失约，冲任虚损，或损失胞络及肾气，进而导致胞宫失于维系。宜以"虚者补之，陷者举之，脱者固之"为原则。百会位于巅顶，具有"提纲挈领"之效，又是诸阳之会，灸百会有升阳举陷、固摄胞宫作用；关元位于脐下，邻近胞宫，属于任脉，而任脉起于胞宫，任主胞宫，有调理冲任、益气固胞作用。关元为强壮要穴，是任脉与足三阴经交会的沟通脉气之腧穴，具有培肾固本、回阳固脱、温经散寒、固精止带的作用。隐白为脾经井穴，乃足太阴经之脉气所出，属井木穴，具有扶脾益胃、调和气血、启闭开窍、急救苏厥、收敛止血之功。以上四穴，二阴二阳，上下相配，表里相伍，共济健脾补肾、益气升阳、提宫固脱之功效。足三里为全身补益要穴，灸足三里能调补上腹、中腹、小腹之气，升阳固托。灸百会、气海、足三里共同起到先后天同调、升阳举陷固胞之效。

8. 咳嗽

穴位：肺俞、天突、尺泽、太渊、膏肓、列缺。

定位：①肺俞。在脊柱区，第3胸椎棘突下，后正中线旁开1.5寸。②天突。在颈前区，胸骨上窝中央，前正中线上。③尺泽。在肘横纹中，肱二头肌腱桡侧凹陷处。④太渊。位于腕前区，桡骨茎突与舟状骨之间，拇长展肌腱尺侧凹陷处。⑤膏肓。在脊柱区，第4胸椎棘突下，后正中线旁开3寸。⑥列缺。在前臂，拇短伸肌腱与拇长展肌腱之间，拇长展肌腱沟的凹陷中。

方义：咳嗽是肺失清肃、宣降失调、肺气上逆的临床症状。可分为外感咳嗽和内伤咳嗽两大类。肺俞为膀胱经腧穴、肺的背俞穴，善有疏通足太阳经之脉气运行，具有调肺气、清虚热、和营血之功，灸肺俞可调理肺气。灸天突穴可宽胸理气、通利气道、降痰宣肺。尺泽为肺经合穴，乃手太阴经脉气所入，属合水穴，灸之能宣肺降气、疏经活络。列缺为肺经腧穴、络穴，能宣手太阴经脉气之闭阻，可沟通肺与大肠经的脉气交流。《玉龙歌》："咳嗽寒痰列缺强。"以上三穴，局部与远端相配，具有宣肺平喘止咳之用。太渊为肺经腧穴、原穴，乃手太阴经之脉气所注，属输土穴。太渊穴是治疗肺经疾病的重要穴位，具有宣肺利咽、理气通络之效。《备急千金要方》："上气咳逆，短气胸满多唾，唾恶冷痰，灸肺俞五十壮。"《世医得效方》："咳嗽、膏肓腧……多灸之亦效。"《针灸甲乙经》："咳逆烦闷不得卧、胸中满、喘不得息、背痛、太渊主之。"《资生经》："久嗽最宜灸膏肓穴。"灸督脉者，如《玉龙歌》："忽然咳嗽腰背疼，身柱由来灸便轻。"《龙门石刻药方》："疗上气咳嗽腹满体肿方：灸法，从项大椎下至第五节上空间，随年壮。"灸膀胱经者，如《胜玉歌》："若是痰涎并咳嗽，治却须当灸肺俞。"可见，肺俞具有调理肺脏气机之功，灸肺俞可调理肺气，取肺之背俞穴使肺气通调，清肃有权。膏肓、天突均位于上背部或胸部，因为上背部穴、胸部穴皆与肺相联，故可发表散寒化痰；而"上主热""风性轻扬在上"，故亦可清里泄热祛风。共同达到肃肺理气，宣肺止咳作用。

9. 哮喘

穴位：膏肓、肺俞、肾俞、定喘、足三里、太渊。

定位：①膏肓。在脊柱区，第4胸椎棘突下，后正中线旁开3寸。②肺俞。在脊柱区，第3胸椎棘突下，后正中线旁开1.5寸。③肾俞。在脊柱区，第2腰椎棘突下，后正中线旁开1.5寸。④定喘。在脊柱区，横平第7颈椎棘突下，后正中线旁开0.5寸。⑤足三里。足阳明胃经合穴，胃之下合穴；位于小腿外侧，犊鼻下3寸，胫骨前嵴外一横指处，犊鼻与解溪连线上。⑥太渊。位于腕前区，桡骨茎突与舟状骨之间，拇长展肌腱尺侧凹陷处。

方义：《时用妙方哮证》说："哮喘之病，寒邪伏于肺肾，痰结于肺膜，一遇风、寒、暑、湿、燥、火六气之伤即发，伤酒、伤食亦发，动怒、动气亦发，劳役、房劳亦发。"肺俞为膀胱经腧穴，肺的背俞穴，善有疏通足太阳经之脉气运行，具有调肺气、清虚热、和营血之功，灸之可调理肺脏、止哮平喘，虚实之证皆可用之。《备急千金要方》："喉痹、气逆咳嗽、口中涎唾，灸肺俞七壮，亦可随年壮，至百壮。"膏肓善治咳嗽哮喘，灸肺俞、肾俞可充填肺肾真原之气。定喘为止哮平喘之经验效穴，艾灸定喘穴可温肺化痰、温补阳气、温通经络。灸足三里可健脾益气，以资气血生化之源，使水谷精微上归于肺，肺气充则自能卫外。太渊为肺经腧穴、原穴，乃手太阴经脉气所注，属输土穴，为八会穴之一，"脉会太渊"，具有宣肺利咽、理气通络之用。《神应经》记载太渊主治"咳嗽饮水"。《玉龙歌》："咳嗽风痰，太渊、列缺宜刺。"以上主穴，肺肾合力，任脉相助，远近搭配，共济补肾纳气、益肺平喘之功效。

现代研究认为，艾灸可通过调节机体免疫功能，增强机体防御能力，改善肺功能，可减少哮喘发作的次数和降低发作程度。艾灸对消除患者的气道高反应，消除气道慢性炎症，降低机体的过敏状态有着良好的作用。

10. 面瘫

穴位：风池、翳风、阳白、颧髎、合谷、足三里、关元。

定位：①风池。在项部，当枕骨直下，与风府相平，胸锁乳突肌与斜方肌上端之间的凹陷处。②翳风。在颈部，耳垂后方，乳突下端前方凹陷处。③阳白。在头部，眉上 1 寸，瞳孔直上。④颧髎。在面部，颧骨下缘，目外眦直下凹陷中。⑤合谷。在手背，第 2 掌骨桡侧的中点处。⑥足三里。足阳明胃经合穴，胃之下合穴；位于小腿外侧，犊鼻下 3 寸，胫骨前嵴外一横指处，犊鼻与解溪连线上。⑦关元。在下腹部，脐中下 3 寸，前正中线。

方义：本病多因感受外邪，风寒侵袭阳明、少阳而致经气阻滞，筋脉失养，肌肉弛缓不收，发为瘫痪。《素问·缪刺论》："邪客于经，丘盛则右病，右盛则左病。"阐述了经络左右相交相会，灸健侧穴具有疏通经络，使气血运行通畅、筋脉得以濡养、平衡面肌功能的作用。用针加灸治患侧，意在调和气血、疏通阳明经脉、祛风寒，改善面部神经兴奋性，促进面部神经恢复。风池、翳风同属少阳经腧穴，风池又为阳维脉的交会穴，主治一切风邪侵袭之证，灸之可祛风通络止痛。颧髎为小肠经的腧穴，艾灸颧髎穴可散手太阳经脉之风寒，具有散寒祛风、痛经活络之功。合谷是大肠经之腧穴，可以调节手阳明经之脉气通畅，取"面口合谷收"之意，可疏通面部经络气血，疏调经筋作用。足三里、合谷为阳明经穴，阳明经多气多血，取阳明经有理气活血之用，共奏宣散风寒、疏通经络之效；翳风为三焦经腧穴，可调理手少阳经之脉气郁滞；阳白穴为胆经腧穴，又是三焦、胆、大肠和胃经与阳维脉之交会，具有一穴能沟通五条经脉的特殊作用，且有活血通络之效。以上各穴配伍行艾灸治疗，可达到祛风散寒通络止痉的作用。

11. 中风偏瘫

穴位：百会、风池、阳陵泉、三阴交、合谷、足三里、关元、气海、神阙。

定位：①百会。在头部、前发际正中直上 5 寸。②风池。在项后，与风府穴相平，当胸锁乳突肌与斜方肌上端之间的凹陷中。③阳陵泉。在小腿外侧，腓骨头前下方凹陷处。④三阴交。内踝高点直上 3 寸，胫骨内侧缘后方。⑤合谷。在手背，第 2 掌骨桡侧的中点处。⑥足三里。犊鼻下 3 寸，距胫骨前缘旁开一横指（中指）。⑦关元。在前正中线上，脐下 3 寸。⑧气海。在前正中线上，脐下 1.5 寸。⑨神阙。在脐区，脐中央。

方义：《灵枢·风论》："风中五脏六腑之俞，亦为脏腑之风，各入其门户所中，则为偏风。"认为偏风的原因是风邪中脏腑。《灵枢·刺节真邪篇》曰："虚邪偏克于身半，其入深，内居荣卫，荣卫稍衰，则真气去，邪气独留，发为偏枯。"明确指出正气不足，营卫虚弱，外邪入中引起偏枯。《灵枢·九官八风》记载："其有三虚而偏中于邪风，则为击扑偏枯矣。"《黄帝内经》明确指出中风病位主要在头部，是气血逆而不降所致。中风所致偏瘫，归属于祖国医学"痿证"的范畴。《黄帝明堂灸经》："百会治言语謇涩，半身不遂。"《通玄指要赋》讲："头晕目眩，要觅于风池。"百会是手足三阳经与督脉之交会穴，凡气虚二面色苍白者，隔盐温灸，能引清阳之气上布于头。艾灸防治中风病以扶正祛邪为治疗原则，以补益肝肾、益气活血、化痰通络为治法，选取风池、阳陵泉、肩髃、曲池、外关、合谷、风市、丰隆、太冲等穴。风池穴属足少阳胆经腧穴，为手足少阳经与阳维脉交会穴，为祛风要穴。有搜风胜湿，散寒止痛之功效。阳陵泉为筋之会，肝主筋，且阳陵泉为胆经的合穴，五行属土，针刺可以起到"抑木扶土"的疗效，从而达到祛外风、息内风的功效。《备急千金要方》："治诸风，灸阳陵泉二处各七壮。"《铜人腧穴针灸图经》："治膝伸不能屈、冷痹脚不仁、偏风半身不遂、脚冷无血色。"《针灸大成》："膝股内外廉不仁、偏风半身不遂、脚冷无血色，阳陵泉主之。"合谷为手足阳明经穴，阳明经多气多血，又主宗筋，因风邪多犯阳经，取阳明经穴可健脾益胃以生化气血，且根据中医"气纳三焦，血归包络""三焦为原气之别使"的理论，配手少阳三焦经络穴外关疏风通络，激发元气，调理五脏六腑之气，以祛邪外出。气海、关元归任脉，气海穴在脐下。气，即元气，海，即海洋，意为元气之海，《针灸大成》记载气海穴为生气之海，具有补气养血、固本培元的作用，是气虚的必用穴位。关元穴，别名丹田，在气海穴下 1.5 寸，为小肠募穴，足三阴经与任脉交汇穴。关，即出入之门道。《扁鹊心书》："灸关元三百壮，以保肾气。"著名医家张锡纯《医学衷中参西录》记载："以脐下为气海，此先天之气海，所藏者祖气，即元气也。"人身之元阳，以元气为体质，元气即以元阳为主宰。气海为先天原气之海的要所，重灸以补正气，与百会配用达到扶阳补气的目的。胃以通为补，故配足阳明胃经合穴足三里，加强胃的作用，使阳气足，脾运健，胃气通，则得生气之本，以绝生痰之源。脱证加灸神阙是回阳救急之法。依据中医学理论，治疗中风偏瘫常循阳明多气多血之经取穴，有“治痿独取阳明”之说。诸穴合用，补益肝肾、益气养血的同时，配合艾火灸可提高补益肝肾、温经通络、化痰祛寒的功效，达到标本兼治的目的，使中风患者临床诸症得以改善。现代实验证实，针刺以上经穴能减轻脑缺血时脑功能的损伤，并可促进缺血后再灌注时脑功能恢复，并调节脑组织内血管活性物质的含量，扩张脑血管，改善脑血流量，有利于保护脑缺血后脑神经元。针灸治疗中风偏瘫后遗症确能起到标本兼顾的疗效。另外，针灸避免了降脂西药的毒副作用和潜在并发症的危险，对降低中风的复发率、致残率及提高患者生活质量都具有重要意义，同时该疗法经济、简便，且无任何毒副作用，患者乐于接受，在临床上易于推广应用。

12. 面痛

穴位：风池、列缺、合谷、太冲、内庭。

定位：①风池。在项后，与风府穴相平，当胸锁乳突肌与斜方肌上端之间的凹陷中。②列缺。在前臂，腕掌侧远端横纹上 1 寸，桡骨茎突与桡动脉之间。③合谷。在手背，第 2 掌骨桡侧的中点处。④太冲。在足背，第 1、2 趾骨间，趾骨底结合部前方凹陷中。⑤内庭。在足背，第 2、3 趾间，趾蹼缘后方赤白肉际处。

方义：风池为胆经腧穴，善能疏导足少阳经之脉气畅通，能沟通三焦、胆经与阳维脉之交流，具有开窍醒神、疏风活络之功。列缺为肺经腧穴、络穴，可驱散手太阴肺经脉气之表邪，能交流肺与大肠经之间的脉络，并与任脉沟通，为肺经脉气所集之处，可清泄肺肠之热，祛风散寒，是四总穴之一。“面口合谷收”，取合谷可疏利面部经气，合谷为手足阳明经穴。阳明经多气多血，手阳明大肠经与足阳明胃经同属阳明，同为多气多血之经，故泻此穴能达到泻阳明，进而泄全身偏盛之气的目的；与内庭相配，为同名经配穴，疏通阳明经气的作用显著，与风池相配又可祛风通络止痛。太冲为足厥阴肝经原穴，泻此穴能直泄亢盛的肝阳而清头目。二穴配伍，一气一血，一阴一阳，开通气血，上疏下导，阴平阳秘，且有调和气血之妙。以上穴位为主穴进行艾灸，共济滋阴平肝，缓痉息风，活血止痛之功效。

13. 腹痛

穴位：中脘、气海、天枢、足三里、神阙。

定位：①中脘。位于上腹部，胸骨下端和肚脐连线中点（当脐中上 4 寸）。②气海。在前正中线上，脐下 1.5 寸。③天枢。位于脐中旁开 2 寸处。④足三里。犊鼻下 3 寸，距胫骨前缘旁开一横指（中指）。⑤神阙。在脐区，脐中央。

方义：《素问·举痛论篇》说：“寒气客于肠胃之间，膜原之下，血不得散，小络急引故痛。”腹痛的治疗多以“通”字立法。《医学传真》说：“夫通则不痛，理也，但通之法，各有不同。调气以和血，调血以和气，通也。虚者助之使通，寒者温之使通，无非通之之法也。”故治疗腹痛，以“通之不痛”为原则。其中腹痛属于寒凝腹痛型，宜温中散寒、缓急止痛。中脘为任脉经腧穴，胃之募穴，“腑会中脘”，能调理任脉之脉气阻滞，是足阳明胃经募穴，能治疗脾胃之病症，为“腑之会”，有健脾消积、理气和胃之功；天枢为胃经腧穴，能理足阳明经脉之气，是手阳明大肠经募穴，能治肺与大肠经之病症，有健脾和胃、行气活血之效；足三里为胃经的腧穴，乃足阳明经之脉气所入，属合土穴，亦为四总穴之一，“肚腹三里留”，有调和脾胃、理气和血、疏气消胀之能；气海为任脉腧穴，具有益肾补气、调理冲任之用。神阙位于脐中，灸之可运转腹部气机。《针灸资生经·卷五·脐痛》：“予旧苦脐中痛，则欲溏泄，常以手中指按少之止；或正泻下，亦按之，则不痛。他日灸脐中，遂不痛矣。以上四主穴行艾灸，配上神阙，二阴二阳，二任二胃，局部与循经相结合，共济温中散寒、缓急止痛之效。

14. 泄泻

穴位：中脘、天枢、神阙、足三里。

定位：①中脘。位于上腹部，胸骨下端和肚脐连接线中点（当脐中上4寸)。②天枢。位于脐中旁开2寸处。③神阙。即肚脐，又名脐中。④足三里。在小腿前外侧，当犊鼻下3寸，距胫骨前缘一横指（中指)。

方义：中医认为，泄泻的病位在脾胃。《景岳全书·泄泻》谓：“泄泻之本，无不由脾胃。”脾主运化，胃主受纳，若长期饮食失调，劳倦内伤，久病缠绵，均可导致脾胃虚弱，脾气亏虚则不能升发，不能受纳水谷和运化精微，清气下陷，清浊混杂而下，遂成泄泻。泄泻的转归取决于邪气的强弱及患者体质的盛衰。神阙穴位于脐部，为任脉要穴，不断刺激神阙穴会使脐部皮肤上的各种神经末梢进入活动状态，以促进人体的神经、体液调节作用，提高免疫功能，激发抗病能力，从而改善各组织器官的功能活动，加速血液循环，改善局部组织营养，调节胃肠蠕动等，增强机体的防御免疫能力，亦使腹泻症状得到缓解并治愈。神阙灸可统治诸病，关键在于该穴具有天然热敏点的特性。艾叶苦辛，性温，纯阳之性，治疗时艾的药性可通过体表穴位渗透到体内而起到疏通经络、通调脏腑的作用。有研究表明，艾灸神阙穴能够改善脾虚泄泻。中脘在脐上，是胃募、腑会；天枢在脐旁，为大肠募穴；关元在脐下，为小肠募穴；足三里为胃经的下合穴，“肚腹三里留”；脾俞、肾俞、大肠俞为背部膀胱经之背俞穴，可以温补脾肾；督脉之命门可以温补一身阳气。诸穴合用，可调理肠道气机，健脾温阳止泻。

第二节　外科病症

1. 颈椎病

穴位：风池、天柱、大椎、大杼、后溪。

定位：①风池。在项后，与风府穴相平，当胸锁乳突肌与斜方肌上端之间的凹陷中。②天柱。横平第2颈椎棘突上际，斜方肌外缘凹陷中，或后发际正中直上0.5寸，斜方肌外缘凹陷中。③大椎。在项部，人体后正中线上，第7颈椎棘突下凹陷中。④大杼。在背部，第1胸椎棘突下，后正中线旁开1.5寸。⑤后溪。在手掌尺侧，微握拳，当第5指掌关节尺侧近端赤白肉际处。

方义：颈椎病属于中医学痹证，常表现为颈项部或连及肩背部强硬、疼痛，摇转、俯仰不利，或伴有头晕、头沉、手指麻木等症状。其病因大多为风寒湿邪侵袭经络，导致气血阻滞，经脉不通，不通则痛，或阳气运行受阻，清阳不能上通颈项头部，气血不荣则痛。

风池穴，归足少阳胆经，是足少阳、阳维脉交会穴，而阳跷脉亦循外踝上入风池。《针灸穴名解》记载风池穴“为风邪入脑之冲”“为风之所汇”“凡属外风内火头项诸痛，俱可取之”。《针灸甲乙经》记载：“颈痛项不得顾，目泣出……咽喉偻引项筋挛不收，风池主之。”经络理论中，足少阳胆经主骨所生病，阳维脉联络各阳经，与阴维脉共同溢蓄气血，阳跷脉交通一身阳气，与阴跷脉共司肢体肌肉运动，因此艾灸风池穴可以通调筋骨气血，疏通经脉，常常用于治疗颈项疾病。天柱穴，归足太阳膀胱经，第4、5、6颈椎合称天柱骨，人体以头为天，颈椎则犹如擎天之柱，天柱穴位于颈椎大筋两旁，故名天柱。《针灸大成》记载天柱穴“主足不任身体，肩背痛欲折，目瞑视，头旋脑痛，头风，鼻不知香臭，脑重如脱，顶如拔，项强不可回顾”。因此可知，天柱穴是治疗头项强痛的要穴，艾灸天柱穴具有益气壮阳、清头明目、通经活络的作用。大杼穴，归足太阳膀胱经，《针灸大成》记载大杼“为督脉别络，手足太阳、少阳之会”，在经络理论中，足太阳膀胱经主筋所生病，足少阳胆经主骨所生病，因此大杼穴可通调太阳、少阳之经气以疏利筋骨、通经活血。大杼穴是八会穴中的“骨会”，一切与骨有关的疾病皆可取之，如膝痛不可屈伸，亦能大杼穴治疗。《针灸甲乙经》记载：“颈项痛不可以俯仰，头痛振寒，瘛瘲，气实则胁满，侠脊有寒气，热，汗不出，腰背痛，大杼主之。”因此可知，大杼穴是治疗筋骨疾病、舒筋活络的要穴，灸大杼穴可以温经散寒、舒筋缓急、补阳壮骨。大椎穴，归督脉，是手足三阳经、督脉的交会穴，《针灸穴名解》记载本穴“位于背部极上，背为阳，本穴为阳中之阳，为督经诸穴之在横膈以上者，调益阳气之总纲”。大椎穴不仅仅可用于外感风寒、风热引起的颈项不适，还可通调周身诸阳经之经气，治疗各类型颈椎病。后溪穴，是手太阳小肠经输穴，在经络理论中，“输主体重节痛”，后溪亦是八脉交会穴，通督脉，督脉为病，脊强而厥，因此可疏通太阳与督脉之经气，治疗脊柱筋骨疾病。太阳经、少阳经、督脉均循行经过人体颈项部。其中督脉为阳脉之海，统领一身阳气，督脉“别走太阳”，与太阳经有多处交通，太阳经与督脉可共调脊柱筋骨活动。《黄帝内经》云：“阳气者，精则养神，柔则养筋。”风寒湿邪侵袭经络可导致气血凝滞或清阳不升，艾灸天柱、大椎、大杼、后溪具有祛风除湿、温经散寒、补阳壮骨、柔筋缓急等作用，可有效缓解颈项僵痛不适感或治愈颈椎病。

2. 腰痛

穴位：命门、肾俞、腰阳关、大肠俞、阿是穴（局部痛点）。

定位：①命门。第 2 腰椎棘突下。②肾俞。第 2 腰椎棘突下，后正中线旁开 1.5 寸。③腰阳关。第 4 腰椎棘突下。④大肠俞。第 4 腰椎棘突下，后正中线旁开 1.5 寸。

方义：清代医家江涵暾《奉时旨要》记载：“腰痛有五症：一曰阳虚不足，少阴肾衰；二曰风痹寒湿；三曰劳役伤肾；四曰跌坠损伤；五曰寝卧湿地。”腰痛原因颇多，最常见即肾虚、风寒湿邪侵袭、劳役、外伤几类，治宜补肾壮阳、祛风散寒除湿、舒筋缓急、通经止痛。

上述穴位（阿是穴不固定位置）均在腰部，可发挥腧穴的局部疏通作用，通经止痛。其中肾俞穴、大肠俞穴均归足太阳膀胱经，命门穴、腰阳关穴均归督脉。肾俞穴在腰部与腰腹部肾脏相对应，是肾脏精气输注聚集之处。命门穴，居于两肾之间，《针灸穴名解》记载“两肾之间为生命之门，简称命门……其横通足少阴之经，又以本穴为沟通督、肾两经之门户，故称之以‘门’”。中医学认为肾主骨，腰为肾之府，肾气不足、肾精不足等均可导致腰膝酸软、疲乏无力等症状，故灸肾俞、命门可温补肾阳，壮筋骨。腰阳关是督脉与足太阳经交通的隘道，故名“阳关”。《玉龙歌》：“肾弱腰痛不可当，施为行止甚非常，若知肾俞二穴处，艾火频加体自康。”《针灸穴名解》记载“灸阳关，可觉火气直入腹中，分布内脏，即由阳关穴位横通大肠俞，由大肠俞连及足太阳经背部诸俞，以通脏腑”，由此可知，艾灸大肠俞与腰阳关可温补内脏之阳气，通利脏腑之气机，补肾壮阳。《针灸大成》记载大肠俞“主脊强不得俯仰，腰痛”，腰阳关主“风痹不仁，筋挛不行”。

《素问·骨空论》云：“督脉者，合并少阴，上股内后廉，贯脊属肾。”督脉由命门穴通足少阴肾经，由肾俞穴透入内脏，分属两肾。足少阴肾经与足太阳膀胱经相表里，督脉“贯脊属肾……夹脊抵腰中，入循膂，络肾”，与足少阴、足太阳经亦联系密切，由此可知上述四穴可通过经络相互沟通联系。足太阳膀胱经与督脉循行覆盖腰部正中及两旁，经络所过，主治所及，因此常用于治疗各类腰痛。在经络理论中，《灵枢》记载足太阳膀胱经“是动则……背、腰、尻、腘、腨、脚皆痛，小趾不用”。《素问》记载“督脉为病，脊强反折”，腰脊背痛均为二经主治病候，故可治之。因此艾灸上述四穴亦可通过激发督脉、膀胱经经气以温经散寒、行气活血、舒筋止痛。

阿是穴，是疼痛反应点的统称，是疾病的反映点。腰痛阿是穴，大多出现在腰部，刺激局部阿是穴，可直接疏通经络瘀堵，激发气血运行，通经活络。艾灸阿是穴，可发挥温经散寒，行气化瘀止痛的作用。

3. 肩周炎

穴位：肩髃、肩髎、肩贞、曲垣、臑俞、阳陵泉。

定位：①肩髃。肩峰前下方，三角肌的上部，上臂外展平举时，肩前呈现凹陷处。②肩髎。在肩部肩髃后方，上臂外展平举时，于肩峰后下方呈现凹陷处。③肩贞。在肩关节后下方。当上臂内收时，腋后纹头上 1 寸处。④曲垣。肩胛冈上窝内侧端，约当臑俞与第 2 胸椎棘突连线的中点。⑤臑俞。上臂内收，腋后纹头直上，当肩胛冈下缘凹陷中。⑥阳陵泉。在小腿外侧，腓骨小头前下方凹陷中。

方义：肩周炎，全称肩关节周围炎，即“五十肩”“冻结肩”，以局部广泛疼痛、活动受限、夜间加重为主要症状，属于中医痹证范畴，《素问·痹论》云：“风寒湿三气杂至，合而为痹。”肩周炎辨证多为风寒湿痹阻，经脉不利，或伴有气血虚弱、气滞血瘀，以不通则痛、不荣则痛为基本病机，因此治疗应扶正祛邪，以祛风除湿、温经散寒、行气活血、化瘀止痛为主。艾灸以其纯阳之性，既可温经散寒、除湿止痛，又能扶阳补虚，常用于各类痹证，如肩周炎。

肩髃穴、肩髎穴、肩贞穴均位于肩部周围，艾灸的温热刺激作用可直接通过此三穴疏通局部经气，行气活血，温经散寒，通痹止痛。著名针法“靳三针”取穴亦以肩髃穴为中心，前后 2 寸各取一处，用于治疗肩周炎，疗效可靠。肩髃穴，手阳明大肠经、阳跷脉交会穴，阳明经多气多血，通调全身气血，阳跷脉主司人体运动，故可治疗肩关节活动不利。《针灸大成》记载肩髃穴主治“肩臂疼痛臂无力”，如“唐鲁州刺史库狄嵚风痹，不能挽弓，甄权针肩髃，针进即可射”。肩髎穴，归手少阳三焦经。《针灸大成》记载“主臂痛，肩重不能举”。《针灸甲乙经》：“肩重不举，臂痛，肩髎主之。”肩贞穴，归手太阳小肠经。《外台秘要》记载：“肩贞，在肩曲胛下，两骨解间，肩髃后陷者中，灸三壮。主寒热，耳鸣无闻，引缺盆肩中热痛，手臂小不举。”此三穴归属不同经脉，可共同疏通肩周气血。曲垣穴与臑俞穴均归手太阳小肠经。曲垣穴在肩胛岗上窝凹曲处。《针灸穴名解》云：“肩下各穴，列如星象；环绕如垣，故名‘曲垣’，主治肩痹热痛、气注肩胛、拘急、痛闷。”《外台秘要》记载：“曲垣穴按之痛应手，灸十壮，主肩痛周痹。”臑俞穴为手太阳、阳维脉、阳跷脉交会穴。《标幽赋》

云："阳跷、阳维并督带，主肩背腰腿在表之病。"故可治疗肩部疾病。《针灸穴名解》记载："在肩胛突下缘，其处肉下有隙，可由胛突下通透而过，故名之以'臑'，'俞'为腧之简，即通透内外之俞穴也。"因此艾灸臑俞穴可使温热刺激通透筋骨内外，以加强温经散寒、活血化瘀之功。阳陵泉，为足少阳胆经之合穴，胆腑下合穴，八会穴之筋会，故可用于一切筋病。而足少阳胆经循行经过肩背部，且"主骨所生病"，故可治疗肩周炎。《灵枢》所云"疾高而外者，取之阳之陵泉也"，亦可表明阳陵泉治疗肩周炎的重要意义。

4. 类风湿关节炎

穴位：风府、风池、阿是穴、肾俞、足三里。

定位：①风府。在项部，枕外隆突直下，两侧斜方肌之间凹陷处。②风池。位于后颈部，在胸锁乳突肌与斜方肌上端附着部之间的凹陷中。③肾俞。在脊柱区，第2腰椎棘突下，后正中线旁开1.5寸。④足三里。位于小腿外侧，犊鼻下3寸，胫骨前嵴外一横指处。

方义：本病初期多因风、寒、湿诸邪痹阻经络，以致气血阻滞、运行不畅而发疼痛。邪积日久不去，经络不通，气血不行，郁滞于内则伤及肝肾。肝主筋、肾主骨，肝肾所伤致使筋骨失养而发为骨节顽痛、僵直畸形。风府穴为督脉腧穴，有疏通督脉经气之效。督脉为手足三阳七脉之会，主人体一身之阳，阳主动，取风府穴有疏散风寒、通利关节、活血止痛之功；风池善调足少阳经脉之气，具有疏风活络、活血通经、调和气血之用。两穴二阳相助，主宰祛除全身风寒湿浊，以阳主气、主动之效能通达气血、宣痹和营、改善顽痹，共济温通经脉、疏风散寒、活血祛瘀之效。疼痛局部，循经取穴，可疏通经络气血，使营卫调和而风寒湿热等邪无所依附，痹痛遂解。寒痹和湿痹可加灸法，寒邪偏盛之痛痹，取肾俞益火之源、振奋阳气而祛寒邪；湿邪偏盛之着痹，取足三里健脾祛湿。肘部肿痛加曲池、肘髎、手三里；手腕肿痛加外关、阳谷、阳池、阳溪；五指肿痛加外关、后溪、八邪；膝关节痛加血海、梁丘、犊鼻、膝眼；踝部肿痛加解溪、丘墟、悬钟、昆仑；足趾疼痛加足临泣、八风。

研究证实：艾灸对实验性类风湿性关节炎动物的下丘脑-垂体-肾上腺皮质轴功能以及海马、下丘脑的GR表达具有良性调控作用；能明显调控RA滑膜细胞功能，抑制滑膜细胞分泌IL-1、TNF-a、PDGF、EGF、FGF、ICAM-1等炎症相关因子；明显抑制滑膜细胞增殖分化；调控滑膜细胞原癌基因C-fos、c-myc、mRNA表达；对滑膜细胞MAPKS和JAK-STAT信号通路的异常激活有明显抑制作用。艾灸阿是穴可明显清除炎症局部组织中5-HT、HA、PGE2，从而减轻局部炎症反应、水肿、疼痛等症状。

第三节 妇科病症

1. 卵巢早衰

穴位：肾俞、肝俞、关元、三阴交、八髎。

定位：①肾俞。在腰部，在第2腰椎棘突下，旁开1.5寸。②肝俞。在第9胸椎棘突下，旁开1.5寸。③关元。在下腹部，前正中线上，脐中下3寸。④三阴交。位于内踝高点上3寸，胫骨内侧后缘处。⑤八髎。上、次中、下髎在骶区，分别对应第1、2、3、4骶后孔中。

方义：中医虽无卵巢早衰病名，但根据症状等特点属于中医闭经、绝经前后诸症等病症范畴。《素问·上古天真论》指出："女子七岁，肾气盛……，二七而天癸至，任脉通，太冲脉盛，月事以时下，故有子……，七七任脉虚，太冲脉衰少，天癸竭，地道不通，故形坏而无子也。"可见月经的来潮与断绝，与肾气的盛衰密切相关，肾藏精，精血同源，月经的产生以肾为根本，肾又是人体生命的根本，是机体功能活动的原动力，冲任之本在于肾，肾与脑相通，共同主宰人体一切的生理活动，对月经的调节起重要作用。《傅青主女科》曰："经水出诸肾。"故"经水早断似乎肾水衰涸"。"肾水本虚，何能盈满而化经水外泄"，其学说为后世治疗虚证闭经着重在肾奠定了基础。肝为"女子先天"，主藏血，主疏泄，其作用既能藏血，其疏泄功能与肾的封藏相互协调，一藏一疏，构成有规律的月经周期。因此，月经失调往往与肝气的疏泄不及或太过有关。所以肝肾对月经的维持起着非常重要的作用。卵巢早衰属虚性闭经，本病病位在肾、肝、脾三脏，主要责之于肾。其病机为肾亏、肝郁、冲任气血失调，治疗上宜滋肾健脾，疏肝解郁和调理冲任，补肾以固先天，健脾以滋气血生化之源而培补后天。肾俞、肝俞调补肝肾，关元可以补益肾气、填补肾经。三阴交为足太阴脾经属脾络胃，上注于心，本穴为肝、脾、肾三条阴经的交会穴，故三阴交可治肝、脾、肾、心的病变，治疗妇科病、生殖系统疾病。八髎穴包括上髎、次髎、中髎、下髎，归于足太阳膀胱经，对称分布在脊椎两侧，分别对应8个骶后孔。长于治疗妇科病、男科病、腰部疾病等。

2. 子宫肌瘤

穴位：痞根。

定位：经外奇穴，位于腰部，当第1腰椎棘突下，旁开3.5寸。

方义：痞，就是痞块的意思，本穴有截断痞块根部的作用，故名痞根。《杂病奇穴主治歌》："十三椎旁痞根穴，各开三寸另五分，二穴左右灸七壮，难消痞块可除根。"

3. 乳腺增生

穴位：膻中、肝俞、足三里、太冲。

定位：①膻中。位于两乳头之间，胸骨中线上，平第4肋间隙。②肝俞。在第9胸椎棘突下，旁开1.5寸。③足三里。在小腿前外侧，当犊鼻下3寸，距胫骨前缘一横指（中指）。④太冲。位于第1、2跖骨结合部之前凹陷处。

方义：乳腺增生症是以乳房胀痛、肿块为主要临床表现的疾病，其病因多由忧郁伤肝，饮食不节，思虑伤脾，内聚痰湿，导致气滞痰凝或肝失调达，肝气郁滞，气不行血，导致气滞血瘀而成本病。乳房属阳明经，足三里为足阳明经合穴，有研究表明，艾灸此穴能激活巨噬细胞，提高其吞噬指数，有利于消除肿块，促使肿块逐渐缩小或消散。乳腺增生肿块多系肝气郁结所致。膻中宽中理气，肝俞出自《黄帝内经灵枢·背腧》，属足太阳膀胱经。肝俞是肝的背俞穴。肝即肝脏，俞即输注，本穴是肝气输注的部位，故名肝俞。《针灸甲乙经》："肝胀者，肝俞主之，亦取太冲。"太冲穴是厥阴肝经的输穴、原穴，《难经》指出，输主体重节痛，就是说输穴偏于治疗身体沉重、肢体关节疼痛为主要特征的疾病，原穴，有本源的意思，就是人体生命活动的原动力，而太冲穴属于肝经，有调节本经气血的功能，有平肝潜阳、清肝明目的作用，可以用于肝阳上亢或者肝火上炎所致的头晕目眩，耳鸣耳聋，面红目赤，烦躁易怒，或者肝气郁结所致的妇女月经不调，乳腺增生。

4. 不孕

穴位：关元、子宫、三阴交、阴廉。

定位：①关元。前正中线，脐中下3寸。②子宫。位于下腹部脐中下4寸，前正中线旁开3寸。③三阴交。位于内踝高点上3寸，胫骨内侧后缘处。④阴廉。在股前区，气冲穴（在腹股沟区，耻骨联合上缘，前正中线旁开2寸，动脉搏动处）直下2寸。

方义：艾叶苦辛性温，熟热纯阳之性，能回垂绝之阳，通十二经，走三阴，理气血，逐寒湿。以火灸之，能透诸经而治百病。药用艾条以艾叶为主，具有温经通阳，散寒祛湿，舒筋活络，调和气血，祛除病邪，增强体质，以达到祛邪扶正，强壮保健的作用。不孕症与肾气、天癸、冲任、气血相关，多属虚证。关元穴系任脉与足三阴经的交会穴，为下元真气之所聚，着重灸关元，可温补下焦真元而振奋一身之阳气。子宫穴自古相传经外奇穴，是育嗣要穴，主治妇人久无子嗣。三阴交可调理肝脾肾三脏而兼理冲任，导湿热下行，利湿止带。关元穴与子宫穴相配，妇人求嗣有望。中医理论以为妇科"病在冲任二脉，责之肝、脾、肾三经"，故妇科取穴多从这些经脉上选择。任主胞胎，关元为任脉俞穴，也是足三阴经与任脉交会穴。《医经精义》曰："男子藏精、女子系胞。"元阴、元阳关藏出入之所。《针灸大成》云："子宫二穴，在中极两旁各开三寸，针二寸，灸二七壮，治妇人久无子嗣。”可见子宫穴是临床上治疗不孕症首肯的常用穴位之一。阴廉为肝经穴位，为治妇人绝产的经验用穴。

5. 痛经

穴位：关元、神阙、三阴交、十七椎。

定位：①关元。前正中线，脐中下 3 寸。②神阙。即肚脐，又名脐中。③三阴交。位于内踝高点上 3 寸，胫骨内侧后缘处。④十七椎。在腰区，第 5 腰椎棘突下凹陷中。

方义：痛经属中医“经行腹痛”的范畴。其病位在子宫、“不通则痛”或“不荣则痛”是其主要病机。经期前后，血海由满盈而泄溢，气血由盛实而骤虚，子宫、冲任气血变化较平时急剧，加之体质因素影响，导致子宫、冲任气血运行不畅或失于煦濡，不通或不荣而痛。治疗以调理子宫、冲任气血为主。艾灸是通过对经络穴位的温热性刺激，以加强机体气血运行，从而达到治疗疾病的目的。《灵枢·禁服》记载“陷下者，脉血结于中，中有著血，血寒，故宜灸之”。《本草从新》记载：“艾叶苦辛，生温，熟热，纯阳之情，能回垂绝之阳，通十二经，走三阴，理血气，逐寒湿，暖子宫，止诸血，温中开郁，调经安胎，……以之灸火，能透诸经而除百病。”选用艾灸治疗原发性痛经经临床验证及大量文献报道，已经成为公认有效的治疗方法。关元为任脉经穴，为肝、脾、肾三阴经与任脉交会穴，与胞宫直接相关，具有温阳补肾、培元固本、调补冲任的作用。神阙为任脉经穴，具有温补脾肾、调理冲任、温经散寒的作用。三阴交穴为肝、脾、肾三阴经的交会穴，足三阴经均循行过小腹，并与冲、任有所交会，“经络所过，主治所及”，故而三阴交为调经治血的要穴。艾叶具有芳香辛透之性，借助温热刺激促进经脉通调，解除疼痛。十七椎为经验用穴，为治疗痛经的经验用穴。

6. 月经过多

穴位：隐白。

定位：足太阴脾经的井穴，位于足大趾末节内侧，趾甲根角侧后方 0.1 寸。

方义：《灵枢·本输》：“隐白者，足大指之端内侧也。”隐白之“隐”，有潜藏孕育之意，“白”为金色，指上接手太阴肺经而言，即金隐于上，有脾母孕育肺子之意，生金荣肺，酸甘化阴火功，故名隐白。《保命集》中记载：“血崩当刺足太阴井隐白。”《神农本草经》中记载：“妇人月事过时不止，刺之立愈。”《针灸大成》记载：“下血，针隐白灸三里……妇人月事过时不止，隐白灸之……”可见隐白穴具有健脾益气摄血之效，而艾灸可温阳益气。

7. 胎位不正

穴位：至阴。

定位：为膀胱经之井穴，位于足小趾外侧，距指甲角 0.1 寸。

方义：至为极、最的含义，阴指寒、水之义，膀胱经走至足部，到达人体寒湿水气极寒之处，故而命名为至阴。张介宾在《类经图翼》中谓："一治横逆难产，危在顷刻……急于本妇右脚小指尖，灸三壮，炷如小麦，下火立产如神，盖此即至阴穴也。"《寿世保元》载："妇人难产及胞衣不下，急于产妇右脚小指尖口，灸三壮，炷如小麦大，立产。"至阴穴为足太阳膀胱经的井穴，与足少阴肾经相交接，肾为先天之本，中含真阴真阳，太阳与少阴相表里，从阳引阴，通过艾条薰灸穴位，借艾条的药力与热力，给机体以温热刺激，通过经络腧穴作用，表里经络恢复平衡。艾灸至阴穴可使气血充畅，命门真气和调；调理冲任二脉，培补肾气，气顺血和，胎位自然转正，研究显示，对妊娠30～34周的孕妇疗效较好，配合膝胸卧位效果更好。

8. 月经推迟

穴位：关元、子宫、三阴交。

定位：①关元。前正中线，脐中下3寸。②子宫。位于下腹部脐中下4寸，前正中线旁开3寸。③三阴交。位于内踝高点上3寸，胫骨内侧后缘处。

方义：关元为任脉腧穴，在下腹部，前正中线上，脐中下3寸，也是足三阴经与任脉交会穴，元阴、元阳关藏出入之所。《难经集注》记载关元乃"人之根元也，精神之所载，五气之根本，太子之府也"，《医经理解》认为关元穴为"男子藏精，女子蓄血之处。是人生之关要，真元之所存也"，元气为温煦五脏六腑，推动人体生命活动的原动力，而关元穴为真元之根、元气之关隘，针之可益精补气，扶助人体先天之本。《针灸大成》云："子宫二穴，在中极两旁各开三寸，针二寸，灸二七壮，治妇人久无子嗣。"三阴交是肝、脾、肾三条经络交汇之处，可以健脾化湿，疏肝补肾，统治肝、脾、肾三经病症。其中脾化生气血，统摄血液；肝藏血；肾精生气血，中医认为，"女子以血为本"，尤其对于痛经、闭经、白带、胎位不正、产后血晕、难产等妇科疾病具有较好疗效，因此有"妇科三阴交"之说，被称为"妇科圣穴"。据《针灸临床治疗学》记载，日本人到二十四五岁时要灸三阴交，称为下毒之灸，妇女为调理经血，亦必灸三阴交。

9. 排卵期出血

穴位：隐白。

定位：足太阴脾经的井穴，位于足大趾末节内侧，趾甲根角侧后方0.1寸。

方义：《灵枢·本输》："隐白者，足大指之端内侧也。"隐白之"隐"，有潜藏孕育之意，"白"为金色，指上接手太阴肺经而言，即金隐于上，有脾母孕育肺子之意，生金荣肺，酸甘化阴火功，故名隐白。《保命集》中记载："血崩当刺足太阴井隐白。"《神农本草经》中记载："妇人月事过时不止，刺之立愈。"《针灸大成》记载："下血，针隐白灸三里……妇人月事过时不止，隐白灸之……”可见隐白穴具有健脾益气摄血之效，而艾灸可温阳益气。

10. 崩漏

穴位：隐白、足三里。

定位：①隐白。足太阴脾经的井穴，位于足大趾末节内侧，趾甲根角侧后方 0.1 寸。②足三里。在小腿外侧，犊鼻与解溪连线上，犊鼻下 3 寸。

方义：《灵枢·本输》：“隐白者，足大指之端内侧也。”隐白之“隐”，有潜藏孕育之意，“白”为金色，指上接手太阴肺经而言，即金隐于上，有脾母孕育肺子之意，生金荣肺，酸甘化阴火功，故名隐白。《保命集》中记载：“血崩当刺足太阴井隐白。”《神农本草经》中记载：“妇人月事过时不止，刺之立愈。”可见隐白穴具有健脾益气摄血之效，而艾灸可温阳益气。足三里为多气多血足阳明胃经之合穴，胃腑之下合穴，回阳九针穴，四总穴之一；“胃者五脏六腑之海也，水谷皆入于胃，五脏六腑之气皆禀于胃”。《针灸大成》记载：“下血，针隐白灸三里……妇人月事过时不止，隐白灸之……”

11. 闭经

穴位：关元、三阴交。

定位：①关元。前正中线，脐中下 3 寸。②三阴交。位于内踝高点上 3 寸，胫骨内侧后缘处。

方义：关元为任脉腧穴，在下腹部，前正中线上，脐中下 3 寸，也是足三阴经与任脉交会穴，元阴、元阳关藏出入之所。《难经集注》记载关元乃“人之根元也，精神之所载，五气之根本，太子之府也”，《医经理解》认为关元穴为“男子藏精，女子蓄血之处。是人生之关要，真元之所存也”，元气为温煦五脏六腑，推动人体生命活动的原动力，而关元穴为真元之根、元气之关隘，针之可益精补气，扶助人体先天之本。三阴交是肝、脾、肾三条经络交汇之处，可以健脾化湿，疏肝补肾，统治肝、脾、肾三经病症。其中脾化生气血，统摄血液；肝藏血；肾精生气血，中医认为，“女子以血为本”，尤其对于痛经、闭经、白带、胎位不正、产后血晕、难产等妇科疾病具有较好疗效，因此有“妇科三阴交”之说，被称为“妇科圣穴”。据《针灸临床治疗学》记载，日本人到二十四五岁时要灸三阴交，称为下毒之灸，妇女为调理经血，亦必灸三阴交。

12. 白带过多

穴位：三阴交、足三里。

定位：①三阴交。内踝高点直上 3 寸，胫骨内侧缘后方。②足三里。犊鼻下 3 寸，距胫骨前缘旁开一横指（中指）。

方义：三阴交内踝高点直上 3 寸，胫骨内侧缘后方，是肝、脾、肾三条经络交汇之处，可以健脾化湿，疏肝补肾，统治肝、脾、肾三经病症。足三里位于犊鼻下 3 寸，距胫骨前缘旁开一横指（中指），为多气多血足阳明胃经之合穴，胃腑之下合穴。白带属于妇科带下范畴，其病机为脾虚湿聚，下注为白带，所以以健脾祛湿为法。三阴位于交肝、脾、肾三条经络交汇之处，可以健脾化湿；足三里为胃腑之之下合穴，联合三阴交，有健脾祛湿止带之功效。

13. 妊娠呕吐

穴位：中脘、足三里。

定位：①中脘。在上腹部，脐中上 5 寸，前正中线上。②足三里。犊鼻下 3 寸，距胫骨前缘旁开一横指（中指）。

方义：中脘为胃之募穴，腑之所会，可健运中州，调理气机。足三里乃足阳明胃经合穴、胃之下合穴，《灵枢》中写道：“邪在脾胃……皆调与足三里。”《四总穴》歌曰：“肚腹三里留。”现代研究发现，足三里穴位调节胃肠功能疗效确切，灸足三里可和胃益气、建中化湿，有助于预防胃肠病症或减轻胃痛、呕吐、腹泻、便秘、虚劳诸症等。

14. 先兆流产或宫腔积血

穴位：百会、足三里、隐白。

定位：①百会。在头部，当前发际正中直上 5 寸，或两耳尖连线的中点处。②足三里。犊鼻下 3 寸，距胫骨前缘旁开一横指（中指）。③隐白。足太阴脾经的井穴，位于足大趾末节内侧，趾甲根角侧后方 0.1 寸。

方义：先兆流产在临床上较为常见，表现为阴道出血或者宫腔积血等。灸百会穴，可使阳气旺盛，有升提收摄之力；百会位于巅顶，具有“提纲挈领”之效，又是诸阳之会，有升阳举陷、固摄胞宫作用，从而起到止血之功效。足三里为全身补益要穴，灸足三里能调补上腹、中腹、小腹之气，升阳固托止血。《针灸大成》记载：“下血，针隐白灸三里……妇人月事过时不止，隐白灸之……”可见隐白穴具有健脾益气摄血之效，而艾灸可温阳益气。灸百会、足三里、隐白可共同起到止血，促进宫腔积血吸收之功效。

15. 胎盘位置低

穴位：百会、足三里、隐白。

定位：①百会。在头部，当前发际正中直上 5 寸，或两耳尖连线的中点处。②足三里。犊鼻下 3 寸，距胫骨前缘旁开一横指（中指）。③隐白。足太阴脾经的井穴，位于足大趾末节内侧，趾甲根角侧后方 0.1 寸。

方义：胎盘位置低在孕早期较为常见，若发展到孕晚期，则为胎盘前置状态或者前置胎盘，容易引起早产或者产后大出血等风险。灸百会穴，可使阳气旺盛，有升提收摄之力；百会位于巅顶，具有“提纲挈领”之效，又是诸阳之会，有升阳举陷、固摄胞宫之功效。足三里为全身补益要穴，灸足三里能调补上腹、中腹、小腹之气，升阳固托。《景岳全书·论脾胃》中记载：“脾胃得后天之气也……故人之自生至老，凡先天之有不足者，但得后天培养之力，则补天之功亦可居其强半，此脾胃之气所关于人生者不小。”《灵枢·经脉》：“陷下则灸之。”灸百会穴，可使阳气旺盛，有升提收摄之力；足三里为人体强壮要穴、胃经之合穴，灸足三里穴能调理脾胃以助运化，使胃收缩加强，增强人体对营养物质的吸收，共达温运脾阳、补中益气之功。因此灸百会、足三里共同起到升阳举陷，升提胎盘的功效。

16. 产后缺乳

穴位：膻中、肝俞、足三里。

定位：①膻中。位于两乳头之间，胸骨中线上，平第4肋间隙。②肝俞。在第9胸椎棘突下，旁开1.5寸。③足三里。在小腿前外侧，当犊鼻下3寸，距胫骨前缘一横指（中指）。

方义：产后缺乳是产后的常见疾病，中医认为乳头属肝，乳房属胃。乳房属阳明经，足三里为足阳明经合穴，艾灸此穴能健脾养胃，足三里为多气多血之穴，可补益气血。膻中宽中理气，肝俞出自《黄帝内经灵枢·背腧》，属足太阳膀胱经。肝俞是肝的背俞穴。肝即肝脏，俞即输注，本穴是肝气输注的部位，故名肝俞。因此，艾灸肝俞通过疏肝解郁有利于乳腺管的疏通，艾灸足三里后天调和脾胃，有助于气血的化生和乳汁分泌。

第四节　儿科病症

1. 小儿泄泻

穴位：中脘、天枢、神阙、足三里。

定位：①中脘。位于上腹部，胸骨下端和肚脐连接线中点（当脐中上4寸）。②天枢。位于脐中旁开2寸处。③神阙。即肚脐，又名脐中。④足三里。在小腿前外侧，当犊鼻下3寸，距胫骨前缘一横指（中指）。

方义：中医认为，泄泻的病位在脾胃。《景岳全书·泄泻》谓：“泄泻之本，无不由脾胃。”脾主运化，胃主受纳，若长期饮食失调，劳倦内伤，久病缠绵，均可导致脾胃虚弱，脾气亏虚则不能升发，不能受纳水谷和运化精微，清气下陷，清浊混杂而下，遂成泄泻。泄泻的转归取决于邪气的强弱及患者体质的盛衰。神阙穴位于脐部，为任脉要穴。不断刺激神阙穴会使脐部皮肤上的各种神经末梢进入活动状态，以促进人体的神经、体液调节作用，提高免疫功能，激发抗病能力，从而改善各组织器官的功能活动，加速血液循环，改善局部组织营养，调节胃肠蠕动等，增强机体的防御免疫能力，亦使腹泻症状得到缓解并治愈。神阙灸可统治诸病，关键在于该穴具有天然热敏点的特性。艾叶苦辛，性温，纯阳之性，治疗时艾的药性可通过体表穴位渗透到体内而起到疏通经络、通调脏腑的作用。有研究表明，艾灸神阙穴能够改善脾虚泄泻。中脘在脐上，是胃募、腑会；天枢在脐旁，为大肠募穴；关元在脐下，为小肠募穴；足三里为胃经的下合穴，“肚腹三里留”；脾俞、肾俞、大肠俞为背部膀胱经之背输穴，可以温补脾肾；督脉之命门可以温补一身阳气。诸穴合用，可调理肠道气机，健脾温阳止泻。

2. 小儿夜啼

穴位：百会。

定位：督脉穴位，在头部，前发际正中直上5寸，两耳尖直上与头部正中线的交点。

方义：督脉贯穿脊柱入属于脑，可宁神开窍，治疗神志疾患。百会其下为脑之所在。百会穴位居头部，头为诸阳之会，其又为三条阳经和阳脉之海的督脉交会之处，此穴为人体阳气盛极之处，因此，对于阳热亢盛的病症，如惊悸、失眠、狂躁、惊风等，取百会可镇静安神，熄风定惊。《针灸资生经》曰：“百会疗小儿惊啼。”

3. 小儿感冒

穴位：大椎、肺俞、风池。

定位：①大椎。在后正中线上，第7颈椎棘突凹陷中。②肺俞。在背部，当第3胸椎棘突下，旁开1.5寸。③风池。在项部，当枕骨直下，与风府相平，胸锁乳突肌与斜方肌上端之间的凹陷处。

方义：感冒多发于气候突变、温度变化大的时期，由肺气不宣，卫外失调导致的卫外证候多见。督脉主一身阳气，灸大椎可以通阳散寒。《席弘赋》有云：“风府，风池寻得到，伤寒百病一时消。”风池为足少阳经与阳维脉的交会穴，“阳维为病苦热寒”，灸之可疏散风邪，清理头目。风门属足太阳膀胱经，《玉龙歌》曾记载：“腠理不密咳嗽频，鼻流清涕气昏沉，须知喷嚏风门穴，咳嗽宜加艾火深。”肺俞为脏腑之气输注于背部的腧穴，同时归属足太阳膀胱经，《胜玉歌》记载：“若是痰涎并咳嗽，治却须当灸肺俞。”

4. 小儿呕吐

穴位：中脘、足三里。

定位：①中脘。在上腹部，脐中上5寸，前正中线上。②足三里。犊鼻下3寸，距胫骨前缘旁开一横指（中指）。

方义：中脘为胃之募穴，腑之所会，可健运中州，调理气机。足三里乃足阳明胃经合穴、胃之下合穴，《灵枢》中写道：“邪在脾胃……皆调与足三里。”《四总穴》歌曰：“肚腹三里留。”现代研究发现，足三里穴位调节胃肠功能疗效确切，灸足三里可和胃益气、建中化湿，有助于预防胃肠病症或减轻胃痛、呕吐、腹泻、便秘、虚劳诸症等。

第五节　五官科病症

1. 近视

穴位：风池、太阳、肝俞、光明、养老。

定位：①风池。在项部，当枕骨直下，与风府相平，胸锁乳突肌与斜方肌上端之间的凹陷处。②太阳。在面部，当眉梢与目外眦之间，向后约一横指的凹陷处。③肝俞。在脊柱区，第9胸椎棘突下，后正中线旁开1.5寸。④光明。在小腿外侧，外踝尖上5寸，腓骨前缘。⑤养老。在前臂后区，腕背横纹上1寸，尺骨头桡侧凹陷中。

方义：本病多因先天禀赋不足、劳伤心神等，使心肝肾气血阴阳受损，睛珠形态异常。肝经连目系，心经系目系，肾为先天之本，脾为生化之源，故近视与心、肝、脾、肾关系密切。《证治准绳·杂病·七窍门》："能近视不能远视者，阳气不足，阴气有余，乃气虚而血盛也。血盛者，阴火有余也，气虚者，元气虚弱也。"风池为足少阳与阳维之交会穴，内与眼络相连，风池清肝利胆，明目益聪；太阳为局部选穴，治疗眼疾的常用穴，可疏通眼部经络，通过灸法可以疏通经络、调和气血、补虚泻实、疏通眼部精气，解除眼肌的紧张，改善眼组织的血液循环和新陈代谢，从而有效地改善和提高视力，预防和治疗近视。光明为足少阳胆经络穴，与肝相通，两穴相配，可疏调眼络，养肝明目，是治疗眼疾的经验穴，与肝经相表里，灸之可养肝明目；肝俞为相应背俞穴，肝开窍于目，养老为手太阳经穴，灸肝俞和养老穴有养血明目的作用。《席弘赋》："睛明治眼未效时，合谷、光明安可缺。"养老远端穴位配伍，通过艾灸刺激眼周和远端穴位从而促进血液循环，改善眼周的供血供氧，放松睫状肌，从而达到治疗效果。远近配穴、标本相顾，使眼部气血流通，神光发越。可配合眼周睛明、承泣、攒竹等眼周局部穴位按揉。诸穴相配，共济明目益精、通络养神之效。

2. 耳鸣、耳聋

穴位：百会、听会、翳风、大杼、复溜、太溪、肾俞。

定位：①百会。在头部、前发际正中直上5寸。②听会。在面部，耳屏间切迹与下颌骨髁突之间的凹陷中。③ 翳风。在颈部，耳垂后方，乳突下端前方凹陷中。④大杼。在脊柱区，第1胸椎棘突下，后正中线旁开1.5寸。⑤复溜。在小腿内侧，内踝尖上2寸，跟腱的前缘。⑥太溪。在踝区，内踝尖与跟腱之间的凹陷中。⑦肾俞。在脊柱区，第2腰椎棘突下，后正中线旁开1.5寸。

方义：《仁斋直指附遗方论·耳聋》即曰："风为之疏散，热为之清利，虚为之调养，邪气并退，然后以通耳、调气、安肾之剂主之。"百会穴位于巅顶，是督脉腧穴，是与手足三阳经的七脉之会，“阳脉之海”善能疏调督脉经之脉气运行，可升提清气。听会为胆经腧穴，可疏调肝胆气机，滋阴补肾，促精气上达，肾开窍于耳，故有祛风通窍益聪之功。翳风为三焦经腧穴，具有调节三焦、疏风通络、开窍聪耳之效。《玉龙歌》：“耳聋气闭痛难言，须刺翳风穴始痊，亦治项上升瘰疬，下针泻动即安然。”两穴组合，同气相求，窍开启闭，宣通经络，翳风、听会清利少阳。《百症赋》指出：“耳聋气闭，全凭听会、翳风。”大杼为膀胱经腧穴，善能疏经通络，疏风解表，是治疗虚性耳鸣耳聋的经验穴。复溜为肾经经穴，具有滋肾润燥、养阴潜阳之用。肾俞乃肾脏之背腧穴，可补肾气。太溪为肾经之原穴，原主气，取之以调补肾气。诸穴相配，共济滋肾益精、通窍熄风之功效。

3. 鼻炎

穴位：上星、迎香、印堂、肺俞、飞扬、关元。

定位：①上星。在人体头部，当前发际正中直上1寸。②迎香。在鼻翼外缘中点旁开，当鼻唇沟中。③印堂。位于面部眉头连线的中点处。④肺俞。在背部，第3胸椎棘突下，后正中线旁开1.5寸。⑤飞扬。承山穴外下方，在昆仑上7寸，昆仑穴为外踝尖与跟腱之间凹陷中。⑥关元。在下腹部，前正中线上，肚脐下3寸。

方义：鼻炎归中医学“鼻鼽”“鼽水”范畴。鼻炎以本虚标实为主，肺开窍于鼻，其病位在肺，与脾、肾亦有密切联系。《景岳全书》记载：“风寒而鼻塞者，以寒闭腠理，则经络壅塞，而多鼽嚏，此证多在太阳经。”治宜扶正祛邪，以宣肺理气，补脾益肺为主。艾灸具有行气活血、温经散寒、提高人体免疫力的作用，艾灸以下穴位，可有效缓解症状或治愈鼻炎。

上星、迎香、印堂均为治疗鼻腔疾病的有效穴位，三者共同的特点是疏散风邪、通利鼻窍。尤其是上星与迎香相配，能直达病所，启闭开窍，祛风通络。《得效应穴针法赋》说：“鼻塞无闻迎香引，应在上星。”迎香穴，属手阳明大肠经，是手足阳明经交会穴，可通调阳明经气，培土生金。迎香穴位于鼻翼外缘中点旁，鼻唇沟处。《针灸穴名解》：“本穴接近于鼻，当嗅觉之冲。人情喜香恶臭，故名‘迎香’。治鼻病及嗅觉不敏，极效。”《针灸大成》亦云：“主鼻塞不闻香臭……鼻㖞多涕，鼽衄骨疮，鼻有息肉。”温和灸迎香，可直接通过艾灸的温热刺激，将纯阳之性作用于鼻子局部及迎香穴，通经活血，温通鼻窍。印堂穴，属督脉，督脉为“阳脉之海”。《难经·二十八难》记载：“督脉者，起于下极之输，并于脊里，上至风府，入属于脑。”经脉所过，主治所及，故主治头部、颈部、项背、腰骶等疾病。鼻位于任督二脉交汇附近，灸印堂穴，不仅可以温通任督脉以宣通人体阳气，祛风通络、益卫固表、醒脑通窍，还可直接温散头面周围风寒，温经行气，故常用于治疗鼻炎。通天穴、肺俞穴、飞扬穴，均归足太阳膀胱经，在经络理论中，“鼽衄”为足太阳膀胱经主治病候，“是主筋所生病者……”，主治“上窍不灵之症”“鼻司呼吸，亦通天也，故名为通天”。《针灸大成·百症赋》亦云：“通天去鼻内无闻之苦。”因此，艾灸可通过阳热刺激通天穴发挥醒脑通窍的作用。肺俞穴则是肺气输注的部位，肺主皮毛，通窍于鼻，通调水道，艾灸肺俞穴可调理肺脏气机，宣肺理气，散寒通滞。“足太阳之别，名曰飞扬。去踝七寸，别走少阴。实则鼽窒，头背痛；虚则鼽衄。”飞扬穴为足太阳膀胱经络穴，别走足少阴肾经，可通调两经经气，“虚则鼽衄”，虚则补之，艾灸属温补方法，灸飞扬可治疗鼽衄。关元穴，归任脉，是足三阴经（肝经、脾经、肾经）与任脉的交会穴。《针灸穴名解》云：“本穴为人身阴阳元气交关之处，为养生家聚气凝神之所。”艾灸关元穴通调任脉与三阴经经气，温阳补气、补肾固本，可提高机体免疫力。

第六节　男科病症

1. 阳痿

穴位：肾俞、命门、气海、关元、足三里、八髎。

定位：①肾俞。第2腰椎棘突下，后正中线旁开1.5寸。②命门。第2腰椎棘突下。③气海。在前正中线上，脐下1.5寸。④关元。在前正中线上，脐下3寸。⑤足三里。犊鼻下3寸，距胫骨前缘旁开一横指（中指）。⑥八髎。俯卧，上髎穴对应第一骶后孔，次髎穴对应第二骶后孔，中髎穴对应第三骶后孔，下髎穴对应第四骶后孔。

方义：阳痿，即勃起功能障碍，指男子未到性功能衰退年龄，阴茎不能勃起，或举而不坚、坚而不久，无法完成正常性生活。《素问·痿论》记载为“宗筋弛纵”“筋痿”。痿，有痿软不用、不足、虚损的意思。中医学认为，阳痿主要与先天禀赋不足、情志失调、饮食不节、房劳太过等有关，可分为肝郁、肾虚、湿热、寒湿、血瘀等类型，其中艾灸最适宜肾虚型、寒湿型。

艾灸治疗阳痿，常选用督脉、足太阳膀胱经、足阳明胃经穴位，以温经散寒、补肾壮阳。八髎灸、督脉灸治疗虚寒型、肾虚型阳痿具有显著疗效，此外还可着重灸肾俞、命门、气海、关元、足三里。肾主生殖发育功能，肾俞穴和命门穴均可补肾壮阳。肾俞在腰部与肾脏相应，是肾中精气聚集之处。命门穴，居于两肾之间。《针灸穴名解》记载命门穴“为沟通督、肾两经之门户，故称之以‘门’”。阳病治阴、阴病治阳是中医治疗的理论之一，艾灸肾俞、命门，从阳引阴，可温经散寒、调补肾气。肾俞穴归足太阳膀胱经，命门穴归督脉，足少阴肾经与足太阳膀胱经相表里。《针灸大成》记载督脉“络循阴器，合篡间，绕篡后，别绕臀，至少阴，与巨阳中络者合少阴，上股内后廉，贯脊属……夹脊抵腰中，入循膂，络肾，其男子循茎下至篡"，督脉、足少阴、足太阳三经联系密切。经络理论中，足太阳主筋所生病，故可治"宗筋弛纵"，足少阴肾经"主肾所生病"，可治疗"脊股内后廉痛，痿厥"，可补肾固精，精则养神，柔则养筋，艾灸激发三经经气可补气壮阳，柔筋壮骨。

气海、关元归任脉。气海穴在脐下，气，即元气，海，即海洋，意为元气之海。《针灸大成》记载气海穴为"男子生气之海"，具有补气养血、固本培元的作用。关元穴，别名丹田，在气海穴下 1.5 寸，为小肠募穴，足三阴经与任脉交会穴。关，即出入之门道，唐容川认为关元穴为元阴元阳交关之所，此穴具有培肾固本、补虚培元的作用，《扁鹊心书》云："灸关元三百壮，以保肾气。"著名医家张锡纯《医学衷中参西录》记载："以脐下为气海，此先天之气海，所藏者祖气，即元气也。人身之元阳，以元气为体质，元气即以元阳为主宰……。下焦之火为先天之元阳，生于气海之元气。盖就其能撑持全身论，则为元气；就其能温暖全身论，则为元阳。"因此，灸气海、关元能大补元气、补肾固本，养血柔筋。此外，亦能发挥局部取穴的作用，治疗肠腹部疾病、妇科、男科病。足三里，足阳明胃经之合穴，胃腑之下合穴。肾藏精气，为先天之本，脾胃为气血生化之源、为后天之本，温灸足三里可调补脾胃促进后天气血生化，以滋养先天。中医理论中，阳明经多气多血，阳明主润宗筋，宗筋主束骨而利机关，阳明虚则宗筋纵驰，因此温灸足三里可调补气血以濡养宗筋，治疗"筋痿"。

2. 早泄

穴位：肾俞、命门。

定位：①肾俞。第 2 腰椎棘突下，后正中线旁开 1.5 寸。②命门。第 2 腰椎棘突下。

方义：肾主生殖发育功能，肾俞穴和命门穴均可补肾壮阳。肾俞在腰部与肾脏相应，是肾中精气聚集之处。命门穴，居于两肾之间，《针灸穴名解》记载命门穴"沟通督、肾两经之门户，故称之以'门'"。阳病治阴、阴病治阳是中医治疗的理论之一，艾灸肾俞、命门，从阳引阴，可温经散寒、调补肾气。肾俞穴归足太阳膀胱经，命门穴归督脉，足少阴肾经与足太阳膀胱经相表里，《针灸大成》记载督脉"络循阴器，合篡间，绕篡后，别绕臀，至少阴，与巨阳中络者合少阴，上股内后廉，贯脊属……夹脊抵腰中，入循膂，络肾，其男子循茎下至篡"，督脉、足少阴、足太阳三经联系密切。

第七节 其他病症

1. 更年期综合征

穴位：关元、肝俞、肾俞、三阴交。

定位：①关元。在下腹部，脐中下 3 寸，前正中线。②肝俞。在脊柱区，第 9 胸椎棘突下，后正中线旁开 1.5 寸。③肾俞。在脊柱区，第 2 腰椎棘突下，后正中线旁开 1.5 寸。④三阴交。在小腿内侧，内踝尖上 3 寸，胫骨内侧缘后际。

方义：本病病位在肾，与肝、脾、心、冲任二脉密切相关，肾虚为本，肝阳上亢（心火）为标，兼夹湿热痰浊、瘀血内阻，病机以虚为主，虚实夹杂。关元为元阴元阳出入之所，灸关元可大补元气，温肾助阳，调理冲任气血之不足，激发冲任经气，增强机体抗病力。肝俞、肾俞为相应背俞穴，艾灸肝俞、肾俞可调补肝、肾经络之气。三阴交为肝、脾、肾三经交会穴，为治疗更年期综合征之要穴，灸之可补益肝肾、养血调经。临床研究发现，艾灸三阴交、关元穴对围绝经期综合征患者性激素水平有较好的调节作用，可改善潮热汗出、失眠、抑郁、肌肉关节痛。

2. 慢性疲劳综合征

穴位：五脏背俞穴（肺俞、心俞、肝俞、脾俞、肾俞）、气海、关元、足三里。

定位：①肺俞。第 3 胸椎棘突下，后正中线旁开 1.5 寸。②心俞。第 5 胸椎棘突下，后正中线旁开 1.5 寸。③肝俞。第 9 胸椎棘突下，后正中线旁开 1.5 寸。④脾俞。第 11 胸椎棘突下，后正中线旁开 1.5 寸。⑤肾俞。第 2 腰椎棘突下，后正中线旁开 1.5 寸。⑥气海。在前正中线上，脐下 1.5 寸。⑦关元。在前正中线上，脐下 3 寸。⑧足三里。犊鼻下 3 寸，距胫骨前缘旁开一横指（中指）。

方义：慢性疲劳综合征，指长期持续、反复发作原因不明的极度疲劳，可伴有头身疼痛、低热、咽喉痛、食欲减退、心神不安等症状，属中医学“虚劳”范畴。其病因多为禀赋不足，后天失养，劳倦过度、情志失调，暗耗精气血，而致五脏气血阴阳失调。《素问》云：“精气夺则虚。”故治宜补虚培元、补气益精，未病先防、既病防变，及时调理为宜。

五脏背俞穴包括肺俞、心俞、肝俞、脾俞、肾俞，内应五脏，是五脏精气汇聚之处，归足太阳膀胱经，膀胱经与多条经脉联系，可通调多经气血。因此，温灸五脏背俞穴可补益五脏之精气，从阳引阴，调理五脏之阴阳气血，扶正祛邪。气海穴、关元穴归任脉。气，即元气，海，即海洋，意为元气之海。《针灸大成》记载气海穴为“男子生气之海”，具有补气养血、固本培元的作用。关元穴，别名丹田，为足三阴经与任脉交会穴，元阴元阳交关之所，具有培肾固本、补虚培元的作用。张锡纯《医学衷中参西录》记载：“以脐下为气海，此先天之气海，所藏者祖气，即元气也。人身之元阳，以元气为体质，元气即以元阳为主宰……盖就其能撑持全身论，则为元气；就其能温暖全身论，则为元阳。”因此，灸气海、关元能固本培元、益气补虚。足三里，足阳明胃经之合穴，胃腑之下合穴。脾胃为后天之本、气血生化之源，温灸足三里可增强脾胃之运化，配合气海、关元先后天同补，补虚扶正，通调脏腑阴阳气血平衡，从而使精气充盛，精气盛则不虚。

3. 心脑血管疾病预防

穴位：足三里、关元、内关、曲池。

定位：①足三里。在小腿前外侧，当犊鼻下 3 寸，距胫骨前缘一横指。②关元。在下腹部，前正中线上，当脐中下 3 寸。③内关。在前臂掌侧，当曲泽与大陵的连线上，腕横纹上 2 寸，掌长肌腱与桡侧腕屈肌腱之间。④曲池。在肘区，屈肘成直角，在尺泽与肱骨外上髁连线中点凹陷处。

方义：足三里为足阳明胃经的合穴，保健强壮穴，能健脾益气，补后天气血生化之源，使气血化生源源不断，四肢百骸、五脏六腑得以滋养而延缓衰老；关元属任脉，位于小腹与肾脏关系密切，男子藏精、女子蓄血，肾气渐衰、肾经渐少，是导致器官衰老的一个主要因素，故常灸关元可以补益肾气、填补肾经、延缓衰老；内关为手厥阴心包经络穴，可益气行血、化瘀通络，达到补益心气的作用。艾灸这三个穴位可以降低心脑血管的发病率而起预防作用。曲池为降压的经验用穴。

4. 减肥降脂

穴位：足三里、天枢、丰隆、脾俞。

定位：①足三里。在小腿前外侧，当犊鼻下 3 寸，距胫骨前缘一横指（中指）。②天枢。位于中腹部，平肚脐中央，前正中线旁开 2 寸。③丰隆。位于小腿前外侧，坐位或仰卧位取穴，在外踝尖上 8 寸，条口外，胫骨前缘二横指处。④脾俞。第 11 胸椎棘突下，旁开 1.5 寸。

方义：祖国医学认为，肥胖的形成与先天禀赋、过食肥甘、疏于劳作、七情过度、脾胃虚衰、痰饮水湿等有关，与脾、肾、肝等脏腑关系密切，发病机制多为本虚标实，病理因素主要有痰、湿、膏等。足三里是胃的下合穴，具有健脾益气、行气除胀、降逆止呕等作用。艾灸足三里能促进胃肠蠕动，加速身体脂肪消耗，达到减肥的目的，且能调节身体免疫力，增强抵抗力，起到养生保健的效果。丰隆穴首见于《灵枢·经脉》，为足阳明胃经络穴，位于外踝高点上 8 寸，条口穴外 1 寸，当胫骨、腓骨之间取之，足阳明胃经气血丰盛，至此穴丰溢，其肉丰满隆起，故名。清代岳含珍的《经穴解》有“血气俱盛者，胃经也，而有络焉以通于足太阴，则必盛之极者，而始溢焉络而入于他经，曰丰隆者，言盛之极也”。丰隆穴为足阳明胃经络穴，从阳络阴，艾灸该穴能疏通表里两经之气血，即“一络通二经”，因此它不仅能治本经病，还可治表里经病症，能调理脾胃，促进水谷精微的运化，具有健脾化痰，利气宽胸，和胃降逆，调理气血，祛痰开窍等功效，被广泛应用于临床减肥、祛痰湿。脾俞为脾脏的本穴，具有健脾运化水湿，通调水道的功效。天枢穴，属于足阳明胃经，是手阳明大肠经募穴，艾灸该穴能促进肠道蠕动、增强胃动力，治疗便秘、腹胀、肠鸣等病症，能有效改善胃肠蠕动、加速代谢，从而达到减肥作用。艾灸以上穴位可健脾祛湿、消脂化浊，加速人体水液代谢，同时配合适当的体育锻炼、控制饮食，可达到减肥的功效。

5. 新冠肺炎预防

穴位：足三里、关元、太渊、孔最、大椎。

定位：①足三里。足阳明胃经合穴，胃之下合穴，位于小腿外侧，犊鼻下3寸，胫骨前嵴外一横指处，犊鼻与解溪连线上。②关元。关元为任脉腧穴，小肠之募穴，位于下腹部，脐中下3寸，前正中线上。③太渊。为手太阴肺经腧穴，肺之原穴，位于腕前区，桡骨茎突与舟状骨之间，拇长展肌腱尺侧凹陷中。④孔最。为手太阴肺经腧穴，肺经郄穴，位于前臂前区，腕掌侧远端横纹上7寸，尺泽与太渊连线上。⑤大椎。大椎为督脉腧穴，位于脊柱区，第7颈椎棘突下凹陷中，后正中线上。

方义：足三里为胃经的腧穴、合穴，乃足阳明经之脉气所入，属合土穴。《针灸大成》曰："主胃中寒、心腹胀满、肠鸣、脏气虚惫、真气不足、腹痛食不下、大便不通、心闷不已、卒心痛，腹有逆气上攻，腰痛不得俯仰、小肠气，水气蛊毒、鬼击、痃癖、四肢满、膝胻亍酸痛、目不明。"可见足三里具有疏调胃腑气机、和胃止痛的作用。灸足三里可和胃益气、建中化湿，具有强壮保健作用，可增强免疫功能、提高抗病能力，有助于预防胃肠病症或减轻胃痛、呕吐、腹泻、便秘、虚劳诸症等。关元穴为任脉腧穴、强壮要穴，可促使任脉之气的阴阳平衡。《扁鹊心书》中记载："余五十时，常灸关元百余壮……渐至身体轻健，羡进饮食……每年常如此灸，遂得老年康健。"可见艾灸可以补养元气、充盈脏腑气血、益寿延年。该穴下通足三阴，上达手少阳，是治疗任脉与肝、脾、肾、膀胱各经的脉气相关之疾病要穴。具有培肾固本，回阳固脱，温经散寒之效。灸关元可培元固本、扶阳益气，具有强壮保健作用，可增强免疫功能、提高抗病能力，有助于预防身体虚弱，改善下腹部病症或减轻乏力、疲劳、少腹疼痛、腹泻等症。灸太渊可补益肺气，有助于预防肺系病症或减轻咳嗽、气喘等症。灸孔最，可宣肺平喘，有助于预防肺系病症或减轻咳嗽、气喘、咽喉肿痛等症。灸大椎可清热解表，有助于预防肺系病症或减轻发热、恶寒、咳嗽、气喘等症。

第三章　古今名医灸法学术观点

第一节　汉 唐 时 期

1. 张仲景

张机，字仲景，东汉末年南阳涅阳县人。他提出了灸治三阴的观点，分别为灸法可温经复脉，温阳举陷，回阳救逆。

（1）艾灸有温经复脉的作用，若少阴吐利太过导致阴伤，而阳气无所依附，严重者阳气暴脱脉不至，汤药不能应急，当用灸法灸少阴七壮，以急救；若厥阴阴盛阳微，出现手足厥冷、烦躁无脉，可灸厥阴以回阳，若此时灸法也无法回阳，则此症无其他更好的治疗方法。

（2）艾灸可温阳举陷，《伤寒杂病论》在有关少阴病阳虚血少证的证治中提到，由于先治阳虚则不利于血少，先治血少则不利于阳虚，但艾灸百会穴以温阳举陷，可完美规避以方药治虚、治血带来的弊端。清代程应旄也认为在少阴病阳微阴竭时，唯灸百会助阳而上行，也可避方药辛窜而燥下，下利可止。

（3）艾灸有着回阳救逆的作用，急用艾灸关元、气海等穴可回阳救逆，治疗阴阳离决、阳气将绝的亡阳危症，但若仍无脉，微喘更甚，则为肾气已绝，病症危重，难以救治。

也有学者对伤寒论有关灸法的记载进行分析，认为张仲景有关灸法的观点可分为一：逆者正之，寒者热之；寒邪偏盛、阳虚阴乘之证，仲景配以火灸，或灸其赤红肿处，或灸其受邪经络腧穴，欲借火灸之攻振奋阳气，使寒病得火而散，阳气得灸而复，获温热补益之效。二：从者反治，以热治热；权衡揆度，治病求本；明辨寒热，慎防变证。

2. 陈延之

陈延之，生卒年月不详，据考为晋隋医家，著《小品方》。其艾灸思想包括以下方面。

（1）提倡推广灸法：陈延之认为灸法具有简单易行、便于掌握、使用范围广及疗效确切的特点，为普及医疗、方便百姓而提倡推广灸法。

（2）灸宜灵活权变：比如灸疗的位置，对于起泡化脓瘢痕灸等会对皮肤造成不可逆伤害之疗法，应“避其面目，四肢显露处”；对灸炷的大小，认为根据孔穴小大，应沿用黄帝“灸不三分，是谓徒冤”的说法，以及根据地域、天气、人体等不同情况掌握适当的火量；同时，陈延之在施灸点火材料及引燃方法上，引用“阳燧之火”或槐木引火等方法。

（3）施灸用穴精炼：陈延之施灸用穴取穴甚少，也采用了少数经外奇穴，且在艾灸壮数上多采用 50～100 壮，也有随年壮的。陈延之在选穴中值得重视的是一病多方的同病异治法，体现了辨证论治的灵活性。值得一提的是，其在看待禁灸穴上，他很赞同曹氏“有病可灸，无病不可灸”，为后世的禁灸穴许灸三壮提供了思想来源。

3. 葛洪

葛洪（281—341 年），字稚川，丹阳句容人（今江苏省句容县），东晋著名的道学家、医学家、炼丹家，其妻鲍姑，尽得其父传授针灸之道，为我国历史上第一位女灸治学家，史称“鲍姑艾”。葛洪的艾灸学术思想体现如下。

（1）在施灸原则上，辨证论治结合顺序施灸，他提出“便急灸之，但明案次第，莫为乱灸，须有其病，乃随病灸之，未有病，莫预灸”，对后世辨证施灸思想的确立产生了深远影响；在顺序施灸上，其多选用自上而下、从阳到阴的艾灸顺序，体现了他的道家重阳思想和灸以补阳学说，也侧面点明以阳制阴、从阳到阴的治法在急性寒证治疗中的重要性。

（2）灸法的取穴特点上，有“但言分寸”与“重视四末”互为补充，取穴准确、方便，这是在《黄帝内经》基础上的又一重大发展。

（3）灸法的操作方法上，葛洪独在《肘后备急方》创造性地提出隔物灸法，该书是我国记载隔物灸法的较早文献，书中记载了隔蒜灸、隔盐灸、隔瓦甑灸、隔面团椒灸等隔物灸法，扩大了灸法的种类，为隔物灸法的形成奠定了基础，也为灸法治疗开辟了多样化的发展道路。

（4）在临床应用上，葛洪将灸法大量应用于急性病症，其中以治疗卒死最有代表性，同时也应用于内、外、妇、儿、男等各科疾病，拓展了灸法治疗各科疾病的范畴，为我国灸疗学科的发展奠定了坚实的基础。

4. 巢元方

巢元方，隋代医学家，大业中（公元 605－616 年）任太医博士，撰《诸病源候论》，成书于公元 610 年。其艾灸学术思想如下。

（1）灸背俞治五脏中风证。巢元方在《诸病源候论·卷三十七》提道：“人腑俞皆在背，中风多从俞入，随所中之俞而发病。”还提道：“急灸心俞百壮，急灸肝俞百壮，急灸脾俞百壮，急灸肾俞百壮，急灸肺俞百壮。”提出了具体灸法及壮数。

（2）倡用灸法重在回阳救逆，解救危急。巢元方集隋以前医家之经验，倡用灸法回阳救急。

（3）以小儿生理病理为基础，施以灸法。巢元方在《诸病源候论》提出了小儿脏腑之气较弱，易虚易实这一生理病理特点。另外小儿有针后易燥之特点，运用灸法既可避免针后伤筋动脉影响肌肤的发育，又可避免汤药味苦难以进口吸收，以协调阴阳，使病痊愈。

（4）强调辨证施治，严格控制灸量。在《诸病源候论》一书中，巢元方很注重辨证施治，在小儿卷的论述中，不仅抓住小儿的生理病理特点，且结合小儿经络、脏腑、病情轻重、年龄大小进行辨证施治，严格控制灸量。在论述五脏中风候中明确体现了这一点，以五脏不同的生理病理特点，辨证取穴，分以灸之。

（5）养小儿应“慎护风池”及“用灸防噤”。以灸防病、未病防病、已病防变之预防和早期治疗思想在《黄帝内经》已有之，巢元方在此基础上，具体提出养小儿应“慎护风池”及“用灸防噤”的预防方法。巢元方用灸主要利用灸药祛散力强，具有祛秽辟浊的功效，总的来说，小儿用灸当慎用。

5. 刘涓子

刘涓子为东晋时期彭城人（今江苏省徐州市），刘遵考的父亲，南朝宋武帝刘裕的从父。龚庆宣于永元元年（499 年）重编了刘涓子撰写的《刘涓子鬼遗方》。该书基本反映了两晋南北朝时期在外科学、针灸学方面的主要成就。其书中的“灸说”最能反映刘涓子的灸法学术思想，主要体现如下。

（1）在“灸说篇”中刘涓子主张针灸药并用。他认为，是针灸药者，医家不可缺一者，如卷四页：“小者灸四边，中者灸六处，大者灸八处，壮数，处所不患多也。”刘涓子认为发病的病因不同，疾病的部位不同，根据具体情况、具体病例辨证运用灸和药。如痈痈灸法，皆灸百壮以上，“第一便灸其上二三百壮，又灸四边一二百壮”。《刘涓子鬼遗方》还记载了其根据具体情况针灸药并用的具体病例。“辨痈疽”篇：“痈疽初并宜灸，脓成宜针，出脓之后，人必生之。”另外在《刘涓子鬼遗方·神妙灸法》中指出“凡灸，痛者须灸至不痛为候；不痛者，须灸至知痛时方妙”。

（2）刘涓子详细地记载了“灸”的适应证：①走缓；②痈发病初起赤方者。现代医学对灸的研究证明，艾灸可提高特异性免疫和非特异性免疫功能，促进机体防御抗病能力，若血红蛋白偏低者，使之恢复正常，在化脓灸时，这种效果与化脓的程度呈明显相关关系。

6. 孙思邈

孙思邈作为我国古代著名的养生大家，素有“药王”“孙真人”等诸多显赫的称号，著有《备急千金要方》和《千金翼方》两部，广泛地影响了灸法在我国的发展。《备急千金要方》的第二十九、三十卷都是针灸卷，孙思邈对针灸学尤其是灸法学的贡献是重大而深远的。其艾灸学术思想主要体现在以下方面。

1）灸法防病。

（1）未病先防：在疾病早期，孙思邈非常重视各种疾病的预防和治疗，他继承《黄帝内经》“圣人不治已病，治未病”的思想，重视疾病的预防和早期治疗。他是第一个提出用灸法来预防和治疗具有传染性疾病的医家，在他的著作中就提出：“凡入吴蜀地游宦，体上常须三两处灸之，勿令疮暂差，则瘴疠温疟毒气不能著人也。”指出化脓灸三两处可提高人体抵抗力，以预防瘴疠温疟。孙思邈提倡一切疾病都可以先灸足三里穴三壮，后来流传广泛的保健方法“三里常不干”就是在这个基础上发展起来的。他还建议在风池、百会、大椎、足三里等7个穴位进行艾灸来预防中风，以及灸颊车来防治小儿脐风。他十分推崇“膏肓灸”，认为如果可以准确灸到“膏肓”的位置，可以“无所不疗”，治疗虚损性、实热性等各类疾病，并且还要做好灸后的调养工作。

（2）已病防变：既病之后，又提倡要及时治疗，曰：“凡脚气初得脚弱，使速灸之，并服竹沥汤。灸讫可服八风散。”还谆谆告诫：“此病轻者，登时虽不即恶，治之不当，根源不除，久久期于杀人，不可不精以为意。”这都强调了取效的关键就在于及早治疗。灸法可预防疾病的复发，如今仍广泛应用于临床。孙思邈还首先开创了“膏肓灸法”，认为膏肓灸取穴准确、可治百病。提醒人们注意灸法治疗和保健。孙思邈在《备急千金要方》中设灸例一篇专论灸法，倡导艾灸养生保健，特色灸法“膏肓灸”可以“无所不治”，让人的阳气十分健康盛大。在《备急千金要方》和《千金翼方》中记载了大量热证用灸的治法。孙思邈用艾灸治疗热毒、脏腑热证、阴虚证、湿热证、狂证等。《备急千金要方·卷二十九》曰：“体上常须三两处灸之，勿令疮暂瘥，则瘴病温疟毒气不能着人也。”

2）看脉用灸。

孙思邈将脉诊看作是医生行医的重大内容，如果不能深入彻底地掌握脉学，就不足以做一名好医生。他认为，作为一名医生必须明白脉学的三部九候。在著作《备急千金要方》也专门论述了三部九候脉诊，更是提倡在针灸过程中，要“依脉施术”，根据不同疾病的不同脉象，采取不同的针灸方法，比如治疗“寸口脉洪大，胸胁满，……，针上脘、期门、章门”。孙思邈的这种“依脉施术”的操作，体现了他的医疗谨慎，优质的医德，这种诊脉刺灸的学术观点，值得临床推广继续蓬勃发展。孙思邈还是第一个提出“膏肓灸”的医家，他提出膏肓俞的适应证非常广，几乎可以“无所不治”，除了适用于身体虚弱、男子遗精等虚证以外，还有很好的预防保健功效，十分值得后世推广。但是“膏肓灸”起效的关键在于对“膏肓”穴选穴的准确性，只有选穴准确，才能收到理想的效果。

3）针灸药并用。

孙思邈调针刺、艾灸、汤药三者并重，认为“若针而不灸，灸而不针，皆非良医也。针灸而不药，药不针灸，尤非良医也”“汤药攻其内，针灸攻其外，则病无所逃矣，方知针灸之功，过半于汤药矣”。因此，孙思邈在其著作中所述的许多病症的治疗均采取针灸药兼施。有些病以针为佳，有些病以灸为良，有些病宜用药治，有些病则针灸药同时施用。曰：“其有须针者，即针刺以补泻之，不宜针者，直尔灸之。”又曰：“凡中风，服药益剧者，但是风穴，悉皆灸之三壮，无不愈也，神良。”孙思邈就是这样根据各种疗法的特长，按照病情的需要，进行取舍应用，充分发挥其各自的优势，以提高疗效。孙思邈的这种治疗思路，影响了后世，如明代高武也认为针、灸、药三术需因病而施并用。

4）灸宜权变。

孙思邈提出了“先上后下”“先左后右”“先阳后阴”等施灸顺序原则，要根据临床实际情况灵活使用。比如灸法治疗中风，就可以应用“先上后下”原则，“先灸百会，……，次灸曲池，……，次灸足三里五壮”，但是治疗中风失声，就应该“先灸天窗，次灸百会，再灸天窗”，有所不同。《千金要方·灸例》提出了艾炷的大小和艾之生熟问题，曰：“云刺入三分、灸三壮，兹乃举其大纲。”“手足皮薄，炷小数少，腹背肉厚，炷大数多。”又曰：“凡言壮数者，若丁壮遇病，病根深笃者可倍多于方数，其人老小羸弱者，可复减半。”“灸之生熟，亦宜樽而节之，法当随病变。”灸炷的大小、灸之生熟虽有定数，但仍需根据病情机灵顺变。

5）急症用灸。

对于急症，孙思邈甚至认为艾灸可以弥补针刺之不及，《千金要方·针灸》提出：“大凡人有卒暴得风，或中时气……皆需急灸疗，常能愈疾。”关于灸法种类方面，孙思邈首创苇筒灸，这是用于治卒中口㖞的良方，如在《千金翼方·针灸》就有描述到：“卒中风口歪，以苇筒长五寸，以头刺耳孔中，四畔以面密塞，勿令泄气，一头纳大豆一颗，并艾烧之令燃，灸七壮瘥。”这一记载，也是灸法治疗急症的体现。孙思邈提倡使用艾灸治急症，使艾灸在治疗急症方面取得了很大的工作成就，《备急千金要方》有用灸法治疗急症的记载 12 条，其中包括治疗突然死亡的 10 条，治蛇毒 2 条，比如“卒忤死，……，又灸人中三壮，又灸肩井二壮……”。另外，提倡使用灸法治疗妇科紧急病症。《备急千金要方》记载有：“妇人胞漏下血……，灸关元两傍……”从这些条文中都可以看出孙思邈对急症的治疗很有心得，至今临床仍然广泛使用。

6）热证用灸。

孙思邈在大胆突破前人“热证禁灸”的观点，将灸法广泛应用于临床“热证”治疗实践中。一方面，孙思邈提倡热证用灸，具有宣散痈肿郁热、使阳中生阴、阳生阴长、泄热化湿、宣通三焦气机之效，对镇惊、安神、泄邪热之气起到调节阴阳逆乱，引导阳气疏泄等作用。另一方面，孙思邈还提倡灸分生熟。

孙思邈所提出的“灸的生熟之法”，要根据男女性别、年龄、气血流通状态的不同而区分。病症邪气在外部，病情相对较轻的，病位相对较表浅的适合使用生灸法，其壮数少，艾炷小。病症邪气在内部，病情相对较重的，病位相对较深入的适合使用熟灸法，其壮数多，艾炷大。临床上要灵活应变，不可拘泥。

7）灸法禁忌。

孙思邈还根据自己的临床经验提出了24个禁灸的穴位，比如头维、下关、风府、丝竹空等。但是在现代的临床实践中，虽然这本书提出了24个禁灸穴位，但又不能拘泥于此，只要病情需要，也是灵活施灸的。

7. 王焘

王焘，为唐代唐玄宗时期人，祖籍太原祈（今山西祁县），后迁居于眉（今陕西眉县），其灸法的学术思想如下。

1）重灸轻针，唯灸独尊。

唐代王焘因受陈延之观点影响，认为“针法古来以为深奥，令人卒不可解”，故他非常注重灸疗的应用，以灸法之安全、效验、易于掌握而极力推崇，提出“医之大术，宜深体之，要中之要，无过此术”，指出“适以御风邪以汤药、针灸、蒸熨，随用一法皆能愈疾，至于火艾，特有奇能，难曰针汤散皆所不及，灸为其最要”。认为“针能杀人，不能起死人，若欲录之，恐加性命，今不录针经，唯取灸法”。他唯恐医者以针伤人而推荐灸法。

2）灸有宜忌，补泻有度。

王焘重视并提倡灸法，因而对灸法的一系列问题阐发较多且较详细。例如王焘详细转载《针灸甲乙经》中的不宜灸禁穴及老少加减法，提出十二经中禁、不宜灸穴共有32个，并提出“凡灸有生熟，候人盛衰及老少也。衰老者少灸，盛壮肥实者多灸”，以及大风、大雨、大阴、大寒时不宜施灸等。他指出患者因年龄、体质等不同而采取的灸法也不同，灸疗时须因人、因时制宜。其在论述“邪入皮毛经络风冷热灸法”中，阐述邪之入侵先由皮毛沿经络内传脏腑，由此损伤经脉而变为异病也。对风寒湿邪致病者提出不同的灸治方法加灸，风者宜从少至多灸，寒湿者宜从多至少；在论治手足腹背灸之多少及补泻八木之法中，认为手足内外脉乃五脏六腑精气所应之处，灸治时不宜过多，而腹背则是身之梁，易为风寒冷气所结，故灸之宜多，并对于灸法应用于临床的一些关键性问题从理论上进行了阐述。如灸法的补泻问题“凡灸皆有补泻，补者无吹其火，须其自灭。泻者疾吹其火，传其艾，须其火至灭也”，又令施灸时须注意“艾炷根下广三分，长三分，若减此不覆孔穴不中经脉，火气不行，亦不能除病也”。他的这些灸法理论独具特色，颇能启迪后人思路，不仅丰富了针灸学的知识，同时对提高针灸临床疗效无疑起着积极的推动作用。

3）首创“四花灸法”。

“四花灸法”首载于王焘的《外台秘要》。用绳量度，在背部取穴 4 个，称为“四花”，其穴膈俞、胆俞，以艾炷直接灸之。四穴同时点燃，犹如四朵火花，故命名“四花灸法”。这种疗法具有温经通络，活血化瘀，补益气血，健脾补肾，除痰止喘等功效。《外台秘要》曰：“日别各灸七壮以上，二七以下，其四处并须满二十壮，未觉效可至百壮乃停。”这体现了“四花”的合用操作。历代医家多喜沿用，如《针灸大成》载用此法治疗五劳七伤，气虚血弱，骨蒸潮热，咳嗽痰喘等症。

4）灸能养生，未病先防。

王焘在《外台秘要》中指出“凡人年三十以上若不灸三里，令人气上眼暗，阳气逐渐衰弱，所以三里下气也”。30 岁以上的人阳气逐渐衰弱，灸足三里穴可补气壮阳，常年坚持，必获殊益，增强人的抵抗力。《外台秘要》卷六“霍乱杂灸法二十六首”就载有灸法防止霍乱诸症发生。卷三十五“小儿初生将护法一十七首”记载，小儿初生“当灸、粉、絮、熨之，不时治护”，均体现了王焘重视灸疗是对唐代兴起的灸法保健疗法的继承，也是这一思想形成的根源之一。

5）描绘彩图，详释孔穴。

王焘在继承了前人以三人为图经验的基础上有所发展，以十二经而画图，以循经取穴的排列方式运用于灸法中，这是王焘灸法的特点。《外台秘要》所载 357 穴先明其归属经脉，次论定位取穴方法，再详述各穴的主治病症，后述施灸壮数，王焘绘制十二人身彩图，对当时临床和医学教育起到了促进作用。

第二节　宋金元时期

1. 刘完素

刘完素（1110—1200 年），字守真，金元四大家之一，因其为河间人，后人又称他为刘河间。刘完素在艾灸中主张热证用灸，其思想基础上溯《黄帝内经》。秦汉时期有灸法补泻理论；魏晋时期灸疗用于痈疽肿痛；隋唐时期“热证用灸”应用已从外科阳热痈肿疮疡拓展到内科急症、热证的治疗；宋金元时期“热证用灸”理论愈加丰富，并广泛应用于临床。刘完素提出“灸引其热”之说，认为灸法有“引热外出”和“引热下行”的作用。实热证，一般用“引热外出”法，如刘完素认为“疮疡者，火之属”，故在《疮疡论第二十六》曰：“凡疮疡已觉微漫肿硬，皮血不变色，脉沉不痛者，当灸之，引邪气出而方止。”此当指火热之邪而言。寒热格拒证可用“引热下行”法，如《心痛论第二十》中指出上有阳热、下有阴寒的阳热上扰证，用足部穴位治疗，灸之可引阳热下移，以去阴寒，使阴阳交通，格拒解除。

2. 李杲

李杲（1180—1251 年），字明之，晚年自号东垣老人，金元四大家之一，以创立脾胃学说而独树一帜。其灸疗思想概括如下。

（1）以脾胃为中心和补元气不足以治内伤的灸疗思路。脾为气血生化之源，又司统血，血海为脾经要穴，可益气摄血，又气海为一身元气之海，元气充则气血旺，气血旺则正气盛，故李杲以灸血海、气海法治内伤。

（2）在灸量的选择上较为灵活，多使用较温和的小灸量，后续发展为后世流传的麦粒灸，在治愈疾病的同时减少化脓灸的烧灼疼痛。

（3）李杲灸法在治疗部分疾病时，多配合药物治疗，如重灸承浆穴加针药同用治疗疠风，以多达上百壮大艾炷治疗项疽。

李杲灸法对后世影响颇深，但不常被医家提及，有学者认为一是由于其灸法散见于著作中，没有系统地论述，二是世传重针轻灸之风。且李杲擅长内外兼治，除立灸法补元气扶正固本之外，又创灸法能升阳泻火以胃气为本的灸疗用穴，为后世灸法治疗消化系统疾病奠定了基础。

3. 罗天益

罗天益为金元医家，是金元四大家李东垣的弟子，其著作《卫生宝鉴》在中医学史上占有重要的地位，书中有关灸法的记载，集中反映了罗天益的灸法学术思想。在当今艾灸临床中仍具有重要的意义。罗天益的艾灸学术思想主要体现在以下方面。

1）发展东垣脾胃学说，创用灸法补中、下焦元阳。

罗天益以东垣脾胃学说为基础，在灸法临证应用上形成了自己特有的灸疗特色。其秉承其师观点，注重顾护元气，补益脾胃。根据临床实践指出“相火阳精不足”者，当“温之以气”。针对中、下焦阳气不足，阴阳俱不足，寒湿停滞者，创制了 2 种灸疗通用方案，以共补脾、胃、肾三脏阳气及散寒止痛。其中温补脾胃益中焦、温补元阳益下焦，擅用艾灸、温熨法、脐疗法，以中脘、气海、足三里为主穴加减使用，可获较好的疗效，这在《卫生宝鉴》的医案中均有体现，用于虚寒证和虚热证。在当今，罗天益的这一学术观点也很受医者的重视和研究，临床也常应用。“温灸三要穴”有温脾养胃、补虚升中、调和阴阳之功。其中胃之募穴中脘，助胃气，引胃气上行；灸气海可生发元气，滋荣百脉，扶正固表；胃之合穴足三里可壮脾温胃，引阳气下交阴分。

2）承绪易水诸师之学，针灸并用防治中风。

《卫生宝鉴》里也强调针、灸、药各有所长，根据病症标本缓急，灵活应用针灸药物，或针、灸、药并用，或针、灸并用，或针、药并用，或灸、药并用。罗天益擅用灸法泻风气，指出治中风病“要收全功，必须火艾为良”。提出中腑和中脏的先兆表现，并拟定预防中风的灸疗验方。这是关于中风先兆最早的记载，在防治中风史上具有重要意义。罗天益认为，中风有中脉、中腑、中脏之分，临证施灸应详加分辨，且临床中风之症欲求全效，灸法治疗必不可少。“风中脉则口眼㖞斜，中腑则肢体废，中脏则性命危……要收全功，必须火艾为良。凡向右㖞者，为左边脉中风而缓也，宜灸左陷中二七壮。凡向左㖞者，为右边脉中风而缓也，宜灸右陷中二七壮。艾炷大如麦粒，频频灸之，以取尽风气，口眼正为度。疗中风、眼戴不能上视者，灸第二椎并第五椎上各七壮。一齐下火炷，如半枣核大，立愈。凡觉手足麻痹或疼痛，良久乃已。此将中腑之候，宜灸此七穴。病在左则灸右，病在右则灸左。如因循失灸，手足以瘥者。秋觉有此候者春灸，春觉有此候者秋灸。以取风气尽，轻安为度。凡觉心中愦乱，神思不怡，或手足麻痹，此中脏之候也。不问是风与气，可连灸此七穴。但根据次第自急灸之，可灸各五七壮。日后别灸之，至随年壮止。凡遇春秋二时，可时时灸此七穴，以泄风气。如素有风人，尤须留意此灸法，可保无虞。予自五月间，口眼斜，灸百会等三穴，即止。右手足麻无力，灸百会、发际第七穴，得愈。七月气塞涎上不能语，魂魄飞扬，如坠江湖中，顷刻欲绝，灸百会、风池等左右颊车二穴。气遂通，吐涎半碗。又下十余行，伏枕半月，遂平复。自后凡觉神思少异于常，即灸百会、风池等穴。无不立效。”

罗天益灸治疾病并非局限于温补脾胃，内、外、妇、儿等各科的其他疾病也多有灸法。其中，除常规灸法外，尚有治疗小便淋涩不通之神阙隔盐灸；针对小儿稚阴稚阳之体，则多以麦粒灸为主。

3）熨灸敷灸，独具匠心。

罗天益遵《黄帝内经》之旨，对阴寒内盛诸症，善用熨灸，温补阳气，通经散寒。根据具体病情，有葱熨灸、药物熨灸和直接隔纸熨灸等不同。对于畏惧灸法者，采用敷灸的方法代替艾火灸，足见罗天益用心之苦，研究之深。

综上所述，罗天益的学术思想既秉承了李东垣之正传，又结合了自己多年的临床经验，博采众家之长，对灸法尤为赏识，善用灸法以温补中焦，创立了灸补脾胃之主方，继承和发展了东垣针法，正如《卫生宝鉴·胡广序》云：“发言造诣，酷类其师，有裨于前人之未备。”而《卫生宝鉴》一书虽非针灸学专著，但其亦对针灸学术的发展做出了一定的贡献，该书的学术思想、临床价值等均值得我们进一步研究。尤其是书中所提及的灸法灸方，既有他人的经验，更有自身的体会，值得今日灸治临床重视与研究，使其精华得到继承和发扬。

4. 王好古

王好古，元代医家，字进之，又字信之，号海藏老人，元代赵州人（今属河北省赵县）。师承于张元素和李东垣之学，成为易水学派又一名家。其艾灸学术思想体现如下。

1）阴证多“重灸”说。

王好古其独到之处是创立了阴证学说。所谓阴证，即现代传染病后期寒性衰竭性病症。在病机上，王好古列举有阴盛格阳、内阴外阳、阴证似阳、下虚戴阳、阴阳易等，其本质在于“大抵阴毒本因肾气虚寒，或因冷物伤脾，外伤风寒，内即伏阴，外又感寒，或先外寒而内伏阴，内外皆阴，则阳气不守”。这一病机的分析，是王好古的一种创新。王好古主张阴证多用灸法，在其代表著作《阴证略论·三阴论》载：“若阴气毒盛，阳气暴厥，则为阴毒……当急救，可灸脐下，服以辛热之药，令阳气复而大汗解矣！”还说：“阴毒，若能速灸脐轮下，六日看过见喜深，灸脐下六穴（即神阙、阴交、气海、石门、关元、中极）。”又说：“阴毒已深……但于脐中用葱熨法，或灼艾三五百壮已来，手足不温者，不可治也。”在《阴证略论·阴毒三候》中载：“阴毒渐深候……其候沉，四肢逆冷，腹痛转甚，或咽喉不利，可心下胀满，结革更燥渴，虚汗不止，或时狂言，爪甲面色青黑，六脉沉细，一息七至以来。有此证者，速灸关元或气海二穴三二百壮，以手足和暖为效，仍服金液丹之类随证选用。”

2）火热理论。

受易水医家影响，又别于同时期的河间医家，同时启发了后世的温补学派、温病学派及扶阳医家火热理论的形成。在《此事难知》中比较系统地描述了伤寒热病针灸运用及阴证的灸法运用。阴毒和瘀证是王好古火热理论的具体运用。王好古指出位于“阴脉之海”任脉的脐下六穴，即神阙、石门、关元、阴交、气海和中极，这六穴最宜施用灸法，可直达阴脉，温经散寒，回阳救脱。

5. 朱震亨

朱震亨（1281—1358年），字彦修，金元四大医家之一，浙江婺州义乌蒲墟村人（今浙江省义乌市赤岸镇），后世称其为“丹溪翁”或“丹溪先生”。其艾灸的学术思想主要体现如下。

1）实热、虚热均可灸。

在继承《灵枢·背俞》灸分补泻的基础上，朱震亨在《丹溪心法·拾遗杂论》中进一步指出：“灸法有补火泻火。若补火，艾焫至肉；若泻火，不要至肉便扫除之，用口吹风主散。”朱震亨也认为灸法有补泻之分，故艾灸既可治疗实证，也可治疗虚证。《针灸问对·卷之下》云：“丹溪曰：用火以畅达，拔引郁毒。此从治之意。”至于虚证用灸的机制，朱震亨认为艾灸有补阳以生阴的作用，如《丹溪心法·瘟疫》所云：“大病虚脱，是阴虚，用艾灸丹田者，所以补阳，阳生则阴长故也。”

2）倡“阳常有余，阴常不足”之说。

在灸法的运用上同其用药理论有一致之处。如《丹溪心法》中说：“大病虚脱，本是阴虚，用艾灸丹田者，所以补阳。阳生阴长故也。”其灸法又分直接灸和间接灸，间接灸又可分为隔姜灸、隔蒜灸、隔附子饼灸、隔土灸、隔皂角灸。朱震亨用灸法多于针法，为后人应用灸法开辟了新的途径。朱震亨认为灸法的运用是多方面的，如凿窍疏风、大泻肺气、升提中气、补肾通络、解毒消痈、止痛调肝、止血消肿、回阳固脱、散火祛痰，清热养阴等。其用灸法适应证广，疗效显著，在前人的基础上有所创新，为针灸疗法的又一特点。

6. 庄绰

庄绰（1079—1149 年），字季裕，清源人（今福建惠安），宋代政治活动家、医药学家，在医药成就方面，著有《灸膏肓腧穴法》《明堂灸经》《脉法要略》《庄氏家传》《本草节要》，惜乎均佚。现存《灸膏肓腧穴法》由窦桂芳刊入《针灸四书》中，本书介绍了宋代在针灸方面的医疗方法和水平。其灸疗学术思想概括如下。

1）重灸膏肓。

膏肓俞是治疗虚劳诸症的特效穴。自唐代《备急千金要方》起，其功效就一直受到追捧。庄绰认为膏肓穴于人体生理病理关系至重，故著《灸膏肓腧穴法》一书专门介绍膏肓穴的主治、部位及不同流派的取穴法等，并附有插图，是中国古代最早的一本专门研究单穴-膏肓穴以及第一本研究膏肓灸法的专著。此书收集了唐代孙思邈《备急千金要方》论取膏肓穴法，谓其“无所不治，主羸瘦虚损，梦中失精，上气咳逆，狂惑忘误”等，并提及其作用：“此灸迄后，令人阳气康盛。”庄绰在亲身体验后，更是对它的疗效深信不疑。所以“考医经之同异，参以诸家之说，及所亲试，自量寸以至补养之法”。此法独特之处在于，首先强调操作取膏肓穴的体位姿势，务必使两肩胛骨充分分离，“筋骨空处，按之患者觉牵引胸肋中、手指痛，即真穴也”。其次必须重灸，壮数宜多，“灸至百壮千壮”。结合现代临床的具体情况，每次诊疗以壮以上为宜。最后，灸完膏肓穴后必须灸气海、足三里两穴，“以引火下行防火气壅盛于上”。

2）灸后禁忌。

庄绰在“灸讫补养法第十”重申孙思邈关于膏肓俞施灸后的宜忌，提出饮食宜温软清淡，不要吃得过饱，不吃生冷油腻以及海鲜等发物，“并触冒风寒暑湿，勿以阳气乍盛辄犯房室。如觉气壅，可灸脐下气海、丹田、关元、中极四穴中一穴；又当灸足三里，引火气以实下。随病深浅，加以岁月将息，则可保平复。不然，是犹倚一木以支大厦之倾，又发而去之，其终从晋侯之归，非灸之罪也”。

7. 窦材

窦材（生卒年不详），真定人（今河北正定），南宋医家，精于医，擅长针灸。著成《扁鹊心书》3 卷，附“神方”1 卷。其学术思想可概括为以下方面。

1）多灸命关（食窦）、关元以扶阳。

窦材强调元气在身体中的重要性，元气在《扁鹊心书》中又称为真气、真元、真阳，并在多篇中反复强调元气关系着人体健康与疾病以及生死存亡，认为元气盛衰是人体健康与疾病的标志，元气有无是生死的征象，如“凡看病要审元气虚实”“损其元气或元气已脱则不可治，虽灸亦无用矣”等。认为元气与脾、肾关系密切，更强调了脾、肾在灸法中的关键性与重要性。所列灸法中，扶阳当以肾阳为首，其次为脾阳、心阳及其他脏腑之阳。认为“肾为一身之根蒂，先天之真源，本牢则不死”“脾为五脏之母，后天之本，属土，生长万物者也”。人身阳气，赖此生发，在施灸时，首先考虑扶助脾肾之阳。故选穴时着重考虑脾肾二脏，以关元、食窦为常用。其书中所载的30多种病症中，都用到了关元穴，为全书使用次数最多的穴位，如在论述“足痿病”时，认为多由“肾虚”所致，灸关元以使“肾气复长”；“伤寒太阴证”又如是治疗，“灸关元以救肾气”；“痈疽发背，诸般疔疮恶毒，须灸关元三百壮，以保肾气”。温补脾肾的方法为重灸命关穴（食窦穴）与关元穴。窦材认为命关补脾，强调“此穴（命关）属脾，又名食窦穴，能接脾脏真气，治三十六种脾病。凡诸病困重，尚有一毫真气，灸此穴二三百壮，能保固不死。一切大病属脾者并皆治之……此法试之极验”。而命关穴（食窦穴）能“接脾脏真气，治三十六种脾病”，主治“一切大病属脾者”，于此处施灸可增长后天之精。命关、关元同取，则共奏补脾固肾、先后天互生、调气回阳之效。该二穴为《扁鹊心书》中非常推崇的保命要穴。

2）艾灸穴少、量足，温补脾肾阳气，应以“灼艾第一”。

这是窦材又一突出学术思想。他认为“医之治病用灸，如做饭需薪”。又说：“保命之法，灼艾第一，丹药第二，附子第三。”虽然三者手段、方法、内容不同，但是目的是一样的，都是为了扶阳。他认为“大病宜灸”，大病“须加艾灸，方保无虞”。其所谓大病，即急危重症。窦材曰：“世有百余种大病，不用灸艾丹药，如何救得性命，劫得病回？”其把灼艾作为首选的急救扶阳措施。《扁鹊心书》卷下“周身各穴”列常用穴位26个，而在用灸法治疗的80余种病症中，所涉穴位仅有23个。而且，在23穴中，尤以关元、命关（即食窦）、中脘三穴使用次数最多，其中关元一穴用于30多种病症，为全书使用次数最多的一穴。除上述三穴外，其余诸穴使用次数多在5次以内，可见《扁鹊心书》取穴既少且精。《扁鹊心书》不仅选穴数量少，而且在大多数病症中，多以独穴治疗，不加配伍，即使配伍，也不过两三穴。这是《扁鹊心书》取穴精而少的又一特点。就取穴范围而言，《扁鹊心书》选穴以脾、肾、任脉居多，依旧以温补阳气、补益脾肾为要务。窦材认为，凡治疗重疾，必大量施灸。尝谓：“世俗用灸，不过三五十壮，殊不知去小疾则愈，驻命根则难。”故其施灸壮数较其他针灸医籍多，一般为数十至一二百壮，关元等要穴则多至五六百壮。窦材认为，唯有大量施灸，且灸必及时，才能“补接真气”“以固性命”。若施灸量少，则如杯水车薪，不能达到治疗的目的，只徒受火灼之苦。

3）施灸过程中应用“睡圣散”止痛法。

为了减轻病人在艾灸过程中的烧灼之苦，窦材创制了“睡圣散”，用于“人难忍艾火灸痛，服此即昏睡，不知痛，亦不伤人”，是窦材的一项重要发明。为了证明睡圣散的作用，窦材以身试验，即“其睡圣散余自用灸膝神效，放心服之，断不误人”。本法除了用于艾灸止痛外，还常用于小儿及狂证、邪祟等精神病患者不能配合灸疗者。由于该方不仅有良好的止痛效果，而且无毒副作用，故为后世医家所重视。

4）重灸轻针。

窦材是“重灸轻针”派的典型代表。窦材云：“医治之病用灸，如做饭需薪，今人不知治大病，良由不知针艾故也。世有百种大病，不用灸艾丹药，如何救得性命，劫得病回……仲景毁灸法云‘火气虽微，内有攻力，焦骨伤筋，血难复也’。”

8. 许叔微

许叔微（公元1079－1154年），字知可，真州白沙人（今江苏仪征），南宋医学家，经方派创始人之一，曾任徽州、杭州府学教授、集贤院学士，人称许学士。许叔微是宋代研究《伤寒杂病论》的大家之一，他信奉南阳学说：“论伤寒不读仲景书，犹为儒而不知有孔子六经也。”强调阳热之证以阳明为要，阴寒之疾则盛于少阴，其理论特点是重视阳气，注重脾肾。其艾灸的学术思想主要体现如下。

1）在治疗上倡用温补，以艾灸温阳化阴。

许叔微根据仲景灸法多用于三阴经证，强调“阴毒”“阳微”“阴证”最宜用灸的论点，成为我国针灸史上温补法的先驱；他认为只要是肾阳不足证，均可用灸法。还非常重视运用灸法施治，在《伤寒百证歌》中编写了“可灸不可灸歌”，歌中言“少阴吐利时加呕，手足不冷是其候，口中虽和背恶寒，脉来微涩皆须灸”“阴毒阳虚汗不止，腹胀肠鸣若雷吼，面黑更兼指甲青，速灸关元应不谬”，强调“阴证”“阴毒”“阳虚”等最宜用灸的观点。

2）灸治中风。

许叔微推崇用灸法治中风，提出“凡中风，用续命、排风、风引、竹沥诸汤及神精丹、茵芋酒之类，更加以灸，无不愈者”（《普济本事方·卷第一·中风肝胆筋骨诸风》）。同时，许叔微列出灸中风十二穴：听会、颊车、地仓、百会、肩髃、曲池、风市、足三里、绝骨（悬钟）、神庭、大椎、风池，并详细阐述了此十二穴的取穴法、灸法及适应证等，认为对于中风口眼㖞斜、半身不遂等，“依而用之，无不立效”，这一方法对后世一些著名医家也产生了重要影响。

3）灸治发背。

痈疽之生于脊背部位的统称发背，由于脏腑俞穴皆在背脊部，发背者多因脏腑气血不调，或火毒内攻，或阴虚火盛凝滞，使气血蕴滞于背而发。对于此病的治疗，许叔微除了强调用药物之外，还推崇灸法治疗，其在《普济本事方·卷第六·金疮痈疽打扑诸疮破伤风》中举出王蓬《发背方》序中记载的用灸法治疗发背的事例：“元祐三年，夏四月，官京师，疽发于背。召国医治之，逾月势益甚。得徐州萧县人张生，以艾火加疮上灸之，自旦及暮，凡一百五十壮，知痛乃已。明日镊去黑痂，脓血尽溃，肤理皆红，亦不复痛，始别以药敷之，日一易焉，易时旋剪去黑烂恶肉，月许，疮乃平。是岁秋夏间，京师士大夫病疽者七人，余独生。”此处称其发背同时病者七人，仅他因用灸而独得生存的事例，进一步印证了用灸法治疗痈疽发背的疗效。许叔微的医学思想对后世医家影响深远，如叶天士评价许叔微“盖其心存普济，于以阐发前人之秘，以嘉惠后人者，厥功伟矣”。

9. 王执中

王执中（公元 1140-1207 年），字叔权，东嘉人（今浙江瑞安县），南乾道五年（1169 年）进士，曾任澧州（今湖南）教授，宋针灸学家。著《针灸资生经》，其灸疗学术观点如下。

1）学承古人，尊古而不泥古。

从他对穴位的考证来看，他把古籍记载加以分析、比较，再提出自己的观点，体现了他尊古不泥古的思想。这就充分说明了王执中重视收集民间有用资料和吸取他人的经验，不一味泥古的思想。王执中对腧穴的禁针禁灸与否，是采取非常客观的态度来论断的。在临床治疗方面，王执中既有按典籍取穴施治的，也有依自己的临床经验取效的，更有用实践来检验、补充古人医疗方法的，充分体现了他实事求是的态度。

2）取穴独特，按穴酸痛效宏。

王执中在针灸取穴时，除根据骨度分寸与凹陷间隙取穴外，还特别注意寻求病人身上的反应点，按之酸痛后才开始施术。如他在《针灸资生经》所说的：“人有老少，体有长短，肤有肥瘦，皆需精悉商量，准而折之。又以肌肉纹理节解，缝会宛陷中，乃以手按之病者快然，如此仔细安详，用心者乃能得之耳。”明确指出了取穴的关键。

3）重视灸法，擅用火针温针。

王执中提倡针灸药饵，因证而施，但由于受到南宋时期灸法盛行的影响，他在临床治疗时，还是以灸法为多，体现了他对灸法的重视。此外，在《针灸资生经》中多次提到运用火针和温针治疗疾病。

10. 闻人耆年

闻人耆年，南宋针灸家，槜李人（筋浙江嘉兴西南）。大约生活于公元12世纪下半叶，正史无记载。著《备急灸法》。其灸法学术思想可概括为以下方面。

1）保命之法，灼艾第一。

急症用灸是《备急灸法》的最大特点，该书虽载方不多，但均为古代急症灸法的经典方，是对宋以前急症灸法经验的概括性总结，提出了急症的治疗要遵循“既病防变、病愈防复、先时治疗”的原则，早诊断、早施灸，取穴宜少而精，操作简便易行，见效快。对于当今的针灸临床仍有着重要的参考价值。

2）各有所宜，辨证施灸。

该书详细介绍了几种艾灸的操作方法、体位、灸治的先后顺序、适应证和注意事项，以及与天人相应、七情六欲、饮食适宜的关系，对当今灸法的推广和应用有着重要的现实意义及参考价值。

3）施灸壮数，知常达变。

闻人耆年所用的艾炷有粟米大艾炷、绿豆大艾炷和大艾炷三种，一般多用绿豆大艾炷，粟米大艾炷使用较少（如灸人中），大艾炷主要用于隔物灸。艾灸的壮数少则3壮，多则数百上千壮，具体用量因病制宜。

4）取穴精少，操作简便。

闻人耆年在艾灸治疗的22个病症中，所取的穴位不过十六七个。每个病症只取一两个穴位，而且多是在四肢肘膝关节以下的部位，操作简便易行，并且强调用穴的男女之别。

5）破陈出新，热证可灸。

《备急灸法》所载灸穴，几乎全部采用部位描述，避开了经络腧穴等专业名词术语，是典型的民间疗法版本。闻人耆年积数十年的临证经验，对外科发背、疔疮、肠痈等热病大胆施灸，提出了热证宜早灸的观点。

11. 席弘（陈会、刘瑾）

席弘（生卒年不详），或名宏，字宏达，号梓桑君，后又名横，江西临川人（今江西抚州），南宋针灸医家，席弘针灸学派创始人，盱江针灸流派代表人物之一。席弘学派及其著作在针灸史上具有重要地位，其针灸学术思想独具特色，且一直被医学界沿袭。其著作颇多，如《席弘赋》《补泻雪心歌》《天元太乙歌》《神应经》等，《神应经》尤其反映其学术思想。《针灸聚英》称治“家世以针灸相传”，记载有家传著作《席横家针灸书》（已轶），至第十代孙席信卿，除传子外还传其徒陈会（宏纲），会广传门徒24人，其中以刘瑾学业最优。

1）他非常重用灸法。

如“小儿脱肛患多时，先灸百会次鸠尾……气上攻噎只管在，噎不住时气海灸”，此处记载用灸法治疗小儿脱肛、噎膈。同时对灸材的选取与使用也有所描述，其认为“唯用三月三日艾最佳”。席弘第十二世传人刘瑾根据前人记载，所著《神应经》中所记载灸法相关内容较多，更是对灸量等进行量化，并明确规定了各穴的灸治壮数。在《神应经·灸四花穴法》记载：“灸两穴各百壮，三次共六穴。”另外，《神应经》中所记载的处方中较多都标明了艾灸壮数，且有描述灸法补泻的内容，均表示席弘学派对灸法亦非常重视。

2）其灸法学术思想为灸而不针，唯腹除外。

席弘对针灸同时施用之法提出异议，《神应经》记载：“昔宏纲先生亦常言，唯腹上用针，随灸数壮，以固其穴，亦可，他出忌之，不可以一例用之。”他认为腹上上针灸，以固其穴；腹部之外，针灸不可并现。

第三节 明　代

1. 杨继洲

杨继洲（1522—1620年），名济时，浙江三衢人（今浙江衢江区），明朝著名针灸学家，著有《卫生针灸玄机秘要》《针灸大成》。其灸法学术思想可概括为以下方面。

1）三法并用，辨证施治。

《针灸大成》记载：“其致病也，既有不同，而其治一，亦不容一律……是针灸药者，医家之一不可缺一者也。”杨继洲倡导临床治疗须针、灸、药三者并用，灵活采用相应治法以取得最佳的疗效，迥然于历代医家针重于灸或灸重于针的见解。

2）循经施灸，重视病位。

杨继洲施灸注重经络理论的掌握和应用，重视调整经络之气血的主导作用，并结合局部取穴，善用特定穴，将之作为临床诊查治疗病症的主要方法之一。《针灸大成》中记载：“按经治疾之余，尚何疾之有不愈。”“头不补可多灸。”“灸穴须按经取穴，其气易连而其病易除。”杨继洲在书卷中记载：“治疗癫狂灸少海、神门，同属手少阴心经；梦遗失精灸曲泉、中封，同属足厥阴肝经；脾虚不便灸商丘、三阴交，同属足太阴脾经；胸连胁痛灸期门，同足厥阴肝经。”表明在临床针灸治疗中掌握经络辨证、认清病位之重要性。“凡患风痫疾，发则躺扑在地：灸风池、百会”“唾血内伤灸肺俞、通谷”“结积留饮灸膈俞、通里”等均体现出杨继洲灸穴选穴之精，重视特定穴的应用。

3）重用奇穴，特色施灸。

杨继洲善用奇穴并首创“经外奇穴”之名，辅助正经之穴灸之，在临床有奇效，如春野公之父患脾胃之疾，灸中脘、食仓，灸发乃愈；箕川公长女忽患惊风，热盛危笃，灸中冲、印堂、合谷等穴各数十壮方作声。杨继洲总结各色灸疗法有鬼眼、鬼哭、四花穴法、骑竹马灸穴法等。

2. 高武

高武（15—16 世纪），字梅孤，四明人（今浙江宁波），明代著名针灸学家。著《针灸聚英》《针灸素难要旨》等。其灸法学术思想可概括为以下方面。

1）辨证施灸，灵活加减。

《针灸聚英》卷三详细介绍了艾叶的特性及采集时间、艾绒的制作及保存，记载了各名家对艾炷大小、施灸壮数、施灸体位的主张并阐述了高武的理念。高武主张施灸“皆视其病之轻重而用之，不可泥一说，而不知其又有一说也”，认为在腹背等肌肉丰厚处艾炷可选大者，壮数可多；四肢头面等肌肉菲薄处则尽量小、少。当然其中须适度，不可过大过多或过小过少，否则要么使经气耗散，要么达不到治疗效果。另外，施灸时还要根据患者年龄、性别、体型及施灸时间的不同，酌情选择，如大人与小儿施灸有所不同，小儿若要灸，艾炷要如小麦大小，壮数应少。如“陷下不甚者，灸当从少；陷下甚者，灸当从多”“寒凉之月，火气衰，灸当从多；温暑之月，火气旺，灸当从少”。高武还强调了施灸时点炷火需要保持一定的体位，保证取穴的准确性。但目前临床上施灸时多统一艾条标准，限定壮数，因而或许可以加以改进，由实践得出其疗效的对比，从而进一步指导临床上灸法的运用。

2）察色按脉，热证可灸。

关于热证可灸还是禁灸的问题，素来争议颇多，高武在卷二的《玉机微义·伤寒》中写道：“若表见寒证……皆宜灸之，阳气陷故也；若身热恶热……皆热在外也……皆不宜灸也；……是脉证相应也……是阴伏其阳也，虽面赤宜灸之，不可拘于面赤色而禁灸之也。”由此看来，可灸不可灸的关键在于诊清脉证。脉象与证型皆表现出热象的，便不宜施灸；脉证不符的，则可舍脉从证，权宜选择。如周楣声先生在《灸绳》中所说：“热证可灸，当然不是反佐，是反治与从治的运用。”反治与从治，即以热治热，以寒治寒，逆其气而从之，早在《黄帝内经》就有记载。《黄帝内经》中提到的“火郁发之”，亦支持热证可灸这一说法。临床上可普遍见到其用法，例如对于带状疱疹、腮腺炎、睑腺炎等实热或虚热病症，可施用灸法，效果颇佳。

3）尤重灸疮，疮发气至。

高武十分重视灸疮，有关灸疮，高武在卷三分为 3 篇着重论述，分别为治灸疮令发、洗灸疮、贴灸疮。在“贴灸疮”一节中，高武通过临床实践验证后指出，柳絮、竹膜、猫兔儿腹毛贴灸疮处，灸处干燥，患者容易感到疼痛，可以用白芷、乳香、当归、川芎等用香油另煎贴膏药于灸处发灸疮，并可减少疼痛。他认为，灸之不发，就如针之气不至，对治疗疾病无效。这一观点与杨继洲在《针灸大成·卷九》中所提出的观点相似。

4）灸之宜忌，中病即止。

自《素问》以来，《铜人》《明堂》《备急千金要方》等著作中有关禁灸的问题，高武提出自己的观点，认为对一个腧穴是否施灸，应看病势轻重缓急。病轻势缓者，当别用一主治穴以代之；若病势重急倘非此穴不可疗，当用此一穴。他也提出了小儿逆灸的观点，没有生病的小孩儿，若对其施灸，则是“逆”，其易生痫病。我们常认为足三里是保健穴位，高武却认为此穴不宜灸之太过，正如高武所言：“有人年少气弱，常于三里、气海灸之。节次约五七十壮，至年老热厥头痛，虽大寒犹喜风寒，痛愈恶暖处、见烟火，皆灸之过也。”所以过度施灸对人体亦没有好处。再者，对于灸后饮食，高武也提出了他的观点：“当茹淡。使饮食清淡，胃气平和，气血流通，邪气便易随艾气而出。”同时他还强调“须熟读，不独针灸为然也”。

3. 王肯堂

王肯堂（1549—1613 年），字宇泰，一字损仲，号损庵，自号念西居士、郁冈斋主。明代金坛人（今江苏省金坛区），所以一般医家又尊称他为王金坛。著有《证治准绳》《医镜》《新镌医论》《郁岗寨笔尘》《古代医统正脉全书》等书。其灸疗思想主要是提出内生之邪，灸可外散。对外治之灸法，其认为疮疡自外而入者不宜灸，自内而出者宜灸。如初觉发背，欲结未结，赤热肿痛，先以湿纸覆其上，立视候之，其纸先干处，即是结痈头也。取大蒜切成片，如当三钱厚薄，安于头上，用大艾炷灸三壮，即换一蒜片，痛者灸至不痛，不痛灸至痛时方住。

4. 陈实功

陈实功（1555－1636 年），字毓仁，又名若虚，明代崇川人（今江苏南通市），明代著名的外科医家、中医外科学三大流派之一“正宗派”创始人、针灸大师。著《外科正宗》。其灸疗学术思想看概括为以下方面。

1）外科当灸，重在早期。

《外科正宗》所记录之中医外科疾病极为详尽，其中提及灸法所治之病众多。书中所载 20 余种疾病可采用灸法治疗，包括痈疽、脑疽、疔疮、脱疽、流注、乳痈、附骨疽等。如治疗痈疽，提出“痈疽发背怎生医，不论阴阳先灸之，不痛灸至痛，疼灸至不疼”的治疗大纲。治疗疮疡，提出“初起知痛或不痛，起发或不发，毋论阴阳表里，日数远近。但未见脓者，俱宜灸之。既灸不知痛痒，明灸之”。应对乳痈，认为“唯初生核时，当急用艾灸核顶”。陈实功强调了在各种疾病早期应用灸法的重要性。如对于痈疽之治疗，陈实功云：“凡疮初起，唯除项之以上，余皆并用艾火。”并提出了“贵在乎早灸为佳”的观点。应对脑疽，陈实功认为对于新发的脑疽“初生有头或无头，大痛或不痛，俱隔蒜灸”。治疗脱疽，陈实功建议“初起水窠黄泡者，即灸之”。对于小腹痈，陈实功提出“初起七日以前，用艾当肿顶灸七壮”的方法。由此可见，陈实功认为，选用灸法重在早期，以此从内托补，以达内外同消之功。

2）特殊灸法，疗效明确。

陈实功在《外科正宗》中提出特殊灸疗方法，主要分为桑木灸法、隔蒜灸、隔附子饼灸、隔蟾酥饼灸四种。桑木灸法为《外科正宗》中首次提及的灸法，在书中应用颇为广泛，主要用以治疗诸疮毒，坚而不溃，溃而不腐，新肉不生，疼痛不止。书中还论及隔蒜灸主要应用于痈疽、脑疽等疾病，隔附子饼灸主要治疗多骨疽、流注、悬痈等多种疾病，用于元气虚弱，难以托毒外出的久病，蟾酥饼灸用以治疗鬓疽、脱疽等疾病。

3）根据灸感判断病情。

陈实功认为不少外科疾病的预后好坏可通过施灸时的痛感或者灸疮的形态来判断。陈实功在《疔疮论·第十七》中提出，通过艾灸时的痛感来判断病情的轻重，“凡疔项之以上针刺不疼，项之以下灸之不痛俱死”。治疗急重症破伤风时，灸感对于判定预后也是很有帮助的，陈实功提出“外灸伤处七壮，知疼痛者，乃为吉兆”。而在《脑疽论·第十六》中，陈实功则提出了通过灸感来判断阴阳的方法，“如阳证轻浅者，候自腐溃，不用前法针刺，如不肿不疼，灸亦不痛，阴证尤当速用，不必迟延，此为移深居浅之大法也”。陈实功在论述疔疮时，提及一妇人病情预后是通过其灸疮形态来进行判断的，医案全文如下：“年少妇颧下生疔，疙瘩作痒。予欲针之，彼家不信，辞后自灸。次日，四边渐肿，疮渐软陷；又三日，头面大肿，复请治之。予观原疮灸上已结黑靥，干陷无脓。此毒气内陷，外肉已死；又面目浮肿光亮，发热形状不堪，此正气衰而邪气实也。虽治亦不效，后必终死。彼家方悔自误之说，后延半月，果然归寝。”

5. 徐凤

徐凤（1177－1224年），字廷瑞，江右弋阳人，明代著名针灸医家，其精研《黄帝内经》《难经》等医学经典，博采先贤针灸学术思想，重视医学理论的继承，立了针灸两法不可偏废、临证治要、唯医理是举的思想。著有《针灸大全》，全书只有6卷，对针灸歌赋、十二经脉、奇穴、要穴、针灸方法、证治、宜忌无所不备。其灸疗学术思想主要体现在重医理、针灸两法并重。徐凤早年“凡有医者，不用于针，而用于灸”，重视灸法的应用。后来“恐针法荒废”，更以“济人之心为心”，同样重视针法的应用。其重视灸疗，承岐黄之论，博采前贤之术，概括自己的经验对灸疗详加叙述，于卷6中专门介绍灸法，并且强调体位端正、穴位准确，否则“徒坏好肉”“不得真穴”，难以取得预期疗效。对艾炷的大小，要求“炷务大”，但“小弱也乃小作之”，亦可灵活变化，在论壮数多少时，介绍了历代贤诸家用灸壮数和自己的临床体会，提出了“皆视其病之轻重而用之，不可泥一说”，并对一些重要穴位，如四花穴、盲穴、肾俞穴等的位置及灸法做了详细说明。书中如此详细论述灸法，对重视针法忽略灸法的倾向具有纠偏就正的指导意义。徐凤还在前人经验的基础上，编撰出《禁灸穴歌》，强调灸疗要重调护适宜忌。

6. 薛己

薛己（1487—1558 年），字新甫，号立斋，江苏吴郡人，明代著名医家，著有《外科枢要》《内科摘要》《女科撮要》《疠疡机要》《正体类要》《保婴粹要》《口齿类要》等书。其灸法学术思想可概括为内疮外透，随证取灸。薛己推崇灸法，他将灸法广泛应用于疮疡疾病的治疗中，取得了显著效果。薛己认为，“疮疡之症，有诸中必形诸外。在外者引而拔之，在内者疏而下之。苟或毒气郁结，瘀血凝滞，轻者药可解散，重者药无全功，是以灼艾之功为大”。凡灸法，若疮未溃则拔引郁毒，已溃则补接阳气，祛散寒邪，疮口自合，功效甚大。薛己在治疗外科疮疡疾病中推崇运用灸法，既可治虚，亦可治实，积累了丰富的经验。其运用灸法有直接灸、间接灸，间接灸有隔蒜灸、隔附子饼灸、隔豆豉饼灸、隔香附饼灸、隔木香饼灸等；直接灸可用艾或桑木。薛己均在《薛氏医案》中予以记录，方法具体，形式多样，颇具实效。薛己治疗虚损证，除内服药外，多采用桑木灸、隔豆豉饼灸、隔附子饼灸等。在使用补益药物治疗的同时，兼用灸法以温阳补虚，扶正散邪，效果更佳。对于实证的治疗，薛己主要用隔蒜灸以发泄其毒。对于头项部患疮者，因头为诸阳所在，前人多避开患部，而采用骑竹马灸，或足三里穴灸之。薛己则认为，“其头项患者，亦宜灸之，但艾炷宜小，而少其壮数为善”。

7. 李梴

李梴（生卒年不详），字建斋（一作楗斋），江西南丰人，明代著名儒医，盱江十大名医之一。著有《医学入门》一书及《杂病穴法歌》和《南丰李氏补泻》，后两者被收录于《针灸大成》中。其灸法学识思想可概括为以下方面。

1）百证可灸，灸有宜忌。

药之不及，针之不到，必须灸之。李梴在《医学入门·针灸》中记载：“虚者灸之，使火气以助元阳也。实者灸之，使实邪随火气而发散也。寒者灸之，使其气之复温。热者灸之，引郁热之气外发，火就燥之也。”从中看出李梴认为无论寒热虚实皆可以灸之。李梴提醒医者应注意针灸之禁忌。第一，久病、危病及虚损之病不宜针。由于久病、危病多阳气虚，此时若针刺易扰动阳气且耗损阳气，如此则病情加重。如《医学入门·针灸》中记载：“久虚损，危病，久病，俱不宜针。刺之重竭其气，老者绝灭，壮者不复。”第二，禁针穴。李梴在《医学入门·针灸》中记载：“脑户囟会及神庭，玉枕络却到承灵；颅囟角孙承泣穴，神道灵台膻中明。水分神阙会阴上，横骨气冲针莫行；箕门承筋手五里，三阳络穴到青灵。孕妇不宜针合谷，三阴交内亦通称；石门针灸应须忌，女子终身孕不成。外有云门并鸠尾，缺盆主客深晕生；肩井深时亦晕倒，急补三里人还平。刺中五脏胆皆死，冲阳血出投幽冥；海泉颧谬乳头上，脊间中髓伛偻形。手鱼腹陷阴股内，膝髌筋会及肾经；腋股之下各三寸，目眶关节皆通评。”李梴认为这些穴位是严禁针刺的，而且就某些穴位在特殊情况下的宜忌做了说明，如孕妇。第三，人神禁忌。人神禁忌是针灸著作中较为多见的两类。人神禁忌最早出现于唐代，人神指的是人的神灵，人神有着一定的运行规律，随着年、月、时的变化而停留于人体的某些特定部位，凡人神所在之处均不可针灸。人神禁忌分为九部、十二部、四季、十二支、逐月、逐日、逐时等多种。如李梴在《医学入门·针灸》中记载：“九部人神禁忌。一脐二心三到肋，四咽五口六在首，七脊八腰九在足，轮流顺数忌针灸。其法一岁起脐，二岁到心，周而复始数之。行年犯处，忌用针灸。”这里九部人神禁忌是指人从出生开始，一岁时人神在脐部，二岁在心脏，三岁在肋，四岁在咽部，五岁在口，六岁在头，七岁在脊，八岁在腰，九岁在足，十岁又回到脐部依此类推，人神所在之年，忌用针灸。

2）重炼脐法，灸药并用。

脐中神阙穴是任脉上主要穴位之一。李梴认为人之脐，受生之初，父精母血相受，凝结胞胎混沌，从太极未分之时，一气得二穴。一月一周，真气渐足。三七脐门自闭，唯觉口深，于是阳盛年长，沉溺于五味，溺于五音，外耗精神，内伤生冷，而真气不得调畅，所以立法蒸脐固蒂。人常熏蒸脐部，可以调和荣卫，安魂定魄，寒暑不侵。

3）灸法调养，注重补泻。

《医学入门》中“捷要灸法”，即专门转载灸法治疗诸种病症的施灸部位和方法，强调灸法要重视调养，须“调护脾胃”，并运“炼脐法”治病防病等，为后世灸疗治病提供了有效的指导价值。李梴提出：“凡灸，预却热物，服滋肾药；及灸，选其要穴，不可太多，恐气血难当……素火盛者虽单灸气海，亦必灸三里泻火。”故他主张热病可灸，但注重补泻，选穴精简，拓展了灸法的临床应用。

8. 汪机

汪机（1465—1540年），字省之，因世居祁门之石山，故号石山居士，明代四大名医之一，从医一生以“儒医名世”，著有《针灸问对》《重集读素问钞》《外科理例》《石山医案》等书。其灸法学术思想概括为以下方面。

1）热证可灸，灸治疮疡。

《黄帝内经》记载：“灸寒热之法……当灸二十九处。”“以火补者，勿吹其火，须自灭也；以火泻者，疾吹其火，传其艾，须其火灭也。”说明热证也是可灸的。汪机遵从经旨，认为“热证可灸”，灸火可“引郁热之气外发，火就燥之义”。所谓“热证可灸”并不是说所有的热证都可灸，对于真寒假热者，如鼻不闻香臭、流清涕，但轻手得弦紧脉，虽有面赤，亦可灸也，因为这是“阴伏其阳”也；对于实热证，如身热恶热、躁作者，出现外热现象，如面赤、咽干、口干……均不可灸，风热感冒也不可灸。

汪机受朱丹溪用灸法治疗疮疡实证可“火以畅达，拔引郁毒”从治之意、治疗疮疡阴证及灸可“补阳”的影响，在《外科理例》中提出“疮疡者，火之属”“大抵不可刺者，宜灸之”，并提出“灸治疮疡”的观点。若疮疡未溃，则拔引郁毒，若疮疡已溃，则补接阳气；若疮疡在外部应“引而拔之”，在内部应“疏而下之”；若阴证疮疡则采用补阳法治疗，阳证疮疡则用灸法治疗。其中，隔物灸治疗疮疡独具特色且效果甚佳，如一妇人臂结一块，溃不收敛，用豆豉饼置于患处（若患处有疮孔，勿覆孔上，四布豉饼而灸）以艾炷灸之，内饮托里药而愈；再如一人发背，焮痛如灼，用湿纸置于上，纸先干处为脓头，取蒜片（三分厚）置于脓头，以小艾炷灸之，3 壮换一片，灸 30 壮，使痛者不痛，内服托里消毒而愈等。

2）辨脉察形，随证施灸。

汪机认为灸法的基本作用有 3 点：一是用于沉寒痼冷的疾病，这是灸法温通作用最本质所在；二是用于阳绝出现脉的危急证候，此时灸法具有回阳救逆作用；三是用于腹壁皮肤出现紧急感的阳陷病症，也是灸法补阳助阳的体现。

汪机十分注重辨证的过程，就灸法而言，汪机认为应该辨脉察形。汪机首先强调在针灸施治之前，应当依据患者的形体精神状态而决定当补当泻。如汪机在论述艾灸壮数及艾炷大小的决定因素时，提到应以腧穴所在处“肉之厚薄”及“病之轻重”为依据，即是辨形气与病气在灸法中的体现。汪机认为疾病病位在气分或血分的不同，直接关系着如何选穴与施治，故强调在施治之前应当分清病邪在气分还是血分，从而选用相应的穴位、采用相应的施治手法。

汪机在《外科理例》中“灸治疮疡”的理论颇有特色，首先，汪机认为疮疡之证多属火热，由于“热毒中隔”而导致机体内外不得通畅，此时应发泄体内热毒，才能使邪气得以消散，一旦失去治疗良机，热毒之邪进一步内攻会导致“毒气沉伏”，若患者高龄或素体虚弱，则不耐寒凉药物，服之则“气血愈虚，脓因不溃”，此时应用艾草灼热于体表，引内里的蕴热向外发散，则“必假火力以成功”，从而使郁热得以解除，疾病不会进一步发展。汪机这一论述充分体现了自然界“同气相求”之理，印证了“热者灸之，引郁热之气外发”。其次在临床上，疮疡一类的疾患多伴有气血瘀滞的情况，因疮疡导致的病理产物容易堆积在体内变为有形之邪，阻滞经络中气血的正常运行，从而产生肿胀疼痛的症状。

3）无病忌灸，中病即止。

汪机云："针灸治病，亦不得已而为之。"认为针灸治病，如强敌攻国，出兵抵御乃不得已而为之，不可轻易为之，主张"无病忌灸"和三伏天忌灸。其对"若要身体安，膏肓、三里不要干"的世俗之通论予以否定。推断其原因，一者可因当时灸法多采用直接灸中的瘢痕灸，多数患者不忍灸治之痛，反增病痛之苦，两者可因瘢痕灸灸瘢的出现，导致经气循行受阻，不易出现气至现象，故予以否定。此外，汪机继承朱丹溪"阳常有余，阴常不足"的学术观点，提出"三伏者，火旺金衰"，提倡无病不可多灸。灸法方面，汪机指出："某穴宜灸几壮，唯当视其穴俞、肉之厚薄、病之轻重，而为灸之多少大小则可耳。"灸法应辨证施治，施灸壮数、时间等不可墨守成规，根据患者的具体体质、具体病情等特殊因素做出灵活的调整，不可一概而论，否则"执中无权，按谱施治，譬之狂潦泛滥，欲塞下流，而获安者亦偶然耳"！

9. 万全

万全（1499—1582年），字密斋，今湖北罗田县人，我国明代嘉靖至万历年间祖传三世的著名医家。著有《育婴家秘》《幼科发挥》《片玉心书》《万密斋医书十种》等书，为中医儿科学的发展做出了巨大贡献。其灸疗学术思想可概括为以下方面。

1）灸有宜忌，因地制宜。

万全指出由于南北方之人的差异，因此有的适合灸法而有的不宜灸。如《片玉心书·卷之四·变蒸门》中记载："凡小儿初生之时，多有灸百会者，取其可以截断风邪也。但是殊不知地有南北，人有勇怯，北方之人用灸适宜，南方之人用之，无益而有害也。"万全指出，由于南北小儿性格勇怯的差异，因此北方的人用灸能固宜而南方之人用之则有害。

2）灸治众疾。

万全在其著作中重用灸法治疗内、外、妇、儿各科病症，且效果显著。如在内科方面，《保命歌括·卷之一·治风诸方》记载："若风邪中脉，见口眼㖞斜，宜灸地仓、颊车、听会，左灸右，右灸左，各三七壮。若风邪中腑，手足不遂，宜灸风市、足三里、绝骨、百会、肩髃、曲池。如觉手足麻木，或痛，或不仁，良久方已，此是中风之中腑之候，宜灸此六穴。凡风邪中脏，气塞涎出，不语昏危者，灸曲池、间使、百会、风池、大椎、足三里、绝骨，立效。如觉心中昏乱，神思不怡，或手足麻痹，此是将中脏之候，不问是风是气，可速灸此七穴，可保无虞。"又如在《保命歌括·卷之一·治风诸方》中记载："泄久不止，中脘、气海、天枢，灸之见效。"由此看出万全在用灸法治疗中风、泄泻这类内科疾病时，不仅辨证准确，且条理清晰。在妇科方面，《保命歌括·卷之十六·疝气》记载："女子阴户凸出，虽亦疝之类，俗名茄病，谓其下垂如茄状也，此病乃因热致不禁固，不可认为其是虚寒之证而治之以温热之剂。宜以苦坚之，甘缓之，升而举之可也，灸气海穴。”在儿科方面，《片玉心书·卷之五·目病门》记载：“小儿惊风，目斜视而不转睛者，灸风池穴，目左斜，灸右穴；右斜，灸左穴。”同时万全也擅长用灸法辨证施治治疗寒热虚实各种证型。如治疗寒证，《伤寒摘锦·卷之下·少阴传经欲解可治不可治脉证心痛》记载：“少阴病，吐利，手足不逆冷，反发热者，不死；脉不至者，灸少阴七壮。”《保命歌括·卷之三十·心痛》记载：“有热厥心痛者，痛甚则烦躁而吐，身热足寒，额自汗出，知其为有热也，其脉浮洪大而大。当灸太溪、昆仑四穴，此谓表里同泻也。”

3）灸法和服药相结合。

万全在其著作中对于一些疑难杂症善用灸法和服药相结合。如《保命歌括·卷之十四·脚气》记载：“如治疗脚气病，……如四气流注于足少阴经，宜服附子左经汤，灸涌泉穴。四气流注于足三阴经，宜服换腿丸，灸三阴交。”对于疝，万全在《保命歌括·卷之十六·疝气》中记载：“疝必不可下，初服术附散，后附加味守效丸，更灸章门二穴。”又如治疗痘风疮，万全提出首先内服胡麻丸，之后外灸风池穴、血海穴、曲池穴各三壮，取之速效。又如治疗脱肛不收者，万全在《保命歌括卷·之二十二·痢疾》篇中外用荆芥穗、五倍子末、朴硝煎汤熏洗，再用手轻轻按入，勒之以帛，再灸百会、长强穴。

4）儿科灸法显奇效。

万全在儿科成就高且精，在灸法治疗儿科疾病上也是屡显奇效。小儿惊风是临床难治且危险的急症，万全在著作中每每用到灸法显奇效。如万全在《片玉心书·卷之四·惊风门》中记载：“凡急惊风发作之时，其牙关紧闭不醒者，急灸两手少商穴，合而灸之，即醒，而后施治法。”万全在急惊风发作期时，用灸手太阴肺经井穴达到泻热息风、醒神开窍之功。对于慢惊风，万全也多用灸法治疗。

10. 张介宾

张景岳（1563—1640年），本名介宾，字会卿，号景岳，别号通一子，因善用熟地黄，人称“张熟地”，绍兴府山阴人（今浙江绍兴）。明代杰出医学家，温补学派的代表人物，也是实际的创始者。其灸疗学术思想介绍如下。

1）温阳化阴，重用灸法。

张介宾作为一代温补派大师，注重用灸是其针灸思想的主要内容。张介宾认为温补的灸法胜于药物，主张补益真阴元阳，临证可常用温补之法。他还总结灸法有三大作用：一是行气活血，亦即疏通经络，宣通血脉，行气散郁破滞。如《非风·论寒热证》云：“以艾治者，当随其急处而灸之，盖经脉既虚须借艾火之温以行其气，气行则血行，故筋可舒而歪可正也。”二是回阳补气，亦即驱寒散邪，升阳举陷，温补脾胃。在《伤寒厥逆》中，他主张“速灸气海数十壮，以复阳气”。“而治脱肛用百会”，乃“借火力以提下陷之气”。三是散风拔毒，如治疗痈疽。《针灸要览·外科》载：“未溃而灸，则能拔散郁毒，不令开大；已溃而灸则能补接阳气，易于收敛。”在其著作《景岳全书》中还有“治疽之法，灼艾之功，胜于用药”的论述，这本书除了收录隔蒜灸、隔附子饼灸、隔豆豉灸、木香、香附灸外，还记载了骑竹马灸等特殊方法，为后世灸法发展开拓了思路。

2）随证补泻，灸重在补。

张介宾虽重补，但仍然认同灸法的补泻。“凡用火补者，勿吹其火，必待其从容彻底自灭，灸毕可用膏贴之，以养火气，若欲报者，直待报毕贴之可也；用火泻者，可吹其火，传其艾，宜于迅速，须待灸疮溃发，然复贴膏，此补泻之法也。”对于灸量，张介宾指出：“然灸头面者，艾炷宜小，亦不宜多，灸手足者稍倍之，灸腹背者又倍之。”“且手足皮薄，宜炷小数少，腹背肉厚，宜炷大壮多，皆当以意推测。若灸背者，宜熟斯佳也。凡灸察生熟之候，当以人之盛衰老少肥瘦为则。凡灸脐下久冷、疝瘕痃癖、气块伏梁积气，宜艾炷大。”又《小品》诸方云：“腹背宜灸五百壮。四肢则但去风邪，不宜多灸，七壮至七七壮止。”张介宾还对灸法施灸顺序进行了强调，指出：“凡灸法，头面上艾炷宜小不宜大，手足上乃可粗也。又须自上而下，不可先灸下后灸上。”为后世树立了规范。

3）热证不可灸。

张介宾认为艾灸以温补为主，所以对热证用灸持反对态度，并明确指出了灸的禁忌。在《类经图翼·第十一卷·诸证灸法要穴》中说：“其有脉数、躁烦、口干、咽痛、面赤、火盛、阴虚内热等，俱不宜灸，反以助火。不当灸而灸之，灾害立至矣。”《非风·灸法》中指出：“然用火之法，唯阳虚多寒、经络凝滞者为宜。火盛金衰，水亏多躁，脉数发热，咽干面赤，口渴便热等症，则不可妄加艾火，若误用之，必致血愈燥而热愈甚，是反速其危矣。”“如巨阙、鸠尾，虽是胸腹之穴，灸不过七七壮。艾炷不须大，以竹筋头作炷，正当脉上灸之。若灸此处而炷大久多，令人永无心力。如头顶穴多灸多，令人失精神，臂脚穴灸多，令人血脉枯竭，四肢细瘦无力。既复失精神，又加于细瘦，即脱人真气也。”

此外，张介宾还介绍了一种“脐灸法”，《景岳全书》载：“神阙，用净盐炒干，纳于脐中令满，上加厚姜一片盖定，灸百壮至五百壮，愈多愈妙。姜焦则易之。或以川椒代盐；或用椒于下，上盖以盐，再盖以姜灸之，亦佳。”“霍乱危急将死，用盐填脐中，灸二七壮，立愈。”这对后世的脐疗很大的启发。

11. 龚居中

龚居中（1612年前后在世），字应园，别号如虚子，江西金溪人。明代晚期太医院医官，江西省历史上十大名医之一，著有《痰火点雪》等书，其灸法学术思想可概括为以下方面。

1）灸治百病。

龚居中结合《黄帝内经》及临床实践认为："灸法祛病之功，难以枚举，凡寒热虚实，轻重远近，无所不宜。"龚居中以生动的语言论述了灸法不仅可用于寒证、虚证，更可用于热证、实证。"热病得火而解者，犹暑极反凉，犹火郁发之之义也；实病得火而解者，犹火能消物，有实则泻之之义……"不仅打破了张仲景对于灸法的观点，还拓宽了灸法的运用范围，且龚居中思维严谨，提出了关于灸法运用的适应证为肌肉未尽脱、元气未尽虚、饮食能进者，若肌肤羸，元气虚极，不唯无益，必反招病家之怨。其书重点在于对痨祭的论述："痰火证的治疗方法为灸四花穴。龚居中常常选用四花穴（即膈俞、胆俞，两侧共四穴）、膏肓穴、肺俞二穴、肾俞二穴、足三里二穴，合谷二穴，或加膻中穴进行灸治。因内经中有背属阳，腹为阴之说法，又病在肺脾肾，取背部腧穴，乃从阳治阴之义；足三里、合谷为阳明经穴，阳明为多气多血之经，最能生发人体之正气，又膻中为气海，灸之可化气生津，对阴虚痰火用之最宜。"

2）灸必发疮，所患即愈。

《资生》云："凡着艾得疮发，所患即瘥，不得疮发，其疾不愈。"龚居中也认为，凡艾灸，需得灸疮，疾病才可治愈，若未得疮发，则不可愈，即"气不至而不效，灸之亦不发"。同时引用《针灸甲乙经》中的促发灸疮的方法："灸疮不发，用故覆底灸令热，熨之，三日而发。今有用赤皮葱三五茎，于微火中煨热，熨疮十余遍，其疮三日自发。亦有用麻油涂之而发者，亦有用牙皂角煎汤候冷，频频点之而发者，恐气血衰，有宜服四物汤滋养者，不可一概而论。灸后务令疮发，乃去病也。"并且详细叙述了贴灸的方法。

3）对灸材要求高。

龚居中在艾叶的选择上十分精细，要求要"陈久者，并令细软"，即为熟艾，切不可用生艾，用之会"伤人肌脉"，并引用孟子的"七年之病，求三年之艾"。在制作上，龚居中强调拣取干净的艾叶，捣去尘屑，用石杵捣熟，去掉渣滓，再捣至柔烂如棉花般为度。

12. 龚廷贤

龚廷贤（1522—1619年），一作应贤，字子才，号云林，金溪县霞澌龚家人，明代盱江医家，江西省历史上十大名医之一。著有《古今医鉴》《济世全书》《云林神彀》《寿世保元》《万病回春》《种杏仙方》等。其灸法学术思想可概括为以下方面。

1）中风证治，火艾为良。

龚廷贤十分肯定灸法在中风证中的防病作用，强调一旦出现中风先兆应及时施灸干预，利用灸法激发经络之气，提高机体正气，平衡机体阴阳，防止中风发生，减轻疾病损害程度。中腑证较轻，常见发作性偏身麻木以及一过性偏身瘫软等，先兆症状则表现为可自行缓解的手足麻木疼痛，不易察觉，可灸百会、肩髃、曲池、风市、三里、绝骨等穴，“病在左则灸右，在右则灸左”；中脏证较重，多见语言謇涩甚或晕厥，发作前可见心烦懊憹或手足麻痹，应及时灸百会、风池、大椎、肩井、曲池、间使、足三里七穴，并应注意灸法和灸量，“但以次第灸之，各五七壮，日别灸之，随年壮止”。

2）灸治疮疡，以火拔毒。

龚廷贤认为疔疮为风邪热毒相搏，“疔疮名有十三种，皆由热毒及邪风”。邪在内宜疏通，邪在外宜发散，邪在经络宜和解，而不痛不作脓不溃者为血气虚甚宜峻补；而火性温热炎上有畅达之义，用灸治之法，疮毒可随火而散。龚廷贤对灸治疮疡的效果十分肯定，他从朱丹溪之说，认为灸法用于此症为从治之法，有回生之功。《寿世保元·卷十·灸诸疮法》篇中说：“一切疮毒，大痛或不痛或麻木，如痛者灸至不痛，不痛者灸至痛，其毒随火而散，盖火以畅达拔引郁毒。”龚廷贤采取的灸法多为病变局部的隔物灸，常用大蒜辛辣以助发散，一般疮疡切片即可。灸治还可判断疮证预后：“如不痛，或不作脓，及不起发，或阴疮，尤宜多灸。而仍不痛、不作脓、不起发者，不治，此气血虚之极也。”而对于痈疽，龚廷贤认为灸法用“治痈疽发背初生，累试累效”。《万病回春·卷八·痈疽》：“凡人初觉痈疽发背，已结未结，赤热肿痛……取大蒜切成片，如三个铜钱厚，安在头上，用火艾壮灸之三壮，换一蒜片。痛者灸到不痛，不痛者灸至痛时方住。”龚廷贤特别提出灸治痈疽要注意把握时机，“最要早觉早灸为上”，“方发一二日者，十灸十愈；三四日者，六七愈；五六日者，三四愈；过七日则不可灸矣”。

3）妇人虚寒，温灸散瘀。

龚廷贤认为营卫虚弱、气寒血凝是妇科病的主要病因之一：“夫妇人乃众阴所集，常与温居，营卫平和，诸病无由而生，营卫虚弱，而百病生焉。”提倡气血并治，他指出：“盖气者血之帅也，气行则血行，气止则血止，气温则血滑，气寒则血凝，气有一息之不运，则血有一息之不行。”龚廷贤深刻认识到肾虚宫寒是不孕症的重要病机，注重以灸法温煦下元，散寒通瘀。《古今医鉴·卷十一·求嗣》篇详细记载了灸治之法：“治妇人无子，及经生子，久不怀孕，及怀孕不成者，以女人右手中指节纹一寸，反指向上量之，用草一条，量九寸，舒足仰卧，所量草自脐心直垂下，至草尽处，以笔点定，此不是穴，却以原草平折，以折处横安前点处，其草两头是穴，按之有动脉，各灸三壮，神验！即胞门、子户穴也。”《济世全书·卷六·求嗣》记载：“妇人子宫久冷不孕，加干姜、肉桂各五钱，灸丹田七壮。再如带下病机多责之脾肾亏虚。脾失健运，运化失常，中阳不振，水湿下陷，伤及任脉，以致带脉失约；或肾阳不足，阳虚内寒，带脉失约，任脉不固。”故龚廷贤采用艾灸治疗寒湿带下使胞宫得以温煦，下焦得以煦暖，以达到健脾益气，升阳除湿，温肾培元，固涩止带的目的。

4）小儿难药，灸建奇功。

龚廷贤在儿科治疗方面力荐灸法，其在《云林神彀》《济世全书》《寿世保元》等书中屡次提到疾病用艾灸多有奇功。如惊风是儿科四大要症之一，其病来势凶险，突然发作、变化迅速，处理不当，往往危及生命。慢惊风多属肝肾虚亏，血不养筋，风自内动。《云林神彀·卷四·慢惊》记载：“慢惊慢脾危恶证候，药力不到者……即灸百会穴灸三五壮，炷如小麦。”“灸法，治小儿惊风。男左乳黑肉上，女右乳黑肉上，周岁灸三壮，二三岁灸五七壮，神效。”百会为督脉与手足三阳经之会穴，为“阳脉之海”，总督一身之阳经，艾灸百会以温养脏腑，疏散风寒。

5）经外奇穴，出奇制胜。

龚廷贤用灸取十四经穴较少，而擅用经外奇穴，龚廷贤用奇穴，既有补充一般病症的治疗，如《寿世保元·卷十·灸诸病法》：“一论卒中恶风，心烦闷痛欲死，秘穴立效，取两足大指下横纹，随年壮灸之。”《云林神彀 ·卷三·癫疝》：“偏坠气痛妙法，蓖麻子，一岁一粒，去皮，捣烂，贴头顶囟上，却令患人仰卧，将两脚掌相对，以带子绑住二中指，于两指合缝处，艾麦粒大，灸七壮，即时上去，神效!”更用于治疗疑难杂症，如《寿世保元》：“一论癫痫，不拘五般，以两手相合灸之，神效。”

第四节　清　　代

1. 赵学敏

赵学敏（1719—1805年），字恕轩，号依吉，浙江钱塘人（今杭州）。清代著名医药学家。他身历康熙、雍正、乾隆、嘉庆四朝，是一位得享高寿的医家。著成《串雅内编》《串雅外编》，各四卷，又成《本草纲目拾遗》，补阙拾遗，为一代名著。其灸疗学术思想可概括为以下方面。

1）灸法种类繁多。

《串雅外编》既有单纯的艾炷灸，又有隔物灸、实按灸等。在艾炷灸上，书中记载治“目视不转睛，指甲黑，做鸦声”的危重症，宜灸两手弯与两足第二脚趾缝头处，并谓该法“其妙不可言，医治神灸也”。书中还记载该法用于治疗癣、耳聋、鸡爪风等，对于疝气偏坠，该书记载了三角灸法，该法最早见于元代危亦林的《世医得效方》，与之相比，《串雅外编》的取穴法更为详细，并且增加了灸三阴交穴。对于痈疽，该书记载的是宋代闻人耆年的"骑竹马灸法"，是治疗外科痈疽急症的效验方法。《串雅外编·灸法门》中记载了多种隔物灸法，实际上相当于拔罐法，要求灸至碗内有水气，可从灯草头观察出来，这是该法的独特之处。此外，该书还有"干霍乱死"的隔盐灸，治"痈疽久漏、疮口冷、脓水不绝、内无恶肉"的隔附片灸，治"破伤风及疯犬伤"的隔胡桃核灸，治"毒初起红肿无头"的隔鸡子灸，治痈疽疮疡的隔苦瓠灸，用于明目的隔川椒头垢灸以及《串雅外编·杂法门》中"温脐种子"的隔药灸法等。《串雅外编·针法门》中记载了百发神针、消癖神火针、阴证散毒针三种"针"，三者虽称为针，实则为药物艾卷灸，也就是现今的实按灸，三法均出自清代叶天士的《种福堂公选良方》，其使用方法与《本草纲目》记载的雷火神针相同，但具体的处方内容因病症不同而定。

2）灸法取材丰富。

除了传统的艾灸法，《串雅外编》中还记载了黄蜡灸、桑木灸、麻叶灸、灯芯草灸等不同取材的灸法。如黄蜡灸："治痈疽等毒……将黄蜡掐薄片，入面圈内，以熨斗火运逼蜡化，即痛则毒浅，若不觉，至蜡该沸，逐渐添蜡，俟不可忍，沃冷水俟凝。疮勿痛者毒盛，灸未到也，不妨再灸，轻三次，重三四次。"以黄蜡烤热熔化作为施灸材料，兼具蜡疗和热熨的意义，该法始于《肘后备急方》，清代《疡医大全》对该法的记载最为详细。再如桑木灸："治痈疽发背不起发，或瘀肉不腐溃，及阴疮、瘰疬、流注、臁疮、顽疮、恶疮久不愈，俱用此灸之。未溃则拔毒止痛。已溃则补接阳气，亦取其通关节，去风寒，火性畅达，出郁毒之意。干桑木劈成细片，扎作小把，然火吹息患处，每吹片时，以瘀肉腐动为度。"

2. 吴亦鼎

吴亦鼎（18世纪），字砚丞，新安歙县人，清代医家，著《神灸经纶》，其灸法学术思想可概括为以下方面。

1）有关选穴原则。

（1）灸有宜忌，谨慎施灸：这可体现在施灸前的准备阶段，包括施灸前谨慎选择施灸材料及点火材料，在施灸过程也有禁忌，主要体现在病患自身情况和施灸部位上。

（2）灸分阴阳，按序施灸：《神灸经纶》在施灸顺序上亦秉承先上后下，先阳后阴的原则，认为"故灸法从阳，必取阳旺之时，以正午下火为最善。次第须分，如上下皆灸，先灸上后灸下，阴阳经皆灸，先灸阳后灸阴。若颠倒错乱，则轻者重浅者深，致多变症"。

（3）灸分补泻，辨证施灸：吴亦鼎在《神灸经纶》中根据历代医家文献，结合自己经验介绍了灸法的补泻："凡用火补者，勿吹其火，必待其从容彻底自灭……用火泻者，疾吹其火，令火速灭。"同时吴亦鼎根据"补虚泻实"的原则，对于热证、实证或寒证、虚证采用不同的灸法进行补泻，从而达到调和气血、扶正祛邪的功效。

2）有关选穴特点。

(1) 灸言分寸，取穴精准：《神灸经纶》对取穴格外重视，吴亦鼎在引言中指出灸法取穴与针并重，其要在审穴，审得其穴，可起死回生。

(2) 灸穴独特，效如桴鼓：吴亦鼎施灸取穴并非都是按特定腧穴进行治疗，在治疗某些疾病时所选腧穴特殊。

3）操作方法。

(1) 隔物灸法，灸药并用：吴亦鼎在《神灸经纶》中记载了颇多不同种类的灸法，其中多涉及隔物灸，如隔姜灸、隔蒜灸、隔附子饼灸和隔矾灸等。本书重视灸法的同时不废针药，提倡灸药并用。

(2) 特殊灸法，奇效速至：吴亦鼎对灸法的应用不拘泥于前人，在《神灸经纶》中不仅有直接灸、间接灸，还有特殊的灸疗方法，特殊灸疗方法多治疗疑难杂症或久病难以痊愈者，如黄蜡灸法、豆豉饼灸法、蛴螬灸法、神灯照法和桑柴火烘法。

4）"热病用灸"的学术思想。

(1) 巧用从治，毒随火散：吴亦鼎主张灸用从治，尤其擅长运用从治法治疗热性疮疡，他认为凡疮疡病初起 7 日以内使用灸法治疗，大多能破结化坚，疼痛者可灸至疼痛消失，疼痛不明显的，灸治后可出现疼痛明显，以使毒邪随火而散出。《神灸经纶》一书重点记载了瘿瘤、痈疽、瘾疹、疮疡、瘰疬、腋风、鹤膝风等 70 余种病症的灸治腧穴处方，具有指导意义。

(2) 针药并用，力倡灸法：吴亦鼎虽主张针药并用，但更力倡灸法，强调灸、针、汤药各有所长，灵活针灸并用、针药并用可取长补短，临床当结合证型灵活使用，能获得可观疗效。吴亦鼎治疗伤寒证便是巧妙根据证型使用灸、针、汤药，并创立了"伤寒忌灸"和"伤寒宜灸"两个学术观点。

(3) 灸治之要，明证审穴：吴亦鼎认为"灸法，要在明证审穴"，因此，灸治热病，当以辨证和审定用穴为关键。此外，更有禁灸穴位当以谨慎避开，以防发生失治、误治，吴亦鼎认为取穴得当，施灸得法，方可奏起死回生之效。

(4) 蓄艾严格，精选灸火：吴亦鼎在使用灸法治疗热病的同时，对艾的选择、所用的火源也有着独到的讲究。吴亦鼎认为，用于灸治的艾叶，依季节收集，捣成艾绒，放置 3 年，待 3 年燥气解之后，药性温和，不会伤及血脉，方可使用。

3. 王士雄（王孟英）

王士雄（1808—1868年），字孟英，号潜斋，浙江钱塘人（今浙江杭州），清代著名医家，与叶桂、薛雪、吴瑭并称为“温病四大家”。著有《温热经纬》《随息居霍乱论》《王氏医案》等，其灸法学术思想可概括为以下方面。

1）灸有宜忌，不可滥用。

王士雄反对滥用伏灸，但并不废弃灸法，批评了当时某些医家不审虚实，盲目施用灸疗的不良习气。他说：“举凡胸腹中有痰、有饮、有积、有痞，或胀、或痛、或痰、或嘈、或吐、或泄，一二证时止时作，经年不痊者，急需猛意以图痊愈，毋俟他日别病相加，掣肘莫措。然其所治之法，则灼艾为先，药石为次。”“灼艾则不唯能治病，并不动肠胃妨饮食，以致坏元气耳。”“寒湿凝滞为病，借艾火以温行。”肯定了艾灸疗法之优点，同时指出了艾灸适应证，若“病属阴虚血少者，概不可灸，必阳虚气弱者，始可用灸”。

2）辨证施治，灸药并用。

他赞同喻嘉言论灸观点，即“若阳虚至于外越者”，仍不宜在治法上单依靠灸治，必用药抢救。进一步阐明灸疗治阳虚证，也有它的程度与范围。王士雄一贯主张“人尤一定之论，非一法可治，药无一定之用，贵在随机应变，用其得当”。

4. 吴师机

吴师机（1806－1886年），名樽，字尚先，晚号潜玉居士，钱塘人（今浙江杭州），清代医学家。著有《理瀹骈文》（原名《外治医说》）。其灸法学术思想为“针灸膏贴，通而为用”。《理瀹骈文·略言》篇首指出：“外治法，针灸最古。”吴师机认为膏药即针灸之变，针灸与膏贴，方法不同，道理相通，两者殊途同归，其作用机制均在于疏通经络气血，调和脏腑阴阳，从而达到治疗疾病的目的。其针灸与膏贴相通首先体现在取穴原则上，吴师机在《理瀹骈文》中以经络理论指导外治法，注重循经取穴，强调“凡外治须知经络相通”，在具体运用时，明确指出“膏药贴法，不专主一穴”，主张取穴“部位当分十二经”，即应分辨患病部位所属经脉而循经选穴。吴师机认为针灸膏贴相通，对许多疾病的治疗提倡针灸膏贴并用，其学术思想在《理瀹骈文》中充分体现，如治“霍乱转筋入腹，用盐卤煎汤抹，并刺委中”“喉蛾用大蒜、轻粉敷经渠，针少商出血”“如尿闭诸药不效，以葱装麝香插神阙，填盐满灸之”“产妇痈疽，隔生附片灸患处”“寒热俱实者，白散、陷胸易为面调而葱捣”“治五劳七伤，贴膏后熏之”“寒厥者，委中有盆汤之拍，如见紫黑泡，乃毒也，刺之”等。针灸、膏贴临床治病各具优势，吴师机倡导针刺膏贴并取，艾灸膏贴同用，达到了调和阴阳、扶正祛邪、疏通经络的目的，既提高了临床治病效果，又丰富了外治法内容。

5. 李学川

李学川（1815—不详），字三源，号邓尉山人，是清代著名医家，撰有《针灸逢源》一书，其灸法学术思想可概括为以下方面。

1）辨证施灸，顺序施治。

在施灸原则上，李学川强调辨证施灸，按穴施治，同时又要求艾灸有序，先后有则，采用自上而下、先阳后阴、先左后右顺序施灸法。李学川以辨证论治为本，认为“阳气内衰，脉不起”引起的疾病，均可用灸法治疗，总则上沿用《黄帝内经》“陷下则灸之”的治则，同时又要重视辨证施灸，按穴施治，根据病因病机来选择正确的施灸方法，正如其所言“因证以考穴，按穴以施治”。如对于中风的治疗，《针灸逢源》分为17个证型，分别辨证施灸。对于“卒倒不醒者”，采用灸脐法，言：“用净盐炒干，纳于脐中，令满，上加厚姜一片，灸百壮，至五百壮，姜焦则易之。或以川椒代盐。”对于“目戴上”者，李学川指出其为足太阳之证，治之可“脊骨三椎，并五椎上各灸七壮，脐下火立效”。指出“脐下火”而灸之，说明此处灸法操作时应一起进行操作，虑其此灸法的刺激量相对较大，能收到较快的临床治疗效果。

2）灸法灵活，灸有宜忌。

在施灸操作上，除了广泛使用直接灸法，李学川更是善于运用隔物灸法与缪灸法，将灸法广泛用于内、外、妇、儿等各科疾病的治疗。同时李学川又注重艾灸禁忌，除了特殊腧穴禁灸外，亦要根据具体病症及年龄大小等因素考虑禁忌，以及李学川所言的艾灸预后与调理之法，使灸疗学科的趋于完整，为我国灸疗学科的继承与发展奠定了坚实的基础。李学川本于《黄帝内经》，在利用灸法治疗疾病时相当慎重，以大量的篇幅介绍了艾灸禁忌，指出若是艾灸过度，可造成“得恶火，则骨枯、脉涩”的后果。

6. 范毓

范毓（1732—不详），号培兰，清代人，曾在湖北、贵阳、广东一带为官，平时留意岐黄之术，清代太乙神针灸法专家。订《太乙神针》一书，其艾灸学术思想主要有以下几个方面。

1）有关施灸方法。

（1）制针：将药物制成艾条，称之为“针”，所用药物包括“艾绒（三两），硫黄、麝香、乳香、没药、丁香、松香、桂枝、杜仲、枳壳、皂角、细辛、川芎、独活、雄黄、炮甲（以上各一钱）”。把以上药物研碎成末，用纸卷成艾条，“用鸡子清通刷外层3次，阴干收藏”。

（2）选穴：根据疾病情况，对照该书中穴位的主治，选好穴位，以红布7

层盖在穴上。

（3）燃针按穴：将点燃的艾条对准穴位按在红布上，“若觉大热，将针略提起，俟热定再针，以七记数，小则一七，多则七七亦可”，“烧针务令著透，轻重浮沉，按须得法，针火若灭，便再烧之”。

2）有关主治范围。

（1）《太乙神针》一书是以穴统症，在每一穴名下，罗列其各项主治，这些穴位主治来源于《黄帝明堂灸经》《铜人针灸经》《铜人腧穴针灸图经》等书。统计结果表明，“太乙神针”常治病症类别及其症次为：脾胃肠疾 34 次，腹部疾 32 次，虚疾 22 次，肺部疾 21 次，女子胞疾 19 次，气疾 17 次，阴疝部疾 16 次，膀胱肾疾 13 次，寒疾 12 次，心神部疾 12 次，上肢部疾 9 次，胸膈部疾 9 次，风疾 9 次，头部疾 9 次，热疾 9 次，痉厥疾 9 次，下肢部疾 9 次，腰臀部疾 8 次，痰湿疾 8 次，眼部疾 8 次，口腔疾 8 次，肿疾 8 次。由此可见，“太乙神针”的主治范围十分广泛。

（2）就辨证施治而言，“太乙神针”可治疗各型证候，如寒证、热证、风证、痰证、肿证、气证、血证等，这是艾灸作用广泛的缘故。如行间主“四肢厥逆而冷”；百会治“中风，头风，风痫，角弓反张”；气海主“滞气成块，状若覆盆”；大椎治“遍身发热，诸般疟疾”。在各种证型中，“太乙神针”治疗虚证最多，因为艾叶性温，加火灸灼，有温阳散寒、补虚强身的作用。如该书曰：“气海主‘脏气虚惫，真气不足，一切气疾不化，肌瘦，四肢无力’；膏肓主‘五劳七伤诸虚百损，肺痿’。”

7. 黄石屏

黄石屏（1850－1971 年），原名黄灿，石屏为其号，祖籍江西省清江县大桥乡程坊村，民国时期著名针灸医师，誉为“神针”。撰有《黄石屏先生医德序》《针灸铨述》《黄氏金针》等论著。其灸疗学术思想可概括为以下方面。

1）灸治里疾，其病沉疴。

黄石屏谓：“患伏于血脉筋骨之间，不能立解；邪郁于腠理膏肓之际，非熨灼不能速宜。”并举历代医家治验，论证了“针理玄微……灸功邃奥”，又表明“前代沉疴，往往多以灸疗”奏效。

2）药灸三益。

药灸，即于艾绒中掺入各种芳香类中草药用以点燃施灸法，其中药处方当不外盛行于明清的“太乙神针”与“雷火神针”。黄石屏力陈药灸之功，在《针灸说》中谓：“艾之能力终薄，而灸以掺妙药为功……。药灸之益亦有三，培元可助兴奋力，一益也；宣滞可助疏通力，二益也；攻坚可助排泄力，三益也……。用药灸亦难，贵用精力以透之……”其助长兴奋、疏通、排泄作用。

第五节　现　　代

1. 承淡安

承淡安（1899—1957 年），江苏江阴人，为我国近现代著名的针灸学家、教育家。著有《中国针灸治疗学》，创办《针灸杂志》期刊，被誉为中国针灸“一代宗师”。其灸疗学术思想可概括为以下方面。

1）灸法效力强于针刺。

承淡安在其反复的灸疗实践中，形成了“灸法效力强于针刺”的观点。他经过系统地思考，总结为几个方面，一是艾灸刺激的感受器范围大，感传力大；二是发泡灸破坏力大，起泡的变性蛋白与血清有补体和抗体作用，认为古云“不起泡不治”为至理；三是火伤毒素的某种刺激作用。现代临床研究表明，针对某些顽固性疾病如哮喘、慢性阻塞性肺疾病等，应用瘢痕灸、发泡灸，三伏天灸治，具有卓越疗效。

2）灸有宜忌，辨证施灸。

承淡安提出所谓辨证施灸，就是在临证时，根据患者病症的不同，年龄、性别、体质等差异，排除施灸之禁忌后，施以不同灸法种类，处以不同的艾炷大小、壮数、刺激强度，从而起到最佳疗效而避免不良反应。承淡安在《中国针灸学讲义·灸科学讲义》中，对灸术之应用条分缕析，如对于小儿与体质虚弱者，施灸之艾炷如雀粪，大人则如米粒；男子施灸壮数稍多于女子；肥人壮炷较瘦者为多。另外还针对病症之不同、职业之不同、营养状况及感受的敏感性与迟钝性、施灸经验之有无确定艾灸壮炷的多寡，可谓详尽矣。充分体现了承淡安灸法学的辨证观。

2. 陆瘦燕

陆瘦燕（1909—1969 年），名昌，江苏昆山人，现代针灸学家。著有《金针实验录》《经络学图说》《腧穴学概况》《刺灸法汇论》《针灸腧穴谱》《燕沪医话》等书，并撰写《针灸正宗》部分内容。其一生发表的论文达 20 余篇，参与编写著作达 23 部，惠及后世。其学术思想主要有以下几点。

1）灸法理论。

（1）施灸原料：艾。陆瘦燕认为用艾作为施灸的原料具有两大优点：第一，艾绒燃烧时热力温和，能穿透皮肤，直达深部，使人有舒快的感觉；第二，艾叶性温，气味芳香，此种香窜性物质，能渗透人体皮层，深至肌肉，起温中逐冷、开郁通经的作用，在外科方面，能消散痈疽。

（2）灸炷的大小：有关灸炷大小的选择，必须根据病人体质和施灸部位而定，若病人是少壮男性，灸炷可大些；妇孺老人，灸炷当减小；肥人肉厚，炷可稍大；瘦人皮薄，炷宜酌减。以部位论，头面四肢皮薄多骨，胸肠心肺重要之处，灸炷均不宜过大；腰腹皮厚肉深，灸炷不妨稍大。此外在临床上，不同疾病和灸炷大小也有关系，若治风寒湿痹，欲其起通经络、逐寒湿的作用，灸炷可以小些，但若用在振阳扶危，如痃癖瘕疝等而欲其起温散作用者，艾炷需要大些。

（3）艾灸的壮数：陆瘦燕认为，灸壮的多少必须与艾炷的大小相结合。凡宜大炷施灸的部位和疾病，壮数也可增加。有时对于应该施大炷灸的疾病，而患者体弱不能忍受，或妇人畏痛不愿受灸时，则可采取小炷多壮的治法。

（4）灸禁：陆瘦燕认为，一般在头面眼睛、心脏血管、重要脏器所在处需绝对禁灸，其他四肢筋骨浅表处、生殖器、乳头、四肢末梢知觉敏感的部位，也应注意避免，至于伏兔、阴市等肌肉丰满的穴位，若不以大艾炷灸成严重的瘢痕，谅亦不妨，需在临床上视不同对象和病情权变。

2）伏灸经验。

伏灸在历代文献中的记载很少，唯汪机于《针灸问对》中引朱丹溪之言称“覆月阳气昼浮于表，令医灼艾，多在夏月，宁不犯火逆之戒乎”。可见伏灸在金元时期即已广泛流行，相沿至今，已深入人心。基于《黄帝内经》“天温日明，人血淖泽而卫气深，气易行，血易浮”的原则指示，结合《黄帝内经》中“春夏养阳”的养生之道的认识，陆瘦燕认为，伏针、伏灸仅宜于产后风湿以及风寒湿壅滞经络而产生的瘫、痪、痿、痹等疾病，对于阴虚阳亢或气火有余的病人，伏针是没有必要的，且伏灸更有犯火逆之戒，必须加以注意。陆瘦燕还认为伏灸必须严格辨证，汪机说：“今人见有痰而嗽，无痰而咳，一概于三伏中灸之。而咳与嗽，本因火乘其金，兹后加以艾火燔灼，金宁不伤乎。况三伏者，火旺金衰，故谓之伏，平时且不可灸，而况三伏乎。”所以若属灸法所忌的病，最好不要在伏令中施灸，以免造成火逆之忌。根据临床体会，伏灸最适宜灸治哮喘（寒哮）、阳虚痨、疝气等病症。

3. 司徒铃

司徒铃（1914—1993年），岭南针灸专家，广东省名老中医。司徒铃教授从事中医针灸教学、医疗、科研工作50多年，著有《电光针灸经穴模型》《经络在临床应用规律上的初步研究》等书。司徒铃教授经验中的特色之一是善用艾灸，其学术思想主要体现在以下方面。

1）善师古法，融会贯通。

司徒铃在临床上善师古法而不泥于古法，根据临床实际情况举一反三，融会贯通。“四花”灸法出于《外台秘要》，崔知梯用以治疗精血亏损之骨蒸劳热，取穴用绳量定，方法繁复。后《针灸聚英》定位膈俞、胆俞，左右共四穴，同时用艾炷灸时，犹如四朵火花，故此得名。司徒铃宗其法而变通其用。

2）辨证施灸术，巧用特定穴。

司徒铃认为灸治与针治一样，同样要重视辨证施治。“盛则泻之，虚则补之，热则疾之，寒则留之，陷下则灸之”乃临床辨证施治准则。临床必须仔细观察，仔细推敲，分清寒热虚实而治之，自能应手随心获奇效。特定穴又是临床施用补泻手法之有效穴位。至于《灵枢·背俞》所说的“以火补者，毋吹其火，须自灭也，以火泻者，疾吹其火，传其艾，须其火灭也”这种艾灸，用吹火与不吹火的方法来区别补泻，司徒铃认为不必拘泥于此。他推崇《外台秘要》的“凡灸有生熟，候人盛衰及老少也，衰老者少灸，盛壮者多灸”的方法。强调凡是初病，体质强壮者，艾炷宜大，壮数宜多；久病，体质虚弱者，艾炷宜小，壮数宜少。

3）补针药不足，艾灸治急症。

《医学入门》云：“凡药之不及，针之不到，必须灸之。”司徒铃在用艾灸治疗急症方面积累了丰富的经验。他指出临床上凡遇阳气衰弱，沉寒痛冷，各类厥证，单纯使用针法往往获效甚微，需采用灸法或针灸并用才能担此重任。

4）根治顽疾，持之以恒。

司徒铃灵活运用各种传统灸法，根据病情不同而选用之。治疗吐泻厥证用隔盐灸神厥；治疗气喘用瘢痕灸肺俞、大椎。直接灸百会治脱肛；直接灸隐白治崩漏。凡此种种，司徒铃在20世纪50年代已广泛应用于临床。对于顽痰宿疾如哮喘证，用针或灸往往治愈后容易复发，不能根治。司徒铃遵循《针灸资生经》“凡着艾得灸疮，所患即瘦，若不发，其病不愈”的方法，主张用化脓灸治疗气喘证。

4. 周楣声

周楣声（1917—2007年），主任医师，教授，安徽天长市人，全国首批名老中医，梅花针灸学派第六代传人，享受国务院特殊政府津贴，是一位针灸临床专家和教育家。周老临证70年，继承并发扬了家传梅花派针法，补全并出版了家传针法专著《金针梅花诗钞》，其针法思想和经验主要体现在其针法专著《针铎》《针灸穴名释义》《针灸经典处方别裁》等。其擅长灸法，被誉为“灸法泰斗”，在灸具、灸法、灸感、灸法治疗热证等方面取得了举世瞩目的成就，灸法成就体现在其著作《灸绳》中，观点新颖，师心独见，周楣声特色灸法“吹灸疗法”“点灸笔灸法”“灸架灸”收录在梅花针灸学派“梅花二十四灸”之中。其灸法学术思想可概括为以下方面。

1）首倡“热证贵灸”，撰写《热证贵灸赋》。

打破了热证忌灸、禁忌的错误观念。周楣声在其著作《灸绳》中详细地分析了中医对流行性出血热的认知以及运用灸法治疗流行性出血热的可能性，其中包含大量验案，皆取得了很好的疗效。周楣声指出，灸法治疗的特点主要是

“对症治疗”，此“热证”是指全身发热症状和疔疖疮疡等所致局部红肿热痛症状，“热证用灸的注意事项”特别强调了发热病例中用灸退热的3种临床表现：一是当时退热，但必须连续施灸方可巩固；二是灸时或灸后不久，热度反而上升；三是热证宜灸，并非说对任何类型的高热均为唯一的治疗手段。

2）灸感三相。

总结灸法感传规律，提出灸感三相，认为艾灸感传和灸效与“艾、穴、灼、久”密切相关。所谓灸感三相是指人体采用特定的灸疗方式和治疗量，在不同治疗时间所发生的3个不同的反应过程，每一个过程称为一个时相，每个时相的治疗作用称为“期”，而灸感三相包括定向传导期、作用发挥期和下降中止与循经再传期。定向传导期是指通过改良灸具和连续施灸使其治疗作用大大提高，灸感则离开灸处往患处移行；第二阶段即作用发挥期，是指灸感到达患处后，患处即出现凉热、盘旋、蚁行感及压重感，当作用发挥后或达顶峰时，患者自觉不适症状减轻；第三阶段即下降中止与循经再传期，感传过程第三相有两种差别：一种是下降中止期，作用发挥到顶点感应下降；另一种是循经再传期，感传到达患处后可出现往返再传、全身再传等表现。

3）提出灸针学和振兴灸法。

周楣声有感于针道兴，灸道衰，大家只知有针而不知有灸，故多次提出“灸针学”与“灸针疗法”，但并不意味针不重要，而是将“重针轻灸”的偏向进行补救和矫正，重在互相补充，进而提出“振兴灸法”。周楣声正视灸法衰落的原因，认为灸法本身有一定的缺陷，其结合自身实践经验，提出了振兴灸法五要点，包括坚持以中医学说为核心、掌握传统灸法的基本特点、以腧穴为根本、关键是革新灸疗器具及不能过分强调现行灸效的临床指标等。

4）重视灸具创新。

重视灸具创新在灸法发展中的作用，对灸具灸法进行了十余项改革与创新。例如，使用点灸笔灸法，其工具由药笔和药纸两部分组成，是周楣声在古代内府雷火针、观音救苦针、阴证败毒针以及阳燧锭等法基础上，选用舒筋通络、活血行瘀、祛风解毒、镇痛消炎等中药与浸膏等制成，因此点灸笔既是灸材，又是施灸工具。再如，周楣声先后发明了艾电联合喷灸仪、艾条吹灸仪等，用于吹灸疗法。

5. 于书庄

于书庄（1924—2009年），生于河北安次县，先后跟随御医冯济卿及京城名医张文祥学习，为北京地区宫廷医学派代表人物之一，其在京进入医院后积极从事针灸临床、科研及教学工作，为针灸传承事业树立了不朽功绩，可谓一代燕京针灸名家。其艾灸学术观点主要体现在以下方面。

1）临证需先“五明”。

于书庄认为，医者欲提高针灸临床疗效，临证必须做到“五明”，即一明诊断，二明辨证，三明病经，四明治在何经、取用何穴，五明施用何术、使用何法。

2）诸种针术兼而用之。

于书庄认为艾灸法、火法为针刺法的左翼，刺血法为其右翼。因针刺法在于调和气血、平衡阴阳，具有补虚泻实、清热温寒、升清降浊、祛瘀行血、通经活络的作用，故为治病的主体。但其温寒助阳作用弱于艾灸、火针，泄热降火作用弱于三棱针，临床上应根据疾病的虚实寒热及不同的阶段，可一法单用、两法合用或三法并用，不可偏废。

6. 贺普仁

贺普仁（1926—2015年），字师牛，号空水，河北涞水人，主任医师、教授。首都国医名师，国家级非物质文化遗产传统医药项目代表性传承人，全国名老中医。著作有《针法针具》《灸具灸法》《针灸歌赋临床应用》等。其勤求古训，广集针灸典籍以承内、难之精髓，师古而不拟古，以其独树一帜的辨证理念创立了独特的病机学说，提出了“针灸三通法”的治疗体系，形成了“病多气滞，法用三通，分调合施，治神在实”的核心学说。其灸法学术思想包括以下方面。

1）法用三通，针刺、艾灸、药法和合而施。

贺普仁认为在任何疾病的发展过程中，气滞是不可逾越的病机，气滞则病，气通则调，调则病愈，故称“病多气滞”。而“三通法”的关键在于“通”和“调”，“通”是方法，“调”是目的。“微通法”，渐调为主；“强通法”，速调为主；“温通法”，扶调为主，三种方法有机结合，对症选用，称为“法用三通”。其中，火针、艾灸疗法及太乙神针疗法统称为“温通法”，其关键在于“温”，优势与特色在于该疗法的“温热”刺激。其温通法虽以火针为代表，但也同样重视艾灸的使用，强调针刺、艾灸、药法和合而施。“若针而不灸，灸而不针，皆非良医也；针灸不药，药不针灸，尤非良医也……知针知药固是良医”。

2）重灸气海，引火归原。

贺普仁教授温灸气海穴治疗高血压病，肝阳上亢型高血压病属本虚标实者选用温灸气海之法。选取气海穴施以温灸主要是利用气海穴的穴性及归经，并通过灸法的“引热下行”之功起效。总体来讲，温灸气海穴是通过“引火归原”法达到治疗肝阳上亢型高血压病的，这也正是贺普仁采用本法的着眼点。

7. 谢锡亮

谢锡亮（1926—2018年），出生于河南省原阳县，山西省侯马市人，是我国著名灸法大家。发表论文90余篇。著有《针术要领》《灸法》《特定穴的意义及临床应用》《针灸基本功》等书，主编《承淡安针灸文选续辑》《三十年代针灸杂志文选》《评议中医中药及处方之弊端》《药性赋注解》《灸法医案》等著作。其灸法学术思想可概括为以下方面。

1）重视治神，以人为本。

谢锡亮认为，医乃仁术，医天下人之疾苦是医者的天职，万不可贪婪财物而败德。《灵枢·官能》："语徐而安静，手巧而心审谛者，可使行针艾。"可见，对针灸医生的要求是很严格的。其次是做好患者的思想工作。灸法虽无多大痛苦，但用火在人肉体上点燃，不免有恐惧心理。所以耐心讲清道理，让人相信灸法，乐意接受灸法，双方配合好，才能收到满意的效果。

2）倡导重灸，适应证广。

灸法治病广泛，不论男女老幼，各科都有适应证。即使无明显病症，也可以养生保健，举凡身体虚弱，风、寒、湿之慢性病，无不适应；对急性病也可选择应用；尤其对难治性疾病及人体免疫功能低下或失调或缺陷，中西药难以取效的疾病最为适宜。如病毒性乙型肝炎、慢性肾炎（尿毒症）、慢性气管炎、哮喘、肺结核、肺门淋巴结核、慢性结肠炎、桥本氏甲状腺炎（慢性甲状腺炎）、各种肿瘤、白血病、系统性红斑狼疮、系统性硬皮症、艾滋病、反复感冒、类风湿关节炎、强直性脊柱炎等。

近些年又提倡对恶性肿瘤使用灸法，不论早期或中晚期，或用中药治疗，或用外科手术，或放化疗前后间歇期都可以加入灸法，对患者无害，对其他各种疗法也无妨碍，至少可以作为辅助疗法，尤其对手术后恢复期，减轻解除放化疗的毒副反应，均有良好的效果。

此外，他还主张保健使用"三里灸"，曾著有《长寿与三里灸》一文，推崇三里保健灸法，认为灸法对人体血液成分及脏腑功能有调节作用，特别是化脓灸，对淋巴细胞转化率、玫瑰花环形成率均有调整作用；对肾上腺皮质和其他分泌腺亦有良好影响，因此主张选择适应证，大力推广灸法。

3）取穴要准，操作轻巧。

谢锡亮特别擅长直接灸法，并多年来对灸法不遗余力，一贯主张选穴宜准不宜繁。取穴要先讲姿势，或坐位，或卧位，必须自然放松，充分暴露穴位，要有依靠，稳妥舒适，能够持久，然后点穴施灸。取穴宜精简，以治病主穴为主，配穴少用。如胃病取胃俞、中脘为主穴，配足三里穴，仅此 5 个点。一般以 3～7 个点为宜。每穴灸 5～9 个艾炷，每次总数以 30～60 个为宜，操作时间不过 10 分钟。

直接灸不能用粗艾绒、新艾绒，它含挥发油多，不易点燃，不易灭，烧的时间长，痛苦较大。用极细之艾绒、陈艾绒，颜色土黄，绵软，无杂质，无油性，易燃易灭，知痛时已灭了，无甚痛苦，易被患者接受。

直接灸法古称化脓灸，现在改进之后多不化脓，长期灸叫作重直接灸，临时灸几次称为轻直接灸。用这种方法可以减少灼痛，所以要讲究操作技巧。安排好体位，点准穴位之后，用75%乙醇棉球消毒皮肤，把艾炷放在穴位上，用细线香点燃尖端使之均匀向下燃烧。初灸阶段燃至一半知热即捏起或压灭，术者要用自己的拇、示二指迅速大胆操作，这样患者才能立即止疼；再灸燃至大半知大热时，捏起或压灭；重复灸燃烧将尽时捏起或压灭，次数一多就无甚痛苦了，耐心灸下去待结痂之后就不怕痛了。时间久了有的会出现感传，还会感觉舒服，就像一种温热享受。

4）重视细节与护理。

（1）注意室温的调节：在避免风吹患者的情况下，施灸时可以开窗调换空气，应特别注意室内外的温差，尤其在冬季严寒和夏季酷暑之际，更应注意使患者舒适。

（2）灸法与消毒：在皮肤上施灸，一般对消毒要求不太严格。不过直接灸时，应用75%乙醇棉球消毒，擦拭干净，面积要大些，以防灸后皮肤破溃，继发感染。至于灸的原料，只要将艾绒晒干，用时生姜洗净即可。

（3）晕灸的防治：晕灸者不多见，多因初次施灸或空腹、疲劳、恐惧、体弱、姿势不当、艾炷过大、刺激过重等引起。一经发现，要立即停灸，让患者平卧，一般无大的危险。在施灸中要不断留心观察，争取早发现、早处理，防止晕灸为好。

（4）施灸与保养：灸后要注意保持乐观、愉快的心情，精心调养，戒色欲，勿过劳，清淡素食等以助疗效。

（5）施灸的程序：如果上下前后都有配穴，应先灸阳经，后灸阴经，先灸上部，再灸下部，也就是先背部，后胸腹，先头身，后四肢，以此进行。取其从阳引阴而无亢盛之弊，如果不讲次序，往往有面热、咽干、口燥的后遗症或不舒服之感觉。即便无此反应，也应当从上往下灸，循序不乱，不会遗忘，而以免患者反复改变姿势，费事、费时。

（6）施灸的时间：上午、下午均可。一般阴晴天也不避忌，失眠症可在临睡前施灸，出血性疾病随时灸之。止血后，还应继续施灸一段时间，以免复发。

（7）施灸的副反应：由于体质和症状不同，开始施灸可能引起发热、疲倦、口干、全身不适等反应，但一般不需要顾虑，继续施灸即能消失，必要时可以拉长间隔时间，如出现口渴、便秘、尿黄等症状，可以服中药加味增液汤。药用生地、麦冬、玄参、肉苁蓉各15克，水煎服。

（8）关于灸后洗澡问题：凡非化脓灸（轻直接灸），可以正常洗澡。如有灸疮，则应避开疮面，当心不要洗脱灸痂，勿多浸泡。或用创可贴盖上再洗，或用消炎膏抹上一层保护灸面等方法。总之，可以洗澡。

（9）注意掌握刺激量：一般原则是其壮数先少后多，其艾炷先小后大，逐渐增加，不可突然大剂量施灸。

8. 田从豁

田从豁（1930—），河北省滦南县人，主任医师，中国中医研究院研究员，广安门医院针灸科主任，著有《针灸医学验集》、《中国灸法集粹》、《针灸百病经验》（西文版）、《古代针灸医案释按》等9本专著，其中中文7本，英文2本。在国内外发表论文70余篇。其灸疗学术思想主要总结为以下方面。

1）以辨证为基础。

田从豁临床重视辨证，认为腧穴的调节作用虽可能与局部作用、神经调节有关，但最重要的仍然是要辨证选穴。艾灸大椎治病广泛，既可祛除寒邪，又可散除邪热，还可开宣肺气，调畅气机。其作用机制大致概括为：①解表通阳，肃肺调气，开宣上焦之气，清上焦邪热。②“火郁发之”，即宣通郁热，发散热邪。③补虚而扶正祛邪，以达“正气存内，邪不可干”之目的。临床应用时必须以辨证施治为前提，相应地配以有关穴位，以达最佳效果。如风寒加风池；风热、里热加外关；虚热加肾俞；咳嗽加肺俞、风门等。施灸方法的选择亦很重要，如隔姜灸发散风寒；隔蒜灸开窍理气；隔附子灸可补肾壮阳等。田从豁施灸大椎治疗多种疾病的经验丰富，临床疗效肯定，值得进一步总结和推广。

2）针与灸不可偏废，重视灸法的作用。

田从豁在从事中医临床治疗的50余年中，通过学习和自身的体会，认识到灸法非常重要，能够补充针药治疗的不足。灸法作为一种传统疗法，田从豁认为有以下4种特点：①灸法应用范围广，可治疗多种病症。灸法既可单独使用，也可与针药结合治疗多种疾病。②灸法的特殊功效可以弥补针药的不足。如《灵枢·官能篇》提出：“针所不为，灸之所宜。”③灸法副作用少，老幼皆宜。灸法基本上是没有副作用的，除了病情需要，施行瘢痕灸、发泡灸有一定痛苦外，其他灸法都很容易被患者接受，特别对婴幼儿和年老体弱者，灸法较其他疗法更为优越。④灸法是艾灸与穴位、药物结合。在艾火作用于经络穴位上的着肤灸、悬起灸、实按灸的基础上，越来越多的隔物灸和敷灸把穴位作用与药物化学刺激结合起来。因此，田从豁认为灸法研究有广阔的发展前景。

9. 王华

王华（1955—），湖北赤壁人，汉族，医学博士，教授，博士生导师，博士后指导老师，享受国务院政府特殊津贴，被评选为中医药传承与创新“百千万”人才工程（岐黄工程）岐黄学者、首届全国中医药高等教育教学名师，第六批全国老中医药专家学术经验继承工作指导老师，湖北中医名师，创立“双固一通”针灸法。

1）学术思想。

针灸治病以正气为本，固护先天和后天是其基础和关键；通过“治”来达到“防”的目的，“治”是积极的、主动的“防”。“防”的意义有三：一是预防疾病，二是疗疾防变，三是调节功能。“固护正气、以治为防”。基于这种认识，王华教授提出“双固一通”针灸法，“双固一通”针灸法强调人体是一个有机的整体，一方面能固护机体先后天之精气，扶正以助祛邪；另一方面可通泻病邪，疏通经络，使邪去则正安。二者相辅相成，疗疾防变，防微杜渐。从整体上把握针灸治疗疾病的方法，可以在许多疾病的治疗中起到有效可行的指导作用。“双固一通”针灸法以中医发病学和防治学理论为基础，坚持“未病先防，既病防变”的治疗原则，注重调动机体整体的潜在能力，以治为防，防治结合。

2）取穴原则。

(1)“双固一通”法之义：双固，即固护人体先天之本和后天之本；一通，即疏通经脉，通泻病邪。“双固一通”法，即以中医针灸学理论为指导，借助针灸或中药作用于人体强壮要穴和阿是穴或一定穴位，达到以外治内、固本祛邪目的的治疗方法，属中医外治法范畴。

(2) 穴位筛选：“双固”用穴为强壮要穴，选用具有固护先天（元气）的关元（或肾俞）和固护后天（胃气）的足三里（或三阴交）为主穴，固定使用；“一通”用穴为阿是穴或随证取穴，可直驱病邪，灵活选用。基本处方：关元、足三里（或肾俞、三阴交）、阿是穴。

(3) 操作方法：“双固”用穴，针加灸30分钟；“一通”用穴，或针，或灸，或针灸并用。

(4) 临床应用：以中老年患者为主要治疗对象；凡可用针灸、药贴等外治法治疗的疾病，均可用本法治疗；凡用本法治疗者，均固定选用关元、足三里（或肾俞、三阴交），以稳固人身之根基，并配以局部选穴，获取通经祛邪之效，以清除体内之病患。针灸（药）并用、穴点结合、以外治内、固本祛邪是“双固一通”针灸法的治疗特点。

10. 陈日新

陈日新（1956—），江西赣州人，教授，主任医师，博士生导师，出版《热敏灸实用读本》等热敏灸专著3部，其灸疗学术思想可概括为以下方面。

1）“辨敏取穴”。

陈日新针对灸疗临床中腧穴如何准确定位的关键环节，继承《黄帝内经》穴法，回归腧穴本源、重视腧穴状态，形成了独特的“辨敏取穴”施灸学术思想。所谓“辨敏取穴”施灸，即临床施灸时在辨证取穴基础上，务必择优选取灸疗特异性腧穴——热敏腧穴为施灸部位，以激发透热、扩热、传热、非热觉等热敏灸感与经气传导，促使气至病所，从而提高灸疗疗效。

2）艾灸得气。

有关“艾灸得气”是指采用艾条悬灸患者体表相关腧穴时，产生透热、扩热、传热、局部不（微）热远部热、表面不（微）热深部热、非热觉（酸、胀、压、重、痛、麻、冷等）六种特殊灸感现象，这种现象与针刺得气的现象类似，陈日新称这种现象为热敏灸感现象，亦称腧穴热敏现象，并认为这就是艾灸得气现象。为了达到“艾灸得气”，陈日新强调腧穴定位准确是针刺、艾灸得气的基础，也是针灸产生独特疗效的重要前提；重视腧穴状态，选择热敏化腧穴进行艾灸刺激，是实现艾灸得气的关键环节；重视医患治神是艾灸得气的必要条件。

3）悬灸。

悬灸剂量由悬灸强度、面积与时间三个因素组成。由于在悬灸过程中，前两个因素基本不变，因此悬灸剂量主要由施灸时间所决定。传统悬灸的每穴治疗时间规定在10～15分钟或以皮肤潮红为度，均不能满足不同患者、不同疾病的个体化充足灸量需要。鉴于灸量定量的诸多不足，陈日新结合20余年的热敏灸研究，提出了个体化的、操控性佳的灸量定量标准——“消敏定量”。所谓“敏”是指艾灸时腧穴部位出现“透、扩、传”等热敏灸感反应，而“消敏定量”正是根据腧穴热敏反应的出现与消失指标来确定最佳的施灸剂量，这是患者自身疾病治疗所需的最适宜的个体化充足灸量。

4）“无虚不作敏”。

针对过敏性疾病，陈日新提出“无虚不作敏”的学术观点，为过敏性疾病的临床治疗开辟了内源性抗过敏新途径。包括“敏多因虚”（病机）、“虚不远温”（治法）、“温不离灸”（施术）、“灸不离敏、以敏治敏”（择穴）。陈日新认为尽管过敏性疾病有虚有实，但其发病关键主要在于机体正虚。虽然有外邪侵袭人体或伏邪内引，但是虚者易敏，不虚者不易敏。治疗方面，陈日新源于经典，基于临床，提出了“虚不远温”的治疗大法，即过敏性疾病常常通过温宣、温散、温通、温补、温化等方法起到宣肺息敏、散寒解表、化痰祛瘀、补虚扶正的作用，可减轻过敏症状、缓解病情、减少复发或促使疾病向愈。陈日新多年从事艾灸效应研究，发现采用温法治疗过敏性疾病以艾灸为最胜。

参考文献

[1] 蔡海红，王玲玲.汪机灸法观探析[J].中国针灸，2014，4：395-397.

[2] 蔡圣朝.周楣声老中医学术思想简介[J].安徽中医临床杂志，2003，3：175-177.

[3] 陈柏书，张璐，李宏君，等.《外科正宗》之灸法探析[J].环球中医药，2017，10(8)：999-1000.

[4] 陈沫金.针灸的故事[M].太原：山西科学技术出版社，2014.

[5] 陈平，颜纯钏，王万春，等.盱江针灸的临床研究进展[J].光明中医，2016，31(22)：

3373-3375.

[6] 陈腾飞.黄石屏金针源流[J].中国针灸,2013,33(8):753-756.

[7] 池永钦.罗天益学术渊源和《卫生宝鉴》针灸学术特点研究[D].济南:山东中医药大学,2017.

[8] 窦萌,孟滕滕,苏莉.东垣灸法浅析[J].中国民族民间医药,2018,27(14):8-9.

[9] 杜旭,刘海燕.张介宾针灸学术思想述要[J].四川中医,2012,30(1):37-38.

[10] 高希言,朱平生,田力普.中医大辞典[M].太原:山西科学技术出版社,2017.

[11] 高雅.王好古火热理论研究[D].北京:中国中医科学院,2019.

[12] 宫温虹.温州中医药文化志[M].北京:中国中医药出版社,2016.

[13] 郭金洋,李果,闵庆莉,等.论热证用灸法[J].贵阳中医学院学报,2012,34(1):133-134.

[14] 何亚敏,刘密,李金香,等.《红炉点雪》论灸法[J].国医论坛,2013,3:22-24.

[15] 贺成功,龙红慧,蔡圣朝,等.周楣声教授灸法治疗经验[J].中医外治杂志,2013,22(4):3-5.

[16] 贺林.贺普仁:病多气滞,法用三通[N].中国中医药报,2015-9-7(4).

[17] 黄仙保,陈日新.陈日新"辨敏取穴"施灸学术思想及临床应用[J].中华中医药杂志,2017,9:4038-4041.

[18] 黄选玮.论刘涓子的针灸学术思想[J].贵阳中医学院学报,2007,2:46-47.

[19] 黄毅勇,付芳.盱江名医龚廷贤艾灸学术思想探微[J].江西中医药,2020,51(12):5-6.

[20] 江一平,邱世成.王孟英论针灸[J].南京中医学院学报,1986,4:51-52.

[21] 蒋前峰,杨丹红.《针灸聚英》之灸法探析[J].浙江中医杂志,2019,54(10):712-713.

[22] 金瑛.杨继洲针灸的源流和特色[N].中国中医药报,2017-10-16(4).

[23] 李翠娟.许叔微临证灸法运用探析[J].中国针灸,2014,34(2):194-196.

[24] 李关键.《伤寒杂病论》灸法浅探[J].湖北中医杂志,2000,4:8-9.

[25] 李嘉健,郭静,于振中,等.书山勤径庄德唯馨:记近代针灸名家于书庄[J].中国针灸,2014,34(11):1123-1126.

[26] 李俊,魏军平."热证用灸"的历史源流[J].中医学报,2020,35(1):11-14.

[27] 刘静,傅杰,李芳,等.略论李梴针灸学术思想及其价值[J].中医临床研究,2013,24:58-60.

[28] 刘兰英,雷玉婷,王和生.浅谈对艾灸灸量的认识[J].中国针灸,2015,35(11):1140-1142.

[29] 刘未艾,常小荣,刘密.《备急灸法》学术思想刍议[J].中华中医药杂志,2014,29(1):235-237.

[30] 刘未艾,林海波,晏桂华,等.《外台秘要》论灸法[J].湖南中医杂志,2013,29(12):1-4.

[31] 马芳芳.艾灸养生与禁忌的古代文献研究[D].北京:北京中医药大学,2018.

[32] 马骏.巢元方论小儿灸法[J].黑龙江中医药,1991,3:43-44.

[33] 马强,王茎,贾学昭,等.汪机灸法学术思想探析[J].中国针灸,2018,8:895-898.

[34] 孟丹,张永臣,贾红玲.汪机及其《针灸问对》学术思想探析[J].天津中医药,2017,11:753-755.

[35] 孟丹,张永臣.《万病回春》灸法及脐疗法应用特色探析[J].针灸临床杂志,2017,11:

66-68.
[36] 潘鑫,李丛,冯倩倩.《医学入门》针灸学术思想探微[J].江西中医药,2016,47(2):12-14.
[37] 潘鑫.万密斋针灸学术思想探微[J].湖北中医杂志,2021,43(4):53-55.
[38] 庞亚铮,吴亦鼎.《神灸经纶》灸法学术思想探析[J].四川中医,2017,35(10):20-22.
[39] 邵素菊,刘瑞芳,许琬茹.外治大师吴师机学术思想探析[J].中国针灸,2012,32(5):468-470.
[40] 盛燮荪.东垣灸法钩沉[J].辽宁中医杂志,1999,26(2):78-79.
[41] 舒琳睿,孔雯,吴子建.新安医家吴亦鼎灸治热病的学术思想刍议[J].陕西中医药大学学报,2019,42(6):85-88.
[42] 宋世运,王寅.田从豁教授临床经验撷要[J].中国针灸,2008,10:746-748.
[43] 田从豁,林海.中国中医科学院著名中医药专家学术经验传承实录[M].北京:中国医药科技出版社,2014.
[44] 王彩悦,李岩,苑婷.贺普仁教授温灸气海穴治疗高血压病举隅[J].针灸临床杂志,2011,10:57-58.
[45] 王聪,于冰,张永臣.葛洪《肘后备急方》灸法学术特点探析[J].吉林中医药,2016,36(6):639-642.
[46] 王聪,于冰,张永臣.李学川《针灸逢源》灸法探析[J].吉林中医药,2016,36(9):944-947.
[47] 王妮,李颖峰.罗天益针灸学术特色探析[J].河北中医,2013,35(12):1871-1872.
[48] 王薇.明代徐凤《针灸大全》学术特点及其学术思想内涵剖析[J].甘肃中医学院学报,2014,2:18-20.
[49] 王炜,王荃.明代医家灸疗学术思想选介[J].甘肃中医药大学学报,2020,37(4):30-33.
[50] 蔚晓慧.论薛己用灸法治疗疮疡的思想特色[J].中国中医药图书情报杂志,2017,3:59-61.
[51] 魏稼.黄石屏的针灸学说[J].中医药通报,2006,2:14-16.
[52] 魏稼.陈延之:提倡灸法的先驱[J].中国针灸,1982,3:41-42.
[53] 邬继红.浅析王执中的针灸学术思想[J].针灸临床杂志,2000,10:5-7.
[54] 吴淑珍.王焘与灸疗[J].陕西中医函授,1988,5:21-24.
[55] 吴子建,吴焕淦,胡玲,等.周楣声先生之《灸绳》对灸法学的贡献[J].中国针灸,2018,38(5):549-552.
[56] 夏七新,谢丁一,张超然.陈日新"消敏定量"悬灸学术思想及其临床应用[J].江西中医药大学学报,2015,6:43-45.
[57] 肖杰,王廷峰.谢锡亮教授直接灸法举隅[J].中国针灸,2008,7:527-529.
[58] 谢锡亮,廖立行.治病用灸如做饭需薪:灸法大家谢锡亮先生答弟子问[J].中华养生保健,2008,2:40-42.
[59] 谢延杰,盖耀平.谢锡亮灸法[M].郑州:河南科学技术出版社,2019.
[60] 熊俊,陈彦奇,陈日新.陈日新教授"无虚不作敏"学术思想与临床应用[J].中国针灸,2020,2:199-202.
[61] 宣扬,李玉荣.医者仁心:中华传统医德读本[M].合肥:安徽大学出版社,2018.

[62] 严世芸.中医各家学说[M].2版.北京:中国中医药出版社,2017.
[63] 颜志浪,刘根林,赵蕾,等.江西盱江席弘学派针灸学术思想总结研究[J].江西中医药,2019,50(3):5-7.
[64] 杨涛.仁心圣手田从豁[M].北京:中国中医药出版社,2015.
[65] 杨长森,张建斌.承淡安先生灸法特色与临床运用之经验[J].江苏中医药,2016,1:5-8.
[66] 尹改珍,徐世芬.隋·巢元方"灸背俞治五脏中风"说考析[J].中医药刊,2003,7:1134-1157.
[67] 尤虎,苏克雷,熊兴江.历代名医经方一剂起疴录[M].北京:中国中医药出版社,2016.
[68] 游伟,赵吉平,王麟鹏,等.燕京针灸名家于书庄"临证五明"理论的应用经验与体会[J].中国医药导报,2020,17(13):122-126.
[69] 张国山,刘密,章海凤,等.《卫生宝鉴》论灸法[J].中华中医药杂志,2014,29(2):545-548.
[70] 张华,田从豁,刘保延,等.田从豁教授临床配穴学术思想与观点小结[J].针灸临床杂志,2007,2:36-38.
[71] 张家维,庄礼兴.司徒铃临床运用灸治的经验[J].广州中医学院学报,1988,4:181-183.
[72] 张昆.灸法的古今文献研究[D].济南:山东中医药大学,2011.
[73] 张丽芬.《灸膏肓腧穴法》膏肓灸法的特色探讨[D].广州:广州中医药大学,2013.
[74] 张颖颖.宋代灸法学术思想特色的研究[D].济南:山东中医药大学,2012.
[75] 张永臣,贾红玲,张学成.朱震亨及其针灸学术成就探析[J].山东中医药大学学报,2016,40(6):554-556.
[76] 章海凤,雷毅军,常小荣,等.《针灸聚英》论灸法[J].国医论坛,2013,28(1):21-22.
[77] 赵慧玲,王雪苔."金元四大家"针灸学术思想探讨[J].中国针灸,1988,3:46-50.
[78] 赵慧玲.朱震亨及其针灸学术思想探析[J].北京针灸骨伤学院学报,1999,1:3-5.
[79] 赵翔凤,相光鑫,刘更生.万全学术思想研究进展[J].山东中医药大学学报,2018,2:186-188.
[80] 周丹,王富春.陆瘦燕的灸法经验[J].时珍国医国药,2014,25(6):1491-1492.
[81] 周莅莅.王好古对针灸学的贡献[J].吉林中医药,2006,7:35-36.
[82] 周梅,罗佳,陈日新.陈日新教授"艾灸得气"学术思想及其临床应用[J].上海针灸杂志,2019,11:1290-1294.
[83] 周祖贻,谭达全,刘锐.明代医家王肯堂医学成就研究[J].湖南中医药大学学报,2010,30(9):134-139.

第四章　艾灸治疗医案

1. 伤寒

余治一伤寒，亦昏睡妄语，六脉弦大。余曰：脉大而昏睡，定非实热，乃脉随气奔也，强为之治。用烈灸关元穴，初灸病人觉痛，至七十壮，遂昏睡不疼，灸至三鼓，病人开眼思饮食，令服姜附汤。至三日后，方得元气来复，大汗而解。

施秘监尊人，患伤寒咳甚，医告技穷。试检《针经》于结喉下灸三壮，即瘥。盖天突穴也，神哉。

灸结胸伤寒，不问阴阳二毒，只微有气者，皆可灸，下火立效。神功散：黄连（七寸为末）、巴豆（七粒去皮，新瓦上出油），二味拌匀，令患人仰面卧，先用三干耳和艾一炷，如中指大，更用三干耳子，先著在患人脐中，后安艾炷其上，只一炷。觉跻腹间有声，即便汗出而愈。

一人初得病，四肢逆冷，脐下筑痛，身痛如被杖，盖阴证也。急服金液、破阴、来复等丹，其脉遂沉而滑。沉者，阴也；滑者，阳也。阴病得阳脉者生。仍灸气海、丹田百壮，手足俱温，阳回得微汗而解。或问滑沉之脉，如何便有生理？曰：仲景云，翕奄沉名曰滑。何谓也？沉为纯阴，翕为正阳，阴阳和合，故名曰滑。古人论脉滑，虽曰往来前却，流利旋转，替替然与数相似，仲景三语而足也。此三字极难晓。翕，合也，言张而复合也，故曰翕为正阳。沉、言忽降而下也，故曰沉为正阴。方翕而合，俄降而沉，奄为忽忽间。仲景论滑脉，可谓谛当矣。其言皆有法，故读者难晓，宜细思之。

2. 咳嗽

又尝治许主簿，痢疾愈后，咳逆不止，服诸药无效。遂灸期门穴，不三壮而愈。

施秘监尊人患伤寒咳甚，医告技穷，施检灸经，于结喉下灸三壮即瘥，盖天突穴也。

李某，女，51 岁。感冒后引起咳嗽，每闻异味或气温变化即先咽痒而后咳嗽不止。病已 10 天，屡服药物而不效。田从豁根据其咽痒即咳之症状，选用线香灸，第一次灸天突、风门，隔日 1 次，第 2 次又点灸大椎、肺俞而治愈。经随访未见复发。田从豁用此法除治咽痒咳嗽外，也用以治哮喘、胃脘痛等症。尤其适宜于体虚、老年患者。

予族中有病霍乱吐痢，垂困，忽发咳逆，半日之间，遂至危殆。有一客云：

有灸咳逆法，凡伤寒，及久疾得咳逆，皆为恶候，投药不效者，灸之必愈。予遂令灸之。火至肌，咳逆已定。元丰间，予为鄜延经略使，有幕官张平序，病伤寒已困，一日官属会饮，通判延州陈平裕忽言："张平序已属纩，求往见之。"予问何遽于此，云："咳逆甚，气已不属。"予忽记灸法，诚令灸之。未食顷，平裕复来，笑日："一灸即瘥。"其法乳下一指许，正与乳相直，骨间陷中，妇人即屈乳头度之，乳头齐处是穴。艾炷如小豆许，灸三壮。男灸左，女灸右，只一处，火到肌即瘥。若不瘥，则多不救矣。

福建邵武社员范慈善报告，患者王某，男，50岁，住邵武南门外，1954年春来诊。患咳嗽月余，系感冒引起，经用念盈药条灸肺俞、气海、足三里，2次稍愈。第3次灸肺俞、风门痊愈。

1930年，余治一望亭殷埂上钱氏之痰饮咳嗽，病起于产后着寒，咳嗽经年不愈，咳痰稀白，咳甚于夜，终宵不得安枕。为灸肺俞、天突、中脘、气海、足三里、丰隆，4次而愈。

患者张老太，63岁，住苏州市调丰巷38号。咳嗽，不能卧，已4年余，咳而痰少，夜间与天明则甚，自觉中脘部有气上冲。1952年12月9日，念盈药条灸肺俞、身柱、足三里、中脘。12月10日，同上灸治。12月12日，气平能卧，同昨灸治，嘱伊回家自灸，痊愈。

湖北天门社员张芷逸报告，患者罗某，男，32岁。咳数月，夜间较重，灸肺俞，5次而愈。

3. 哮喘

有贵人久患喘，夜卧不得而起行，夏月亦衣夹背心。予知是膏肓病也，令灸膏肓而愈。

晏如按，治喘证莫如肺俞穴，最有速效，若风寒喘哮，以灸为妙，予亦以此法治愈乡人李某者，若肾气上逆之虚喘自当灸关元、肾俞以纳气为要事也。

福州社员廖吉人报告，患者刘某，女，52岁，福州人。患喘证近20年，每到下半夜为甚，不能平卧。去某医院治疗，用组织疗法，能保持半月之久。每隔半月即须前去治疗。若迟去1天，喘即大发，几乎要死。弄得面青肌瘦，精神疲乏，不能工作。隔姜灸天突5壮，肺俞5壮，膏肓俞7壮，肾俞7壮，足三里5壮。连灸8日，面色转红，已能安睡，诸症尽退矣。

杭州社员陆丽滨报告，余多病，自幼即患哮，每岁必发。发时痰声辘辘。多而胸闷，夜间不得平卧。平时则脚软无力，脉弦面黄，精神疲倦。窃思哮咳发时，病灶虽在肺，而致病之源实在于肾。补肾健肺，或可治愈。遂于去冬灸肾俞50壮，肺俞10壮，脾俞10壮，并灸气海、关元、中脘、足三里为助治。初灸时心微烦躁，口渴唇红，知系火力太盛，乃服知母、生地黄、玄参以清火。连灸3次，灸后精神渐佳，面有光泽，食量大增。10余年之痼疾，每年春季必发者，自去冬（1932 年）灸后，今春竟不复发。饮水思源，深感承师之赐。

幼年哮喘，是寒暄失时，食味不调，致饮邪案络。凡有内外感触，必嘴逆气填胸臆，夜坐不得卧息，昼日稍可展舒。浊沫稀涎，必变浓痰。斯病势自缓，发于秋深冬月，盖饮为阴邪，乘天气下降，地中之阳未生，人身藏阳未旺，所伏饮邪与外凉相召，而窃发矣。然伏于络脉之中，任行发散，攻表涤痰，逐里温补，与邪无干，久药不效。谓此治法，宜夏月阴气在内时候，艾灸肺俞等穴，更安静护养百日。一交秋分，暖护背部，勿得懈弛。病发之时，暂用汤药，三四日即止。平昔食物，尤宜谨慎。再经寒暑陶溶，可冀宿患之安。发时背冷气寒，宜用开太阳逐饮。

张某，女，46 岁，2009 年 7 月 8 日就诊。患者哮喘发作 1 年。现症：咳嗽吐白色痰，恶寒，体倦，舌质淡，苔白，脉细。证属寒哮肺肾阳虚。治宜温利三焦。治用间接化脓灸疗法。取穴：肺俞、膻中，采用隔姜化脓灸疗法，伤口愈合时间达 70 天，2 次治疗病愈。

崔某，女，46 岁，住天津市和平区哈尔滨道。病史：有多年喘息史，于 1974 年在天津和平医院诊为冠心病，心源性哮喘。1976 年 3 月 5 日午饭时突觉心前区异常难受，当即休克。经家人将硝酸甘油急塞入口中始醒。现症：心前区及后背痛，两肩如压有重物。治疗：由友人代授其灸法，于 1976 年 3 月 12 日开始自灸。心前区痛时，灸左乳头四周，疼痛立止。灸至 7 日，诸症减轻，灸至近 1 个月，心前区痛已不再犯，背痛大减，两肩亦轻松许多，饭量大增，余症均减轻。

4. 痨瘵

绍兴己未岁，余守武昌时，总领邵户部玉云：少时病瘵，得泉州僧为灸膏肓，令伏于栲栳上，僧以指节极力按寻其穴，令病者觉中指麻乃是穴。若指不麻，或虽麻而非中指者，皆非也。已而求得之，遂一灸而愈。

患者龙逢宝，文昌县人，男，35 岁，1933 年 8 月 17 日来诊。因用心过度，发生咯血虚痨，已 2 年余。现在胸中常有积痛，时吐痰血，不眠、多汗、厌食、肌瘦、潮热，曾经中西医治疗服药，不见收效。当即灸膏肓 6 壮，肺俞 6 壮，次日痰血见少，连灸 1 个月，精神恢复，诸症均见痊愈，于 11 月 2 日起登星州日报鸣谢 2 周。

女童庄妙真顷缘二姊瘵疾不起，余孽亦骎骎见及。偶一赵道人过门，见而言曰：汝有瘵疾，不治何耶？答曰：吃了多少药，弗效。赵笑曰：吾得一法，治此甚易。当以癸亥夜二更，六神皆聚之时，解去下体衣服，于腰上两傍微陷处，针灸家谓之腰眼，直身平立，用笔点定，然后上床合面而卧，每灼小艾炷七壮，劳蛊或吐出或泻下，即时平安，断根不发，更不传染。敬如其教，因此获余生。

5. 失眠

刘某，男，成年。患失眠已有10年以上，同时有胃痛食减及上腹膨满饱胀等诸种症状。每晚必须用大剂量安眠药方可暂行入睡。六脉细数，面色㿠白。在商得本人同意后，用隔姜灸左右三里，热流自股方左右汇集入腹，出现肠鸣嗳气，旋即全腹温暖，头部有清凉感，持续约一刻钟，各种感应消失而停灸。10日后复诊，云当夜未服安眠药即安睡，食欲增加，情绪稳定。近一两日又稍感睡眠不稳，要求再用原法又在三里（原处）仍用隔姜灸，各种感应如前。月余后再来诊，云失眠基本控制，偶尔因考虑问题太多时服用少量安眠药即可有效。在失眠病例中，能在第5胸椎及其上下方不远处出现压痛反应，使感传上头。

傅某，男，成年。失眠已半月，通宵不能入睡，第5胸椎压痛（+），在左右心俞压痛（+），熏灸五椎，灸感先向下行少许即回向上，由脑后扩展至头顶，凡是有毛发之处皆有热感，头毛有竖起的感觉。双手也发热（与灸处及头部并无明显的联系），约5分钟后头部之热感开始渐次向两臂延伸，经两臂外侧与手之热感汇合，当时即昏沉思睡，至感应减弱后停灸。次晨来告，谓夜间已能入睡，仍用原法两次，失眠停止。

6. 头痛

有士人患脑热疼，甚则自床投下，以脑柱地，或得冷水粗得，而疼终不已，服诸药不效，人教灸囟会而愈。热疼且可灸，况冷疼乎。凡脑痛、脑旋、脑泻，先宜灸囟会，而强间等穴盖其次也。

昔有人年少时气弱。常于气海三里灸之。节次约五七十壮。至年老添热厥头痛。虽冬天大寒犹喜寒风。其头痛则愈微。来暖处或见烟火其痛复作。五七年不愈。皆灸之过也。

母氏随执中赴任，为江风所吹，自觉头摇如在舟车上，如是半年，乃大吐痰。遍服痰药，并灸百会、脑空、天柱方愈。

31岁男子，自诉8个星期前开始觉得后头部疼痛，早晨痛最剧烈，问诊膝足部有寒冷感，舌湿润无苔，腹壁柔软，神阙脉不安定，其他脉象正常，肾脉软弱如无，诊断为肾虚性头痛。治疗：用米粒大之艾在两侧肾俞穴灸2壮，头痛立即消失，但3天后头痛再发，又照灸肾俞穴，翌朝感觉良好，至今无再发，此病经观察8个月。

张某，男，16岁，住天津市南开区大水沟。1974年3月初患头顶痛以致不能上学，予灸风门、合谷、风池、悬钟未效，改灸囟会、百会、列缺各20分钟，命门30分钟，只灸一次头痛已止，仍有头部麻木感，灸第2次后即愈。

何某，男，64岁。前头及两太阳穴疼痛，反复发作近7年，止痛剂仅能维持片刻。第3、第5胸椎尖均有压痛，当触及第5胸椎尖时有如触电，即在第五椎用熏灸法，灸感并未感知上头，头部亦未感知有何种感应，但灸至 15 分钟后痛即全止。以后又在原处续灸 1 周，3 月余尚未再发。

于某，男，58 岁。偏头痛反复持续发作，寝食俱废。直接吹灸大椎（未采用压痛穴），灸感直行上头，于行抵头顶时，即向痛区扩展，痛亦全止，连声道谢而去。太阳、风池及耳尖，在偏头痛就近取穴时，效果也很满意。在灸治过程中，特别是应用熏灸法，每有昏沉思睡感，是一种常见的现象，在头痛病例中，更为多见。

彭某，男，57 岁。偏头痛左右交互发作，每月发作次数不等，1～2 日方止。来诊时痛在右侧，左右风池及太阳均有压痛，右重左轻。吹灸左右风池及太阳，感到异常舒适，约 3 分钟后昏沉思睡，痛亦止。停灸后头目清爽。以后仍经常发作，一发即灸，一灸即止。未能持续久治，故不能巩固。

金某，男，67 岁。右侧偏头痛，吹灸风府无感应，痛亦不减。改吹右太阳，灸感即直向深部窜透，疼痛当即缓解。

兰某，女，49 岁，工人。左侧头痛 7 年余。每次发作从左侧眉棱眼眶开始，随即蔓延头部，痛如刀割，甚则伴有恶心、呕吐、眩晕等症。曾诊为“血管神经性头痛”，服镇静止痛、扩张血管等药，痛势虽有缓解，但多次复发。服中药数 10 余剂，效果不著。3 天前，因感受风寒，头痛再度发作。诊见面色苍白，鼻塞流涕。舌质淡，苔白，脉弦紧。诊断为偏头痛（风寒型），治以祛风散寒，温通经络。取风池、太阳、头维、本神、率谷、合谷、肺俞。以上穴位除合谷、肺俞取双侧外，其余均取左侧，以点按灼灸。每天 1 次，每次每穴灸 5 壮。10 次为 1 个疗程，疗程间休息 3 天。共治疗 2 个疗程，遂获痊愈，随访半年未再复发。

周某，女，成年。前头痛，鼻塞，有低热，已五六日，吹灸左合谷，有两道感传线并行向前（相距约二指），上至肩，即向头面扩散，当即痛止而头目清爽。2 小时后又有微痛，再用原法一次，感应如前，症状消失。

赵某，女，成年。头痛、头晕、贫血、低热（每日盘旋于 38 摄氏度上下），手足心发热，已近两月。熏灸双涌泉，先是双足背发热，继而热感沿下肢外侧上传抵腰，从脊柱两侧自后脑上头，传感扩布缓慢，共约 45 分钟，3 次后精神转佳，各症先后消失，又续灸 5 次以作巩固。

7. 头摇

患者王某，男，18 岁，除头部摇晃不定外，无其他任何不适（脑电图正常），病程 10 年，拟诊为小舞蹈病，按照风湿病治疗无效，在第 3 胸椎处有压痛反应出现，采用化脓灸而停止。

8. 眩晕

尹某，男，66 岁。原有高血压病，近数日来突有夜间发晕，不能转侧及抬头，晕甚时则反复呕吐。每隔日或两三日即发作一次，分别吹灸少商、商阳及大椎等穴，均不发生感应。最后直吹两耳，耳道发痒，有昏沉思睡感。停灸后夜间仍有小发作，但不剧。又用原法两次，发作中止。眩晕选取胸椎反应穴及相应穴，均可有效。

锁某，男，56岁，夜间起身小便，突然感觉头晕，次晨即不能睁眼抬头，恶心呕吐。第6胸椎压痛（+），熏灸，灸感直上至头，全头皆发生感应，半小时后停灸，症状轻减一半，下午又用原法一次，眩晕停止。

翁某，男，成年。头脑昏沉作晕，思吐，精神萎靡，已4天。先吹灸印堂、上星，头目稍清爽，但不显著。改用吹灸风池，热流刚触及皮肤，患者连称舒适，并感到热流入脑中。约5分钟，头目清爽而停灸。

9. 中风

韩贻丰治孔学使尚先，患半身不遂，步履艰难，语言謇涩，音含糊，气断续，为针环跳、风市、三里各21针，即下床自走，不烦扶掖，筋舒血活，无复病楚，意唯语言声音如旧。翌日又为针天突、膻中14针，遂吐音措辞，琅然条贯矣。

近世名医遇人中风不省，急灸脐中皆效。徐伻卒中不省，得桃源簿为灸脐中百壮始苏。更数月乃不起。郑纠云：中风有一亲卒，医者为灸五百壮而苏，后年余八十。向使徐伻平灸至三五百壮，安知其不永年耶？

安抚初病时，右肩臂膊痛无主持，不能举动，多汗出，肌肉瘦不能正卧，卧则痛甚。经曰：汗出偏沮，使人偏枯。予思内经云：虚与实邻，决而通之。又云：留瘦不移，节而刺之。使经络通和，血气乃复。又言陷下者灸之，为阳气下陷入阴中。肩膊时痛，不能运动，以火导之，火引而上，补之温之。以上证皆宜灸刺。谓此先刺十二经之井穴，于四月十二日右肩臂上肩井穴内，先针后灸二七壮，及至疮发。于枯瘦处渐添肌肉，汗出少，肩臂微有力，至五月初八日，再灸肩井，次于尺泽穴各灸二十八壮，引气下行，与正气相接，次日臂膊又添气力，自能摇动矣。

窦材治一人，病半身不遂，先灸关元五百壮，一日二服八仙丹，五日一服换骨丹。觉患处汗出，来日病减四分，一月痊愈。再服延寿丹半斤，保元丹一斤，五十年病不做。《备急千金要方》等方不灸关元，不服丹药，唯以寻常药治之，虽愈难久。

范子默记崇宁中凡两中风，始则口眼㖞斜，次则涎潮闭塞，左右共灸十二穴得气通，十二穴者，谓听会、颊车、地仓、百会、肩髃、曲池、风市、足三里、绝骨、发际、大椎、风池也，依而用之，无不立效。

10. 面肌痉挛

刘某，女，35岁，2007年2月1日初诊。左侧面肌痉挛3年，近2个月加重。面部以眼角、嘴角抽搐为主，每遇生气、受凉时加重，每天发作数十次，曾用针刺、中药、西药等方法治疗不佳。现症：面色无光泽，全身疲乏无力，精神不振，记忆力减退，腰膝酸软，饮食欠佳，消瘦，舌质淡苔白、边有齿痕，脉细。证属脾肾虚寒，治宜温补脾肾，采用化脓灸疗法，取穴大椎及两侧足三里、三阴交，麦粒大艾炷，每穴 7 壮，每天 1 次。经治疗 10 日后上述症状大减，1 个月后症状全部消失，随访 3 个月未复发。

黄某，女，成年。右侧面神经痉挛已 5 年，间断跳与抽搐，未引起口眼㖞斜，曾接受针刺及各种治疗无效，给予同侧肩井直接灸，造成Ⅲ度烧伤，无明显感传现象，灸后第 4 天，抽动间隔即见延长，至第 10 天仅感轻微跳动，至 20 天后灸疮愈合，跳动亦基本停止。

11. 口眼㖞斜

范子默自壬午五月间口眼㖞斜，灸听会等三穴即正。右手足麻无力，灸百会、发际等七穴得愈。未年八月间，气塞涎上，不能语，金虎丹加腻粉服至四丸半。气不通，涎不下，药从鼻中出，魂魄飞扬，如坠江湖中，顷欲绝，灸百会、风池等左右共十二穴。气遂通，吐几一碗许。继又下十余行，伏枕半月余遂平。尔后小觉意思少异于常，心中愦乱，即便灸百会、风池等穴立效。《本事方》云：十二穴者，谓听会、颊车、地仓、百会、肩髃、曲池、风市、足三里、绝骨、发际、大椎、风池也。依而用之，立效。

娄长吏病口眼㖞斜，张疗之。目之斜灸以承泣，口之㖞灸之地仓，俱效。

过颖，一长吏病此，命予疗之。目之斜，灸以承泣；口之㖞，灸以地仓。俱效。苟不效者，当灸人迎。夫气虚风入而为偏，上不得出，下不得泄，真气为风邪所陷，故宜灸。《黄帝内经》曰：陷下则灸之。正谓此也，所以立愈。

12. 邪祟

章仲舆令爱在阁时，昏晕不知人。苏合香丸灌醒后，狂言妄语，喃喃不休。余诊其左脉七至，大而无伦，右脉三至，微而难见，正所谓两手如出两人，此祟恁之脉也。线带系定二大拇指，以艾炷灸两介甲至七壮，鬼即哀词求去。服调气平胃散加桃奴，数日而祟绝。此名恶中。

镇江巡江营王守戎之媳，抱子登署后高楼，楼逼山脚，若有所见，抱子急下，即昏仆者一日夜。姜汤灌醒，如醉如痴，默默不语，不梳不洗，与食则食，弗与亦弗索也，或坐或卧，见人则避。如此半月，越江相招。入其室即避门后，开门即避于床，面壁不欲见人。令人抱持，握手片刻，而两手脉或大或小，或迟或数，全无一定。此中恶也，予苏合香丸。拒不入口，灌之亦不咽。明系鬼祟所凭，意唯秦承祖灸鬼法，或可治也。遂授以灸法，用人抱持，将病人两手抱柱捆紧，扎两大指相连，用大艾团一炷，灸两大指甲角，灸至四壮，做鬼语求食求冥资。灸至七壮，方号呼叫痛，识人求解，继进安神煎剂，熟睡数日而

愈。（直接灸鬼哭之少商穴）

一妇人病虚劳，真气将脱，为鬼所着。余用大艾火灸关元，彼难忍痛。乃令服睡圣散三钱；复灸至一百五十壮而醒。又服又灸，至三百壮，鬼邪去，劳病亦瘥。

妇人因心气不足，夜夜有少年人附着其体，诊六脉皆无病。余令灸上脘穴五十壮，至夜鬼来，离床五尺，不能近。服姜附汤、镇心丹，五日而愈。

一贵人妻为鬼所着，百法不效。有一法师书天医符奏玉帝，亦不效。余令服睡圣散三钱，灸巨阙穴五十壮，又灸石门穴三百壮，至二百壮，病人开眼如故。服姜附汤、镇心丹，五日而愈。

13. 狂证

有士人妄语异常，且欲打人，病数月矣。予意其是心疾，为灸百会，百会治心疾故也。又疑是鬼邪，用秦承祖灸鬼邪法，并两手大拇指，用软帛绳急缚定，当肉甲相接处灸七壮，四处皆着火而后愈。灸法见癫邪门。更有二贵人子，亦有此患，有医僧亦为灸此穴愈。

一人得风狂已五年，时发时止，百法不效。余为灌睡圣散三钱，先灸巨阙五十壮，醒时再服；又灸心俞五十壮，服镇心丹一料。余曰：病患已久，须大发一回方愈。后果大发一日，全好。一妇人产后得此证，亦如前灸，服姜附汤而愈。

14. 癫痫

有人患痫疾，发则僵仆在地，久之方苏。予意其用心所致，为灸百会。又疑是痰厥致僵仆，为灸中管，其疾稍减，未除根也。后阅《脉诀》后，通真子有爱养小儿谨护风池之说，人来觅灸痫疾，必为之按风池穴，皆应手酸疼，使灸之而愈。小儿痫，恐亦可灸此。

山西省河津市黄河修防段卫生所谭万捷医师之女，16 岁，自 8 岁高热后即患有抽风毛病，发作时手足抽搐，口吐白沫，颈项强直，约半小时后方开始清醒，每隔三五日即发作一次，因而不能坚持上学。中西药物均无效果，谭万捷是针灸爱好者，曾在“全国灸法讲习班”学习过，乃决定选取百会穴，用直接灸，造成灸疮，一次后发作显见稀少，信心更足，待灸疮开始愈合之际，又复加强一次，前后共直接灸百会 3 次，病情彻底痊愈，恢复上学，思维清晰灵敏，现已读完初中。

王某，女，16 岁。8 年前，因患乙脑，痊愈后第 4 年出现癫痫，每隔 1～2 个月发作一次，突然倒地，四肢抽搐，双目上戴，咬牙，口角流涎，约 10 分钟后平复。平时意识清楚，生活正常。隔姜灸筋缩，灸感由脊柱上行至头，向头顶及其周围扩布，约 15 分钟感应消失，造成Ⅱ度烧伤。今已两年，未见发作。

15. 腮腺炎（痄腮）

李某，男，19岁，河北省泊头镇人。1974年12月13日就诊。患左耳下肿胀已3日，初发时体温高，现咀嚼困难。按以上灸法灸一次而愈。灸法：每日灸风池、听会、大迎（均为头颈部穴）各20分钟，灸脐30分钟。如为一侧患病则只灸患侧。发热时，先灸风门、阳陵泉各25分钟，否则会引起头晕。

16. 牙齿痛

随左右所患，肩尖微近后骨缝中，小举臂取之，当骨解陷中，灸五壮。予目睹灸数人皆愈。灸毕，项大痛，良久乃定，永不发。予亲病齿，百方治之皆不验，用此法灸遂瘥。

有老妇人旧患牙疼，人教将两手掌交叉，以中指头尽处为穴，灸七壮，永不疼。恐是外关穴也。穴在手少阳去腕后二寸陷中。泉司梢子妻旧亦苦牙疼，人为灸手外踝穴近前此子，遂永不疼。但不知《备急千金要方》所谓外踝上者，指足外踝耶？手外踝耶？识者当辨之。

辛帅旧患伤寒，方愈食青梅，既而牙疼甚。有道人为之灸屈手大指本节后陷中，灸三壮。初灸觉病牙痒，再灸觉牙有声，三壮痛止。今二十年矣。恐阳溪穴也。《铜》云：治齿痛，手阳明脉入齿缝中。左痛灸右，右痛灸左。

齐中大夫病龋齿，臣意灸其左大阳明脉，即为苦参汤，日嗽三升，出入五六日，病已。得之风，及卧开口，食而不嗽。

路某，男，51岁，住天津市南开区大水沟。于1969年10月15日以左下齿疼痛难忍，不能进食来诊。予灸左下关60分钟，痛减；再灸左合谷60分钟，痛止而愈。

马某，男，成年，住天津市和平区潼关道。于1969年9月以牙痛伴牙龈肿来诊。予灸患侧中泉穴（在阳溪与阳池之间取穴）30分钟，牙痛立止，牙龈肿也消退。

17. 鼻干

执中母氏久病鼻干，有冷气。问诸医者，医者亦不晓，但云病去自愈。既而病去亦不愈也，后因灸绝骨而渐愈。执中亦尝患此，偶绝骨微痛而著艾，鼻干亦失去。初不知是灸绝骨之力，后阅《备急千金要方》有此症，始知鼻干之去因绝骨也。

18. 鼻衄

有兵士患鼻衄不已，予教令灸此穴（囟会穴）即愈。有人久患头风，亦令灸此穴即愈。但《铜人》《明堂经》只云主鼻塞、不闻香臭等疾而已，故予书此以补其治疗之阙。（此穴：指囟会穴。）

执中母氏忽患鼻衄，急取药服，凡平昔予人服有效者皆不效。因阅《集效方》云：口鼻出血不止，名脑衄，灸上星五十壮。尚疑头上不宜多灸，只灸七壮而止。次日复作，再灸十四壮而愈。有人鼻常出脓血，予教灸囟会亦愈。则知囟会、上星皆治鼻衄云。

韦某，男，成年。左侧鼻中隔潮红肿胀，有血痂，时有少量出血。两侧合谷及手三里压痛（＋），左强右弱。熏灸左手三里，灸感基本是沿手阳明经前进，每次鼻腔发热，有蚁行感，清涕增加。共灸 10 次，症状消失。

钱某，男，16 岁。双侧鼻中隔潮红肿胀，左重右轻，时有少量出血，头昏沉，已有两月余。通天处酸痛应手、左（＋），右（±）。直接灸左通天，灸感直下至左鼻，再至右鼻，鼻腔发热，感应消失后停灸。以后每日加灸 10 壮，5 日后，鼻腔潮红与肿胀大减，灸疮愈合，出血亦完全停止。

19. 副鼻窦炎

李某，男，成年。慢性副鼻窦炎，引起偏头痛已 4 年，大椎尖压痛（＋＋），用直接灸，造成灸疮。以后又在原处每周灸五壮以做加强。3 个月后，灸疮愈合，症状基本消失，半年后又有轻度偏头痛，其他症状未再见，亦未再灸。

葛某，男，成年。上感引起副鼻窦炎，眉棱骨痛，鼻塞，有脓血分泌物，体温 38.5 摄氏度。吹灸大椎，灸感并未扩布。约 20 分钟后，忽然鼻塞顿通，头痛亦减，停灸后，体温下降 1 摄氏度。次日上午症状又见回升，但较轻。又续用原法 4 次，排出大量积脓而停灸。

吴某，女，成年。上感引起上颌窦炎，左颧肿胀，流浓涕，未发现反应穴。乃直对左颧用熏灸，10 余分钟后，灸感进入痛区，感应消失后停灸。当时轻快，2 次全消。

20. 暴喑

一男子年近 50 岁，久病痰嗽，忽一日感风寒，食酒肉，遂厥气走喉，病暴喑。予灸足阳明别丰隆二穴各三壮，足少阴照海穴各一壮，其声立出。信哉，圣经之言也。仍以黄芩降火为君，杏仁、陈皮、桔梗泻厥气为臣，诃子泻逆，甘草和元气为佐，服之良愈。

21. 喉痹

一人患喉痹，痰气上攻，咽喉闭塞，灸天突穴五十壮，即可进粥，服姜附汤，一剂即愈，此治肺也。一人患喉痹，颐颔粗肿，粥药不下，四肢逆冷，六脉沉细。急灸关元穴二百壮，四肢方暖，六脉渐生，但咽喉尚肿，仍令服黄药子散，吐出稠痰一合乃愈，此治肾也。一人患喉痹，六脉细，余为灸关元二百壮，六脉渐生。一医曰：此乃热证，复以火攻，是抱薪救火也。遂进凉药一剂，六脉复沉，咽中更肿。医计穷，用尖刀于肿处刺之，出血一升而愈。盖此证忌用凉药，痰见寒则凝，故用刀出其肺血，而肿亦随消也。

一人患喉痹，颐领粗肿，粥药不下，四肢逆冷，六脉沉细，急灸关元穴二百壮，四肢方暖，六脉渐生。但咽喉尚肿，仍令服黄药子散，吐出稠痰一合乃愈。此治肾也。

22. 急性结膜炎

王某，男，成年。双侧急性结膜炎，眼睑轻度水肿，睑缘奇痒。吹灸左合谷，次指先发麻，随即全身发麻，在麻感之中，有一线循手阳明经上行，由肩上颊，面部特别发热，继而眼睑上下皆发热，双目清爽，两次而愈。

凌某，男，成年。双侧急性结膜炎。吹灸左合谷，约 5 分钟后，感传呈线状向上扩布，于行抵阳溪处即折入太渊，循手太阴经上行，由腋前缘上肩，先入左目，待左目感应停止后再至右目，双目清凉。共 3 次，全消。

王某，男，成年。双侧急性结膜炎。吹灸右合谷，感传由手阳明经上行至肩后，分为两支，一支由头先入右目，在目内做蚁行盘旋。另一支自腋前入胸，在乳上方横行进入胸骨中线，自喉头深入先入上齿，上齿微有酸痛感，继而扩及下齿，满口舒适。再向上入左目。约数分钟后全身皆有氤氲之气，且微微出汗，竟一次而愈。

吴某，女，成年。双侧急性结膜炎，神道压痛（＋＋），左右心俞压痛（＋）。熏灸神道，灸感行抵大椎上方时，即分为左右两支分抵双目。3 次全退。

赵某，男，成年。右眼急性结膜炎。吹灸大椎，感传发生迟缓，改取右耳尖，直接灸三壮，一次而愈。

陈某，男，成年，右眼急性结膜炎，红肿充血严重。吹灸右太阳，灸感迅即入眼球，发生酸胀及舒适感。15 分钟后停灸。共 3 次，全消。

邱某，男，成年，双侧球结膜及睑结膜充血肿胀，已用过抗生素多日未效，来诊时，试行在光明与地五会按索，果然双侧均有压痛，即于左右光明同时熏灸，5 分钟后，灸感即沿下肢外侧从胁肋上传，由腋前线上行入目，眼球内部有跳动感，两次后肿胀基本消退。光明与地五会压痛仍存，但较轻，未再灸，6 日后又复发，再灸两次全消。

23. 角膜溃疡

陆某，女，成年。左眼角膜溃疡（仅有针头大小），轻度巩膜充血，疼痛多泪，神道及左右心俞压痛（＋）。重灸左心俞，先觉灸处周围有清凉感，诉说好像刚涂过薄荷油，继而好像一股冷风自灸处向上扩布，经由脑后而至左眼，眼内也有清凉感。第 2 次，仍用原法，凉感如前。共 2 次，溃疡与充血竟完全消失。

24. 睑腺炎

穆某，住天津市和平区林西路。于 1969 年 5 月 31 日来云，邻居一女学生，患睑腺炎，眼睑肿痛甚，询问灸法。嘱每日灸患处 30 分钟。只灸 2 天，告愈。

魏某，男，65 岁，住天津市南开区大水沟。1973 年 4 月 25 日因右下眼睑患睑腺炎来诊。嘱自灸支正穴，每日灸 25 分钟。只灸 2 天，告愈。

洪某，男，成年，左上眼睑睑腺炎，在至阳上方稍偏左侧有一小红点，如芝麻大小，稍高于皮肤，指压不褪色，有压痛。用熏灸，灸感沿脊柱左侧自左耳上方进入病眼，患处充满热感，持续约10分钟，感应消失后停灸。一次后红肿即消退，略出脓汁而愈（也可直对小红点或压痛穴用三棱针挑破挤出血液，更为简捷有效）。

25. 睑板腺囊肿

丁某，男，成年。右上眼睑出现硬结一处，如黄豆大小，表皮不变色，翻转下睑见有一红肿充血区（睑板腺囊肿），至阳压痛（+）。熏灸，灸感上传至大椎，即经右耳上方向右眼行进，当到达目外眦后即隐约消失。3日后随访，已一次而消。

26. 泡性眼炎

侯某，女，16岁。双眼球作胀，巩膜红肿充血，并有紫色扁平结节，双侧上下眼睑水肿与眼圈红晕。泡性眼炎症状具备。吹灸大椎，灸感经头顶正中约当前顶穴处分为两支进入双目。待感应完毕，胀痛当即减轻，共3次，全消。

27. 化脓性中耳炎

张某，男，21岁。右耳慢性中耳炎，急性发作。第4胸椎压痛（+），手三里压痛右（+），左（+）。先对第4胸椎熏灸，感传上至大椎即斜向右耳行进，耳道深处发痒发热，感异常舒适，喉头也有痒热感。第二次仍用原法，感应如前。又对外耳道吹灸1次，症状即完全被控制，未续灸。

28. 外耳道炎

童某，男，成年，游泳时水入耳中，外耳道感染肿胀，耳郭周围也微肿，手不可近。直对外耳道吹灸，当热流注入耳中后，连声称快，一次而愈。

韦某，男，成年。游泳时水入左耳中，外耳道感染，流黄水，发痒，有微热。全身不适。左心俞压痛（++），神道压痛（+），熏灸左心俞，灸感上传至耳后，未明显进入耳中，灸至10余分钟后，耳部大感轻快。全身凉爽。共3次，症状全失。

29. 耳鸣

李某，男，成年，左耳轰轰作响，连续不断，已有六七天。左心俞压痛（++），神道压痛（+），熏灸左心俞，灸感沿脊柱左侧上传，行抵大椎附近，即斜行折入左耳。左耳深处发热，并吱吱作响，感应消失后停灸，耳鸣当即减轻。5小时后又恢复原有症状，再用原法，共5次，逐步减轻而停灸。

30. 内耳作痒

姚某，男，成年。双耳深处发生奇痒，喉头也发痒，夜间尤剧，不能安眠，痛苦万状，已有十余日。直对外耳道口吹灸，先吹左耳，痒减，喉头痒亦减。再吹右耳，觉热流直奔喉头，喉耳痒均立止。一次而愈，未再发。

31. 胃痛

福建漳州社员梁风池1930年报告：吴鹏，男，29岁。忽患胃痛，生用陈艾为之灸中脘、天枢、足三里各3壮，痛立止。

张仲文疗卒心痛，不可忍，吐冷酸水。灸足大趾，次趾内横纹中各1壮，炷如小麦，立愈。

窦材治一人，慵懒，饮食即卧，致宿结于中焦，不能饮食，四肢倦怠，令灸中脱五十壮，服分气丸、丁香丸即愈。

王某，男，43岁，2008年12月初诊。患者胃脘不适1年余，近3个月消瘦，经胃镜检查为萎缩性胃炎。现症：胃脘胀痛，纳呆，嗳气，神疲乏力，舌淡，苔白滑，脉细弱。证属脾虚不运，气滞湿阻。治宜健脾和胃。治用化脓灸疗法。取穴：中脘、章门、脾俞、足三里，每天1次，每穴7～9壮，10天左右，患者腹痛除，食欲增。坚持施灸3个月，症状完全消失，胃镜检查未见异常。

钱某，男，49岁，工人，反复胃脘疼痛10年余，近日加重。胃镜检查诊断为胃溃疡。曾经中西药物治疗，效果不佳。诊见胃脘隐痛，食后疼痛加剧，脘腹胀满，嗳气，恶心，反酸，口干而喜热饮，大便稀薄，舌质淡，苔白腻，脉细弦。诊断为胃脘痛（脾胃虚弱，寒湿中阻），治以健脾除湿，散寒止痛。取内关、中脘、足三里、章门、脾俞、胃俞、三阴交和梁门。以上穴位除中脘以外，均取双侧，以药锭灸之。两组穴位交替使用，每天1次，每穴5壮，10次为1个疗程，疗程间休息3天。经治疗2个疗程后，诸症消失，复查胃镜，胃溃疡已愈合。

陈某，男，47岁。2013年3月21日初诊。反复上腹部疼痛、胀满1年余，加重4天。患者于1年前因饮食不节致腹部胀满疼痛，便秘，需服泻药方可解出，在当地诊断为急性胃炎，予抗感染、调节胃肠菌群、营养疗法等治疗，症状可稍缓解。之后上症反复发作，时轻时重，曾查胃镜示“慢性浅表性胃炎”。4天前因过食生冷，诸症复发加重。现症：胃脘部胀满疼痛，进油腻食物后加重，脘闷不舒，腹胀，便秘，3～4天一行，服果导片方可解出。纳差，面色萎黄，肢倦乏力，夜寐欠安，小便可。舌淡红，苔薄白，脉沉细。诊断为“胃脘痛”。证属脾胃亏虚。治以补脾益气，和胃止痛。取穴：中脘、下脘、四白、梁门、天枢、大横、气海、脾俞、胃俞、大肠俞、足三里、阴陵泉、三阴交、内关、公孙。针刺补法。针后于中脘、下脘、天枢、气海、脾俞、胃俞、大肠俞等穴采用脾虚方（黄芪、川芎、党参、白术、陈皮、干姜、白豆蔻、甘草等）研末制成的药饼行隔药饼灸，每穴3壮。治疗3次后，胃痛消。仍腹胀、便秘，继针中脘、天枢、大横、气海、大肠俞、足三里、上巨虚、支沟穴，隔药饼灸中脘、天枢、气海、脾俞、大肠俞穴。10次后，腹胀消，大便通，病告愈。

32. 反胃

有老妇人患反胃，饮食至晚即吐出，见其气绕脐而转。予为点水分、气海并夹脐边两穴。既归，只灸水分、气海即愈，神效。

余尝治一姻家子，年力正壮，素日饮酒，亦多失饥伤饱。一日偶因饭后胁肋大痛，自服行气化滞等药，复用吐法，尽出饮食，吐后逆气上升，胁痛虽止，而上壅胸膈，胀痛更甚，且加呕吐。余用行滞破气等药，呕痛渐止，而左乳胸肋之下，结聚一块，胀实拒按，脐腹隔闭，不能下达，每于戌、亥、子、丑之时，则胀不可当。因其呕吐既止，已可用下，凡大黄、芒硝、棱、莪、巴豆等药，以及萝卜子、朴硝、大蒜、橘叶捣置等法，无所不尽，毫不能效，而愈攻愈胀，因疑为脾气受伤，用补尤觉不便，汤水不入者凡二十余日，无计可施，窘剧待毙，只得用手揉按其处。彼云肋下一点，按着则痛连胸腹，细为揣摸，则正在章门穴也。章门为脾之募，为脏之会，且乳下肋间，正属虚里大络，乃胃气所出之道路，而气实通于章门，余因悟其日轻夜重，本非有形之积，而按此连彼，则病在气分无疑也。但用汤药，以治气病，本非不善，然经火则气散，而力有不及矣。乃制神香散，使日服三四次，兼用艾火灸章门十四壮，以逐散其结滞之胃气，不三日胀果渐平，食乃渐进，始得保全，此其证治俱奇，诚所难测。本年春间，一邻人陡患痛胀隔食，全与此同，群医极尽攻击，竟以致毙，是真不得其法耳，故录此以为后人之式。

33. 噎膈

淡安治锡城李佩秋君之夫人胃脘胀痛，食不得入，水饮尚可容纳少许，病经年余，体瘦面黑，脉细舌芒，脐旁动气筑筑。水饮不能下者 7 日余，势极危殆，为刺脾俞、中脘、足三里，三穴并灸之，经 10 余次之灸治，病竟痊愈。

34. 呃逆

娄东，吴大令梅顿先生弟也。因设酬劳之宴，劳倦惫甚。其夕神昏肢倦，俄而发呃。沈曰：劳复发呃，当施温补无疑，虚气上逆，其势方张，恐汤药未能即降，须艾熀佐之为妙。一友于期门穴一壮即缓，三壮全除，调补而瘥。

陈良甫治许主簿痢疾呃逆不止，诸药无效，灸期门穴不三壮而愈。

一人得伤寒证，七日热退而呃大作。举家彷徨。虞诊其脉，皆沉细无力，人倦甚。以补中益气汤大剂加姜附，一日三帖，兼灸气海、乳根，当日呃止，脉亦充而平安。

35. 泄泻

予尝久患溏利，一夕灸三七壮，则次日不如厕，连数夕灸，则数日不如厕，足见经言主泄利不止之验也。又予年逾壮，觉左手足无力，偶灸此而愈。

昔维阳府判赵显之，病虚羸，泄泻褐色，乃洞泄寒中证也。每闻大黄气味即注泄。余诊之，两手脉沉而软，令灸水分穴一百余壮，次服桂苓甘露散、胃风汤、白术丸等药，不数月而愈。

一人患暴注，因忧思伤脾也。服金液丹、霹雳汤不效，盖伤之深耳。灸命关二百壮，小便始长，服草神丹而愈。

虞恒德治一人泄泻三日垂死，为灸天枢、气海二穴愈。

绍兴社员徐仁勇1931年报告：近邻张氏，47岁，症状腹痛下痢，苔白腻，脉细，为灸天枢、关元，痛立止。助治香连丸6克，痊愈。

上海社员徐春为报告：顾小宝，男，3岁。因不按时按量饮食，致成腹泻，已经3日，时常呕吐，哭声微弱，不思食乳，坐卧不安。1952年7月27日，念盈药条灸中脘、天枢、关元、脾俞、胃俞、大肠俞各1分钟，见效。7月28日，灸同前，痊愈。

南通社员张慎陶报告：生岳母之胞妹黄陈延文，37岁。1950年9月8日来诊。自诉1个月前腹痛肠鸣，不时腹泻，暴注直下，便后痛止。现在容颜憔悴，虚倦至极。乃用念盈药条灸足三里以升阳，天枢以调理肠胃，三阴交以滋阴健脾。5分钟后，患者即觉一股氤氲温热药力直达病灶，舒畅莫名。2次竟霍然而愈。

1927年，苏州临顿路王翁曰芳，年五十余，患泻已四年，日夜五六行，精神困惫，每觉肠鸣腹痛，则急如厕，一泄即止，逾二三时再行。其哲君瑞初与余善，邀余诊治。脉濡细，知为脾气下陷。《黄帝内经》所谓“清气在下，则生飧泄”。一切健脾止涩之品，皆以遍服，近用阿芙蓉膏暂求一时之安稳，因知非药石可奏效。乃云：“此症能忍住半小时之痛苦者则可治。”告以故，允之。即为灸关元、天枢、脾俞、百会四穴，各十余壮，竟一次而愈。

李某，男，50岁。2013年7月3日初诊。大便溏泄1年余，加重半个月。患者于1年前因常暴饮暴食，常吃夜宵，渐觉大便时溏，每天数次，自服肠康片可缓解。诊断为“急性胃肠炎”。经抗感染等对症支持治疗，病情好转，呕吐止，但仍大便溏稀，不成形，时呈水样，每天3～5次，伴腹痛，痛则泻，泻后则安，纳一般，夜寐可，小便调。舌淡，苔薄白腻，脉细。继诊为泄泻，证属脾胃虚弱证。治以健脾益气，湿中止泻之法。取穴：天枢、关元、神阙、脾俞、大肠俞、阴陵泉、足三里、上巨虚、三阴交。其中天枢、关元，神阙、脾俞、大肠俞穴采用参苓白术散方（党参、白术、茯苓、莲子、陈皮、白扁豆、山药、砂仁、薏苡仁、甘草等）研末制成的药饼行隔药饼灸，每穴3壮。阴陵泉、足三里、上巨虚、三阴交穴采用针刺捻转补法，加温针灸。治疗15次后，大便成形，条状，质软，每天1次，无腹痛。病痊愈。

36. 痢疾

浦江郑义宗患泻下昏仆，目上视、溲注、汗泄、脉大。此阴虚阳暴绝，得之病后酒色。丹溪为灸气海渐苏，服人参膏数斤愈。

一人病休息痢，余令灸命关二百壮，病愈。二日，变注下，一时五七次。令服霹雳汤二服，立止。后四肢水肿，乃脾虚欲成水肿也，又灸关元二百壮，服金液丹十两，一月而愈。

至元己亥，廉台王千户年四十有五，领兵镇涟水，此地卑湿，因劳役过度，饮食失节，至秋深，疟痢并作，月余不愈，饮食全减，形容羸瘦，乘马轿以归。时已仲冬，求予治之，具陈其由，诊得脉弦细而微如蛛丝，身体沉重，手足寒逆，时复麻痹，皮肤痂疥，如疠风之状，无力以动，心腹痞满，呕逆不止，此皆寒湿为病。久淹，真气衰弱，形气不足，病气亦不足，阴阳皆不足也，针经云：阴阳皆虚，针所不为，灸之所宜。《黄帝内经》曰：损者益之，劳者温之。十剂云：补可去弱。先以理中汤加附子，温养脾胃，散寒湿，涩可去脱，养脏汤加附子，固肠胃，止泻痢，仍灸诸穴以并除之。经云：府会太仓，即中脘也。先灸五七壮，以温脾胃之气，进美饮食。次灸气海百壮，生发元气，滋荣百脉，充实肌肉。复灸足三里，胃之合也，三七壮，引阳气下交阴分，亦助胃气。后灸阳辅二七壮，接续阳气，令足胫温暖，散清湿之邪。迨月余，病气去，渐平复，今累迁侍卫亲军都指挥使，精神不减壮年。

37. 疝气

赵雪山，因劳后，五更起早感寒，疝气痛不可忍，憎寒战栗，六脉微而无力。以五积散加吴茱萸、小茴香，又予蟠葱散俱不效。后以艾灸之，将患人两脚掌相对，以带子绑住，两中趾合缝处，以艾炷麦粒大灸七壮。灸完痛止，神效。

齐北宫司空命妇出于病，众医皆以为风入中，病主在肺，刺其足少阳脉。臣意诊其脉，曰："病气疝，客于膀胱，难于前后溲，而溺赤。病见寒气则遗溺，使人腹肿。"出于病得之欲溺不得，因以接内。所以知出于病者，切其脉大而实，其来难，是蹶阴之动也。脉来难者，疝气之客于膀胱也。腹之所以肿者，言蹶阴之络结小腹也。蹶阴有过则脉结动，动则腹肿。臣意即灸其足蹶阴之脉，左右各一所，即不遗溺而溲清，小腹痛止。即更为火齐汤以饮之，三日而疝气散，即愈。

郭察院名德麟传与葛丞相云，十余年前尝苦疝气，灸之而愈，其法于左右足第二指下中节横纹中，各灸七壮至三七壮止，艾丸不须大，如麦粒而紧实为上，太大恐疮难将息，旬日半月间不可多步履，仍不妨自服它药。渠灸后至今不发。葛甥子纲尝依此灸之，亦验！（左右足第二指下中节横纹中：奇穴独阴。）

舍弟少戏举重，得偏坠之疾。有道人为当关元两旁相去各三寸青脉上灸七壮，即愈。

魏士珪妻徐病疝，自脐下上至于心皆胀满，呕吐、烦闷，不进饮食。滑伯仁曰："此寒在下焦。"为灸章门、气海愈。

项关一男子，病卒疝，暴痛不住，倒于街道；人莫能动呼张救之。张引经证之邪气客于足厥阴之络，令人卒疝，故病阴丸痛也，急灸大敦二穴，其痛立止，夫大敦穴者乃足厥阴之井穴也。

郑亨老病疝，灸之得效，其法以净草一条及麦秆尤妙，度病人两口角为一折摺断，如此三折，则折成三角，以一角安脐中心，两角在脐之下，两旁尖尽处是穴。若患在右即灸左，在左即灸右。两旁俱患，即两穴皆灸。艾炷如麦粒大，灸十四壮或二十一壮即安也。

望亭尚家桥俞长志，年近 50，患少腹痛，自觉有气攻少腹。惨痛欲死，冷汗淋漓，6 日未食，奄然待毙，延余诊之，曰此衝疝也，在脐下用三角灸法，及灸关元与太冲其痛立止，处金铃子散方，以善其后。

38. 黄疸

一人病伤寒，至六日，微发黄，一医予茵陈汤，次日，更深黄色，遍身如栀子，此太阴证误服凉药而致肝木侮脾。余为灸命关五十壮，服金液丹而愈。

窦材治一人，遍身皆黄，小便赤色而涩，灸食窦穴五十壮，服姜附汤、全真丹而愈。

先父梦琴公话一丁家河头善生阴黄病，形寒、腰酸、食少、懒惰。为于背上用墨点至阳、脾俞二穴，嘱其妻每日用艾隔姜片各灸 7 壮，不半月而愈。

上海社员陆期明报告：李寿千，男，43 岁，白洲人，患阴黄数载。1950 年 9 月间来诊，为灸至阳 7 壮，并嘱其回家后，隔 1 日灸 1 次，至愈为止。病者如言行之，半月遂获痊愈。

39. 腹胀

一人因饮冷酒、吃生菜，成泄泻，服寒凉药，反伤脾气，致腹胀。命灸关元三百壮，当日小便长，有下气，又服保元丹半斤，十日即愈。再服全真丹，永不发矣。

气短咳逆，足附皆肿，脘中痞结，三焦不通，湿困固结，牢不可破。灸脐后得痰数碗，咳喘较平，脉象略起。今日未灸，呛咳复作，夜不能寐。证势若此，上下皆虚，中空独实，攻补两难，有岌岌可危之势。姑再拟消补兼施法，尽人力而邀天相。

肺脾两伤，气短似喘，胸次结痞，按之拒手。两胁作痛，足跄皆肿。不能安卧已四日矣。《易》曰：上下不交而痞象成。痞塞中宫，上下何能接续，肿何能消，食何能进。脉象细弱如丝，有外脱之虞。人虚病实，攻补两难。勉拟灸法以尽人力。近届小暑，加意提防为要。黄连（四分）、巴豆（十三粒），二味共株烂，用红枣浆做小饼，如当十钱大，置脐上，艾绒灸之。

范郎中夫人，中统五年八月二十日，先因劳役饮食失节，加之忧思气结，病心腹胀满，旦食则呕，暮不能食，两胁刺痛。诊其脉弦而细。《黄帝针经五乱篇》云："清气在阴，浊气在阳，乱于胸中，是以大悗。"《黄帝内经》曰："清气在下，则生飧泄；浊气在上，则生胀，此阴阳返作病之逆从也。至夜，浊阴之气，当降而不降，胀尤甚。"又云："脏寒生满病，大抵阳主运化精微，聚而不散，故为胀满，先灸中脘穴，乃胃之募，引胃中生发之气上行，次以此方木香顺气汤助之，忌生冷硬物及怒气，数日良愈。"

40. 腹痛

薛立斋治一产妇，患虚极生风。或用诸补剂，四肢逆冷，自汗泄泻，肠鸣腹痛。薛以阳气虚寒，用六君子，姜、附各加至五钱不应，以参、附各一两始应。良久不应，仍肠鸣腹痛，后灸关元百余壮，服十全大补汤方效。

予旧苦脐中痛，则欲溏泻，常以手中指按之少止，或正泻下，亦按之，则不痛，它日灸脐中，遂不痛矣。

覃公，49 岁，病脐腹冷疼，完谷不化，足肘寒逆，精神困弱，脉沉细微。灸气海、三里、阳辅，三日后，以葱熨灸疮，皆不发。复灸数壮，亦不发。十日后，全不作脓，疮干而愈。

淡安治锡城李佩秋君，腹满时痛，自利不渴，为刺中脘、天枢。足三里并灸之，即日而愈。

尹某，63 岁，住天津市河北区中山路。病史：患肠痉挛多年。治疗：按肝病常规灸法灸治，显效较迟，以后改用熏灸法，将灸筒内艾药点燃后，蔽盖烟熏涌泉穴各 30 分钟，会阴及阴囊各 60 分钟，连熏 7 天。腹痛竟逝，按腹部亦无压痛。

41. 疟疾

一人病疟月余，发热未退，一医予白虎汤，热愈甚。余曰：公病脾气大虚，而服寒凉，恐伤脾胃。病人云：不服凉药，热何时得退。余曰：《黄帝内经》云疟之始发，其寒也，烈火不能止；其热也，冰水不能遏。当是时，良工不能措其手，且扶元气，待其自衰。公元气大虚，服凉剂退火，吾恐热未去，而元气脱矣。因为之灸命关，才五七壮，胁中有气下降，三十壮疟愈。《扁鹊心书·卷上·扁鹊灸法》："命关二穴在胁下宛中，举臂取之，对中脘向乳三角取之。此穴属脾，又名食窦穴，能接脾脏真气，治三十六种脾病。凡诸病困重，尚有一毫真气，灸此穴二三百壮，能保固不死。一切大病属脾者并皆治之。盖脾为五脏之母，后天之本，属土，生长万物者也。若脾气在，虽病甚不至死，此法试之极验。"

有人患久疟，诸药不效，或教之以灸脾俞，即愈。更一人亦久患疟，闻之，亦灸此穴而愈。盖疟多因饮食得之，故灸脾俞作效。

艺人金钗，女，40 岁，患者觉背部时有一团冰冷之物。作疟疾四处求医，治疗无效。无恶寒发热及汗出，头困重，身体沉重，精神不振，面色无华，手足冷，舌淡胖，脉沉小。辨证：阳虚似疟，治通督温阳。取大椎直灸5壮，灸后自觉身体顿轻，自述灸前似一团冰冷云雾罩住一样，灸后即似拨云见日，顿觉晴朗，次日再灸陶道5壮而愈。

42. 急性肾炎

王某，男，4岁，住天津市河北区中山路。1965年4月15日初诊。症状：患者于月初出现眼睑水肿及下肢肿，小便色深黄，含有白色沉淀物，经天津儿童医院诊为急性肾炎。治疗：1日，肾俞、天枢各灸20分钟；2日，京门、气海、关元各灸20分钟。以上二日穴循环灸，每日加灸脐20分钟。灸后小便色渐变浅，水肿渐消退，灸至1个月，去儿童医院复查，证明已痊愈。

43. 水肿

有人因入水得水肿，四肢皆肿，面亦肿。人为灸水分并气海，翌日朝，视其面如削矣。

王执中曰：有里医为李生治水肿，以药饮之不效。以受其延待之勤，一日忽为灸水分与气海穴，翌早观其面如削矣，信乎水分之能治水肿也。《明堂》故云：若是水病灸大良，盖以此穴能分水不使妄行耳。但不知《明堂》又云：针四分者，岂治其他病，当针四分者耶。水肿唯得针水沟，若针余穴，水尽即死，此《明堂》所戒也。庸医多为人针水分，杀人多矣。若其他穴，亦有针得瘥者，特幸焉耳，不可为法也。或用药则禹余粮丸为第一，予屡见人报验，故书于此，然灸水分，则最为要穴也。

丹溪一人秋冬患肿，午前上甚，午后下甚，口渴乏力，脉涩弱，食减。此气怯汗不能自出，郁而为痰。遂灸肺俞、大椎、合谷、水分，用葛根、苏叶、白术、木通、海金沙、大腹皮、茯苓皮、厚朴、陈皮、黄芪、甘草，渐愈。

44. 梦遗

有士人年少，觅灸梦遗。为点肾俞酸痛，其令灸而愈。则不拘老少，肾皆虚也。古人云百病皆生于心。文云：百病皆生于肾。心劳生百病，人皆知之。肾虚亦生百病，人未知也。盖天一生水，地二生火，肾水不上升，则心火不下降，兹病所由生也。人不可不养心、不爱护肾乎。

45. 阳痿

王某婚后半年，阳痿不举，灸关元3次，每次150壮而愈。翌年喜生一子。

46. 郁证

徐某，男，18岁，因所慕不遂，患精神分裂症，忧郁型，在数人挟持下，直接灸百会，当灸至三壮时，大呼“热气钻到心里去了”。十壮后，又加灸左右心俞，又呼“热气又跑到心里去了”。灸至六七壮，诉头晕、思睡，乃停灸，放手即蒙头而睡。灸后平静6天，言语及行动均如常人。其后各种症状又见恢复，因不合作，未再灸。

陆某，女，24岁。平素精神状况正常，因夫妻不睦，加之为生计所迫，由忧郁而突发精神错乱，胡言乱语，撕衣毁物，不食不眠，已4天。每天有六七次大发作及持续不断的小发作。由数人按持乃能得诊其脉，心律高度不整，脉波前后之间差异极大，时而沉细如丝，时而洪大无伦。而当发作暂停时，仍有阻滞及早跳。如将要大发作时，先是全身筋肉跳动，继而原先本来是细小的脉搏，即出现不规则之洪大有力。熏灸左劳宫，灸感呈片状向前扩布，由腋下进入前胸，嗣而全身皆有温热感，头部并无感应。待感应减弱后，随即再熏灸左涌泉，灸感仍呈片状向前扩布，入腹后即全身温暖，汗出津津，前胸舒畅，头部仍无感应，精神大为安静。又续灸2次，并配合潜阳熄风、清心宁神中药，回娘家休养。一年后随访未复发。

予旧患心气，凡思虑过多，心下怔忪，或至自悲感慨，必灸百会，则以百会有治无心力，忘前失后证故也，兼服镇心丹。

执中母氏久病，忽泣涕不可禁，知是心病也，灸百会而愈。执中凡遇忧愁凄怆，亦必灸此。有此疾者，不可不之信也。

一人年十五，因大忧大恼，却转脾虚，庸医用五苓散及青皮、枳壳等药，遂致饮食不进，胸中作闷。余令灸命关二百壮，饮食渐进。灸关元五百壮，服姜附汤一二剂，金液丹二斤，方愈。方书混作劳损，用温平小药，误人不少，悲夫。

一人功名不遂，神思不乐，饮食渐少，日夜昏默已半年矣。诸医不效。此病药不能治。令灸巨阙百壮，关元二百壮，病减半。令服醇酒，一日三度，一月全安。盖醺酣忘其所幕也。

47. 过敏性紫癜

张某，男，9岁。2012年2月21日来诊。患者家长代述：孩子双下肢瘀斑4天，在当地人民医院诊断为过敏性紫癜。口服中西药物效果不显，经朋友介绍来此就诊。检查：双下肢0.7厘米×0.7厘米瘀斑40多处，左足背大片青紫，但无扭伤及外伤史，患者活动自如，舌红少苔，血小板3.2×10^5/升（询问得知患者1年前装修过室内）。治疗：补益气血、活血化瘀。用直接灸法。取穴：身柱、膈俞。每日1次，每穴灸7壮。3日后瘀斑渐退，5日后瘀斑退净，10日后痊愈，恢复上学。

48. 便血

治下血不止：量脐心与脊骨，平于脊骨上灸七壮即止。如再发，即再灸七壮，永除根本。目睹数人有效。予尝用此灸人肠风，皆除根本，神效无比。然亦须按其骨突处酸疼方灸之，不疼则不灸也。

49. 痰饮

淡安治苏城饮马桥吕某，面黄肿，不咳而痰多，肌肉间不时疼痛，此痛彼止；痛无定处，略痰多则痛减，少则痛甚，西医治疗效果不显，来寓诊，按脉濡细苔白滑，曰湿痰流走筋肉也，为针脾俞、中脘、关元、丰隆四穴并灸之，以后日灸1次，5日而大效，连灸半月而痊愈。

50. 自汗

一人额上时时汗出，乃肾气虚也（阳明热，则额上出汗，常人多有此症，未可均断为肾虚也，然凡病皆有虚实，对症园融，幸勿执一），不治则成痨瘵，先灸脐下百壮，服金液丹而愈。

十二回港陈德隆曾谓余曰，昔年患春温病后，自汗不止，药石无灵，遇一摇圈铃行医者过，便治之彼，令我两手露被外，掌向上，彼用灯芯蘸油燃着，猝烫两手腕后寸许，我顿惊急缩手，觉汗已止矣；自此遂愈，举作以烫处示余，犹隐约辨出有一小白斑，适阴郄穴处也。

一人每日四五遍出汗，灸关元穴亦不止，乃房事后，饮冷伤脾气，复灸左命关百壮。一人额上时时汗出，乃肾气虚也，不治则成痨瘵，先灸脐下百壮，服金液丹而愈。

51. 厥证

一妇人时时死去，已二日矣，凡医作风治之，不效，中脘五十壮即愈。

李士材治吴门周复庵，年近五旬，荒于酒色，忽头痛发热。医以羌活汤散之，汗出不止，昏晕不醒。李灸关元十壮而醒。

窦材治一人，因大恼悲伤得病，昼则安静，夜则烦闷，不进饮食，左手无脉，右手沉细。世医以死证论之，窦曰此肾厥病也，因寒气客肝肾二经。灸中脘五十壮，关元五百壮，每日服金液丹、四神丹。至七日，左手脉生，少顷，大便下青白脓数升许，全安。此由真气大衰，非药能治，唯艾火灸之。此证非灸法不愈，非丹药不效。二者，人多不能行，医人仅用泛常药以治，其何能生？

陈斗岩治妇人，病厥逆，脉伏，一日夜不苏，药不能进。陈视之，曰：可活也。针取手、足阳明（手阳明大肠合谷穴，足阳明胃厉兑穴），气少回。灸百会穴，乃醒。初大泣，既而曰：我被数人各执凶器逐，潜入柜中，闻小儿啼，百计不能出。又闻击柜者，隙见微明，俄觉火燃其盖，遂跃出。其击柜者，针也。燃柜盖者，灸也。

杨某，男，4岁。患儿在一天深夜，突然仰卧地不起，面色苍白，两目闭合，手足逆冷，鼻息已无，脉绝，说明阳气欲绝。宜急回阳救逆。处方：神阙。治疗经过：纳盐于脐中，上置姜片，以艾炷灸治，促使开窍复苏。10余壮后，即见患儿鼻翼翕动，嘘气一声，似有所觉。继续灸治共30余壮，面色转变，两目张开，手足渐温，脉搏复起，呼吸亦趋于正常。再予灸治足三里补中益气，调理脾胃功能，以善其后。按：赵氏认为凡是阳气欲绝之证，均属灸治适应范围。只要生机尚存，按上法灸治，即能起到转危为安之功。

52. 厥冷

保义郎顿公苦冷疾三年，至于骨立。一日，正灼艾而翁来，询其病源，顿以实告。令撤去。时方盛暑，俾就屋开三天窗，于日光下射，使顿仰卧，揉艾遍铺腹上，约十数斤，乘日光灸之。移时，热透脐腹不可忍。腹中雷鸣，下泄，口鼻间皆浓艾气，乃止。明日，复为之。如是一月，疾良已。仍令满百二十日，自是宿疴如洗，壮健如少年时。翁曰：此孙真人秘诀也。世人但知灼艾而不知点穴，又不审虚实楚痛，耗损气力。日者，太阳真火。艾既遍腹且久，徐徐照射，入腹之功极大。但五、六、七月为上，若秋冬间，当以厚艾铺腹，蒙以棉衣，熨斗盛灰火慢熨之，以闻浓艾气为度，亦其次也。其术甚奇，而中理皆类此。

一妇人，产后发昏，二目滞涩，面上发麻，牙关紧急，两手拘挛，窦曰此胃气闭也。胃脉挟口环唇，出于齿缝，故见此症。令灸中脘五十壮，即日愈。

53. 肩胛神经痛（肩背痛）

何某，男，46 岁。患肩背痛，登门求治，生为灸膏肓俞、阳陵、绝骨、大杼，背上即觉微温，疼痛十去八九。次日仍灸前穴，其痛若失。秋风起后，肩背痛病又起。生乃毛遂自荐，为灸肩髃、曲池、膏肓俞及痛处。只灸了 2 次，病不复发。灸术诚伟大哉。

予尝于膏肓之侧，去脊骨四寸半，隐隐微疼，按之则疼甚。谩以小艾灸三壮，即不疼。它日复连肩上疼，却灸肩疼处愈。方知《备急千金要方》阿是穴犹信云。予每遇热，膏肓穴所在多出冷汗，数年矣，因灸而愈。

予中年每遇寒月，肩上多冷，常以手掌心抚摩之。夜卧则多以被拥之，仅能不冷，后灸肩髃，方免此患。盖肩髃系两手之安否，环跳系两足之安否。不可不灸也。

肩背酸疼，诸家针灸之详矣。当随病症针灸之，或背上先疼，遂牵引肩上疼者，乃是膏肓为患。千金外台固云按之自觉牵引于肩中是也。当灸膏肓俞，则肩背自不疼矣。予尝肩背痛，已灸膏肓，肩痛犹未已，遂灸肩井三壮而愈。以此知虽灸膏肓而他处亦不可不灸云。

54. 肩背冷

予中年每遇寒月，肩上多冷，常以手掌心抚摩之，夜卧则多以被拥之，仅能不冷。后灸肩髃方免此患。盖肩髃系两手之安否，环跳系两足之安否，不可不灸也。

严某，女，50 岁，科技干部。4 年来脊背发凉如敷冰。心中寒战，四肢发凉并伴有失眠、自汗、纳呆等症，经各种方法治疗，效果不佳，特从云南来京求治。于 1983 年 11 月收住院，单纯用上法灸身柱穴 1 次后，背凉减轻，已无寒战，5 次后背凉消失，共治疗 10 次，诸症亦逐渐好转，2 周后病愈出院。

55. 肢挛

有贵人手中指挛已而无名指、小指亦挛。医为灸肩髃、曲池、支沟而愈。支沟在腕后三寸。或灸风疾，多有不灸支沟，只灸合谷云。

56. 痛风

刘某，男，44 岁。2007 年 4 月 4 日就诊。患者患痛风症，发病部位在单侧第 1 跖趾核骨周围，有时在双侧同一部位。饮食不慎时极易诱发，不敢进食高嘌呤饮食、酒类、肥甘辛辣等食品。发病时核骨周围红肿，活动受限，起病突然，常在夜间发作，疼痛难忍，经多处治疗，服多种方药无效。方法：用生姜泥（新鲜生姜搅碎成泥）敷患处，较大艾炷施灸。取穴：大椎、足三里、商丘及阿是穴。经过几次治疗后，红肿逐渐消失，尿酸恢复正常，疼痛缓解，3～4 个月后痊愈。饮食不需忌口，生活质量提高，患者很高兴。

57. 外股皮下神经痛（大腿痛）

河北安国社员贾景星报告，王泽九之女孩，25 岁，1932 年春患右腿疼痛，初以为小恙，毫不介意，延至秋末，竟至寸步难行。因属至交，乃往诊焉。视其脉，沉细而迟。痛处在股之外侧，环跳之下，风市之上，不肿，亦不变色。念盈药条灸风市、阴市、阳陵、绝骨、昆仑。嘱其家人曰：此病不必针，重在多灸，频频灸之可也。1 周后家人来云已愈大半矣。半月后，痊愈矣。

58. 膝关节痛

舍弟行一二里路，膝必酸疼不可行，须坐定以手抚摩久之，而后能行。后因多服附子而愈。予冬月膝亦酸疼，灸犊鼻而愈。以此见药与灸不可偏废也。若灸膝关三里亦得。但按其穴酸疼，即是受病处。灸之不拘。

侯某，女，57 岁。2015 年 12 月 21 日初诊。主诉：两膝关节肿胀，疼痛，左侧为甚 10 年，加重 1 月余。现病史：10 余年前，患者四季经常骑摩托车出行，日久现两膝关节肿胀、反复疼痛。平日双下肢寒凉不舒，晨僵，活动受限。曾于当地某医院拍 X 线摄片显示关节面不规则，关节间隙变窄，胫骨负重面磨损，骨质边缘有增生反应，提示：膝关节炎；骨质增生；滑膜增生。查血常规、血沉均在正常范围。1 个月前，患者由于跑动过度，见两膝关节周围漫肿，疼痛加剧，西药治疗效果不佳。刻诊：双侧膝关节肿胀疼痛，局部皮肤颜色无改变，双下肢触之寒凉，得温痛减。患者体胖，精神可，纳眠好，二便正常。舌质淡，苔薄白，脉沉滑。诊断：痹证（风寒闭阻型）。治则：温经散寒，通络止痛。治法：艾灸箱透灸两膝关节，每次使用艾条 1 根，等分为 6 段，一端点燃后均匀放置于艾灸箱中，嘱患者两腿并拢，将艾灸箱放置在两膝关节上方，用布将艾灸箱四周包严，防止漏烟，灸治时间约 30 分钟。透灸后膝关节局部皮肤潮红，自述热感从膝关节向下肢传导直至足心。每日施灸 1 次，周末休息，2 周为 1 个疗程。治疗 2 个疗程后，患者自觉下肢寒凉不舒症状减轻，膝关节肿胀症状基本消失，疼痛症状较之前有所好转。3 个月后电话随访，未见复发。

59. 足躄

《佗别传》曰：有人病两脚躄不能行，舆诣佗。佗望见云：“已饱针灸服药矣，不复须看脉。”便使解衣，点背数十处，相去或一寸，或五寸，纵邪不相当。言灸此各十壮，灸创愈即行。后灸处夹脊一寸，上下行端直均调，如引绳也。

一老人腰脚痛，不能步行，令灸关元三百壮，更服金液丹强健如前。

60. 痿证

一人身长五尺，因伤酒色，渐觉肌肉消瘦，予令灸关元三百壮，服保元丹一斤，自后大便滑，小便长，饮食渐加，肌肉渐生，半年如故。

又一痿证病人，双下肢瘫痪，二便失禁月余，先取阳明经穴刺之未效，经灸关元穴，每次 100 壮，每 10 日 1 次，3 次而愈。

61. 腰痛

戊戌年八月，淮南大水，城下浸灌者连月，予忽脏腑不调，腹中如水吼数日，调治得愈。自此腰痛不可屈折，虽颊面亦相妨，服遍药不效，如是凡三月。予后思之，此必水气阴盛，肾经感此而得，乃灸肾腧三七壮，服此药糜茸丸瘦。

胡定一报告：古明玉之妻赵氏，21 岁，腰疼不能俯仰。云于 5 年前在田间劳作，觉腰部忽然奇痛，1 小时后，又若无病然。嗣后时发时止。近 2 年，腰部疼痛无宁日，并在第 2 椎上，椎骨突出如鸡子大，同时腰部反张，一切动作失常态矣。今岁（1933 年）来诊。生用我社创制之念盈药条，为灸腰俞、命门、肾俞穴 2 次后，病人喜出望外已能俯仰自如矣，连灸 7 次，霍然而痊。

王叔权舍弟腰疼，出入甚艰。予用火针微微频刺肾俞，则行履如故。初不灸也。屡有人腰背伛楼来觅点灸，予意其是筋病使然，为点阳陵泉令归灸即愈。筋会阳陵泉也。然则腰疼又不可专泥肾俞，不灸其他穴也。

任某，男，成年，腰痛时发，两股及两膝有酸痛，脊柱无畸形。熏灸阴交，灸感垂直向下，全腹皆发热。自觉痛区逐渐缩小，最后缩小至尾骶处仅有指头大小。下肢症状亦见减轻。止痛时间约为 5 小时。第 2 次复灸，止痛作用可达半天。第 3 次可维持一天，共 6 次，腰痛全止。

杨某，男，53 岁。腰背冷痛反复发作 6 年，遇寒加重，5 日前因下田劳作受寒，腰部冷痛加剧，转侧不灵，活动不便，入夜则甚，痛不能寐。患者精神苦闷，面色白，畏寒膝软，大便稀薄，舌质淡，苔薄白，脉沉紧。检查见双侧肾俞、大肠俞压痛明显，尤以左侧为甚。诊断为寒湿腰痛。选双侧足太阳膀胱经胃俞至膀胱俞段，督脉的悬枢至腰俞段，以拍打灸治之，每日 1 次，7 次为 1 个疗程。治疗 1 次后，痛势减轻；1 个疗程后，疼痛基本消失，行走活动较前轻便；2 个疗程后，冷痛全消，肢体活动自如。

62. 脚气

僧普清，苦脚气二十年，每发率两月，灸背夹脊三七壮，即时痛止。

蔡元长为开封少尹，一日据案，忽觉虫自足心行至腰间，落笔晕倒，久之方苏。椽曹曰：此疾非俞山人不可疗。使呼之，俞曰：真脚气也，灸风市一艾而去。明日又觉虫自足至风市便止，又明日疾如初。召俞，俞曰：是疾非千艾不可，一艾力尽，故疾复作。蔡如其言，灸数百，自此遂愈。沈公雅检正说：予绍兴辛巳岁在吴门，虚郡宅以备巡幸，徒治吴县。县卑湿，始得足痹之疾，以风市为主，兼肩髃、曲池、三里，灸之即愈。

63. 肠痛

有老妪大肠中常若里急后重，甚苦之，自言人必无老新妇，此奇疾也。为按其大肠俞疼甚，令归灸之而愈。

64. 脑疽

东垣灸元好问脑疽，以大艾炷如两核许者，灸至百壮，始觉痛而痊。由是推之，则头上发毒，灸之痛者，艾炷宜小，壮数宜少，若不痛者，艾炷大，壮数多，亦无妨也。

一监生项疮初起，请视疮头偏于右半，不可轻待，必用艾灸为上隔蒜灸至十五壮，知痛乃住。后彼视为小恙，失用内药，又四日，其疮复作，颈肿项强，红紫木痛，便秘，脉实有力，以内疏黄连汤加玄明粉二钱通其大便，次用消毒救苦汤二服，肿势仍甚。此内毒外发也，不可再消之，换服托里消毒散，至近二十日，因患者肥甚，外肉多紧，不作腐溃，予欲行针开放，彼家坚执强阻，岂后变证一出，烦闷昏愦，人事不省，彼方惊悔。随用披针左右两边并项之中各开一窍，内有脓腐处剪割寸许顽肉，放出内积疲毒脓血不止碗许，内服健脾胃、养气血、托脓补虚之药，其脓似泉水不歇，每朝夕药与食中共参六七钱，服至腐肉脱尽，新肉已生，又至四十日外，患者方得渐苏，始知人事，问其前由，径不知其故也。此患设若禁用针刀，不加峻补，岂有生乎？因其子在庠，见识道理，从信予言，未百日而愈也。

65. 瘰疬

以手仰置肩上，微举肘，取之肘骨尖上是穴，随所患处，左即灸左，右即灸右，艾炷如小筋头许三壮即愈。复作即再灸如前，不过三次，永绝根本。光倅汤寿资顷宰钟离，有一小鬟病疮已破，传此法于本州一曹官，早灸晚间脓水已干，凡两灸遂无恙，后屡以治人皆验。骆安之妻患四五年，疮痂如田螺靥不退，辰时着灸，申后即落，所感颇深，凡三作三灸，遂除根本。肘骨尖上是穴：乃肘尖穴，经外奇穴。《奇效良方》："肘尖两穴，在手肘骨上是穴，屈肘得之。治瘰疬，可灸七壮。"

有同舍项上患疬，人教用忍冬草研细，酒与水煎服，以滓敷而愈。次年复生，用药不效，以艾灸之而除根。有小儿耳后生疬，用药敷不效，亦灸之而愈。

缪仲淳治朱文学镳患瘰疬，为灸肩井，肘尖两穴各数壮而愈。

一男子患瘰疬，肿硬本作脓，脉弦而数，以小柴胡汤兼神效瓜蒌散，各数剂，以及隔蒜灸数次，月余而消。

葛某，女，18 岁，住天津市河西区西南楼。1954 年 8 月 3 日初诊。病史及症状：于 1 个月前发现颈部长出一肿物，在天津某医院诊为颈淋巴结结核，肌注链霉素治疗未效。现肿物长至鸡蛋大小，中度硬，未破溃。治疗：每天灸肝俞 25 分钟，脐与患处各 30 分钟。灸 10 天后，肿大之淋巴结已缩小大半，以后因故止灸，数月后肿大之淋巴结渐渐消失。

一人久而不敛，脓出更清，面黄羸瘦，每清晨作泻，予二神丸数服，泄止。更以六君子加芎归，月余肌体渐复。灸以豆豉饼，以及用补剂作膏药贴之。三月余而愈，此凭症也。

66. 疮、痈、疽

黄君腿痈，脓清脉弱，一妇臂结一块，已溃，俱不收敛，各灸以豆豉饼，更饮托里药而愈。

一男子患发背，疮头甚多，肿硬色紫，不甚痛，不腐溃，以艾铺患处灸之，更以大补药，数日，死肉脱去而愈。

陈工部患发背已四五日，疮头虽小，根畔颇大，以隔蒜灸三十余壮，其根内消，唯疮头作脓，数日而愈。

一男子患囊痈，久不敛，以十全大补汤加五味子、麦门冬，灸以豆豉饼，月余而平。

郭护为予言，乡里有善治发背痈疽者，皆于疮上灸之，多至三二百壮，无有不愈。但艾炷小作之，炷小则人不畏灸，灸多则作效矣。盖得此法也，然亦不必泥此。

近有一医以治外科得名，有人发背疮大如碗，有数孔，医亦无药可治，只以艾遍敷在疮上灸之，久而方疼。则以疮上皆死肉，故初不觉疼也。旋以药调治之愈。盖出于意表也。

王蘧《发背方》序云：元祐三年夏四月，官京师，疽发于背，召国医治之，逾月，势恭甚。得徐州萧县人张生，以艾火加疮上，自旦及暮，凡一百五十壮，知痛乃已。明日镊去黑痂，脓血尽溃，肤理皆红，亦不复痛。始别以药传之，日一易焉，易时旋剪去黑烂恶肉，月许，疮乃平。是岁秋夏间，京师士大夫病疽者七人，余独生。此虽司命事，然固有料理，不知其方，遂至不幸者。以人意论之，可为慨然。于是撰次前后所得方，模版以施，庶几古人济众之意。绍圣三年三月题。

武昌张启明，述其父治江西商人，背左偏中疮起，根红肿，头白点，痒甚。

张取蕲艾隔蒜灸三七壮，愈而不发。此上策也。

张锦衣，年逾四十，患发背，心脉洪数，势危剧。经云：心脉洪数，乃心火炽甚。诸痛痒疮疡，皆属心火。心主血，心气滞，则血不行，故生痛也。骑竹马灸穴，是心脉所由之地，急灸之，以泻心火，隔蒜灸以拔其毒，再以托里消毒，果愈。骑竹马灸穴：最早见于南宋闻人耆年编《备急灸法》。骑竹马灸穴位于第 9～10 胸椎棘突之间（筋缩穴）左右旁开各一寸处。《针灸大成》："此二穴，专治痈疽恶疮、发背、疖毒、瘰疬诸风一切病症。先从男左女右臂腕中横纹起，用薄篾一条，量至中指齐肉尽处，不量爪甲，截断；次用篾取前同身寸一寸；却令病人脱去衣服，以大竹杠一条跨定，两人随徐扛起，足离地三寸，两旁两人扶定，将前量长篾，贴定竹杠竖起，从尾骶骨贴脊量至篾尽处，以笔点记，后取身寸篾，各开一寸是穴。"

京师万胜门生员王超，忽觉背上如有疮隐，倩人看之，已如盏大，其头无数。或教往梁门里外科金龟儿张家买药。张视颦眉曰：此疮甚恶，非药所能治，只有灼艾一法，庶可冀望万分，然恐费力。乃摄艾与之曰：且归试灸疮上，只怕不疼，直待灸疼方可疗耳。灼火十余，殊不知痛。妻守之而哭。至第十三壮始大痛。四旁恶肉捲烂，随手堕地，即以稍愈。再诣张谢，张付药数贴日安。则知疽发于背胁，其捷法莫如灸也。

一儒者患背疽，肿派痛甚，此热毒蕴结而炽盛。用隔蒜灸而痛止，服仙方活命饮而肿消，更予托里药而溃愈。

甲戌年，疡医常器之，诊太学史氏之母云内有蓄热，防其作疽。至辛巳六月，果背脾微痒，疮粒如黍，灼艾即消，隔宿复作。用膏药覆之，晕开六寸许，痛不可胜，归咎于艾。适遇一僧，自云病疮甚危，尝灸八百余壮方苏。遂用大艾壮如银杏者，灸疮头及四傍各数壮，痛止，至三十余壮，赤晕悉退。又以艾作团，如梅杏大者四十壮，乃食粥安寝，疮突四寸，小窍百许，患肉俱坏而愈。愚按灼艾之法，必使痛者不痛，不痛者痛，则其毒随火而散。否则，非徒无益，而又害之。

67. 痔疮

江西泰和社员徐超报告：陈听锦，男，44 岁，泰和人，患痔已 20 余年。其状：肛门肉球突出如胡瓜，大便或行长途时，即有血流出，痛苦难堪。生为灸长强、承山、二白，另以附子研末，以唾做饼贴痔上，艾灸之。觉有一道热气直达心胸。灸后大便时泻出不少黑血。连灸数日，已愈十之七八。行长途时，肛门胡瓜亦不坠下矣。

崔氏灸痔法：令疾者平坐，解衣，以绳当脊大椎骨中向下量至尾株骨尖头讫，再折绳，更从尾株尖头向上量，当绳头即下火。高虢州初灸至一百壮，得差，后三年复发，又灸之，便断。

唐砍州王及郎中充西路安抚使判官，乘骡入骆谷。及宿有痔疾，因此大作。其状如胡瓜贯于肠头，热如煻灰火。至释僵仆，主骚吏云此病某曾患来，须灸即瘦。用槐枝浓煎汤，先洗痔，便以艾炷灸其上，连灸三五壮，忽觉一道热气入肠中，因大转泻，先血后秽，一时至痛楚，泻后遂失胡瓜，登骡而驰。

68. 遍身青

尝有一家，二奴俱患，身体遍青，渐虚羸不能食。访诸医，无识者。嗣明为灸足趺上各三七壮，便愈。

69. 膀胱脱垂

曾治汪少宰妻，腹中急痛，恶寒厥逆，呕吐下利，脉见微涩。予以四逆汤投之无效，其夫明日来寓告曰：昨夜依然作泄无度，然多空坐，醡胀异常，尤可奇者，前阴醡出一物，大如柚子，想是尿脬，老妇尚可生乎？予即踌躇良久，曰：是证不可温其下，以逼迫其阴，当用灸法温其上，以升其阳，而病自愈。用生姜一片，贴头顶中百会穴上，灸艾三出，其脬自收。仍服四逆汤加黄芪、白术，二剂而愈。（喻嘉言曰：少阴，水也；趺阳，土也。诸病恶土克水，而少阴见证，唯恐不能制水，其水反得泛溢。）

70. 疔

许某，女，25 岁。患者初起左大腿外侧略有肿痛，继而全身恶寒发热，局部焮肿疼痛，状如覆杯，但尚未成脓。处方：阿是穴。治疗经过：取独头大蒜切片，厚约分许，放于肿块之上，上置大艾炷灸之，以内部温热，勿使灼痛为度。翌日复诊，症状减轻大半，再按上法灸治。第 3 日后热退，肿消，痛止，诸症若失，一如常人。

操江都宪张恒山，左足次指患之疗疮，痛不可忍。急隔蒜灸三十余壮，即将举步。彼欲速愈，自敷凉药，遂致血凝肉死，毒气复炽。再灸百壮，服活命饮，出紫血，其毒方解。脚底通溃，腐筋烂肉甚多，将愈，予因考绩北上。又误用生肌药，反助其毒，使元气亏损，疮口难敛。予回，用托里药补之，喜其察实且客处，至三月余方瘔。

71. 肿毒

取独颗蒜横截厚一分，安肿头上，炷如梧桐子大，灸蒜上百壮，不觉消，数数灸，唯多为善。勿令大热，但觉痛即擎起蒜，蒜焦，更换用新者，不用灸损皮肉。如有体干，不须灸。余尝小腹下患大肿，灸即瘥。每用之，则可大效也。

一男子胸肿一块，半载不消，令明灸百壮方溃，予大补药不敛，复灸以附子饼而愈。

72. 瘤赘

一人臂上生一瘤，渐大如龙眼。其人用小艾于瘤上灸七壮；竟尔渐消。亦善法也。或用隔蒜灸之，亦无不可。

林某，女，30岁。产后少腹部患湿疹，初起只是个水疱，渐至。疮脓如疥，奇痒难忍。时当初夏，不得不洗浴，浴后疹剧，蔓延及四肢，舌淡，脉沉细。证属湿疹（血虚湿聚）。治则：滋养气血，除湿生肌。取曲池、手三里、足三里、下髎、气海直灸各7壮，连灸3次病愈。按：素蕴湿邪，久而化毒，产后气血亏虚，复遇湿土主令，外湿引动，致使疮脓湿疹，取上穴直灸以养气血，除湿毒、生新肌。

73. 脓疱疹

女某，年50余，皈依佛门。一臂上生疹，似疥疱，或正起疱，或已结痂，痂后复起疱，沿掌心至肘部，几无良肌，取曲池、手三里直灸各10壮，经数次后次第而愈。师云："此直灸逐湿毒，生新肌之奇效。"

74. 神经性皮炎（牛皮癣）

王某，男，45岁，福州市体委干部。罹牛皮癣之苦（左项肩、背遍布）10余年，多方求治，均无少效。取其病位周围共10穴，每穴直灸10壮，每次直灸100壮，3天1次，经1个月灸治而愈，盖亦取其直灸逐湿毒生新肌之功。

李某，男，49岁，住天津市河东区王庄大街。1965年9月20日初诊。病史及症状：患者3年前两手腕各长出一块皮疹，经某医院皮科诊为神经性皮炎，治疗未效。现两块皮损面积均为6厘米×9厘米左右，厚而坚实，刺痒难忍。治疗：仅灸患处，灸3次，刺痒减轻，以后患处皮肤变软变薄并渐渐改变为正常皮肤，共灸40天，基本痊愈。

李某，男，58岁。项部及双侧肘窝皮肤增厚，奇痒难忍。1年前起病，加重半年，经多方治疗未见效。检查见项部有6厘米×7厘米，双侧肘窝有2厘米×3厘米之皮肤增厚干燥破裂，微有脱屑，搔后溢出淡红色米粒状液体。诊断为牛皮癣（银屑病）。根据病损部位面积大小，用贴棉灸法贴于患部，自上而下，自左而右，依次灸之。每隔3天灸1次，每次灸3次。本案灸6次后剧痒减轻。11次后，双侧肘窝部的增厚皮肤消失，瘙痒基本消失，25次后项部皮肤光滑，接近正常，共灸30次，剧痒完全消失，患处皮肤同健康皮肤无异。随访至今，未见复发。

75. 丹毒

杨某，女，32岁，住天津市南开区大水沟。1964年6月21日初诊。病史及症状：于3年前两膝下内侧出现数块略高出皮肤的鲜红色斑片，边缘清楚，以后每年犯1次，历时2～3个月，然后自行消退。现于20天前发病，两侧膝下至踝部共有7片皮损处，局部有胀痛感，腿发沉。治疗：每日分别于皮损处灸1次，每次25分钟，第1次灸后，患处皮肤已见皱纹，肿痛好转，以后连灸3天而愈。嘱其每年于感觉将发病时或发病期间灸膝至踝内、外侧，已见皮损则灸皮损处。

76. 外伤断肢

1980年又治一位23岁男性患者，其左中指由指甲根部至指尖被机器轧烂，伤指肿粗。嘱其不要将烂肉切除，照上例灸法灸治，果然灸后新肉出生，烂肉脱去，共灸2个月，伤指长好如初，未留痕迹。

77. 外科烧伤

沈某，女，25岁，住河北省河间市。1975年7月23日初诊。症状：患者左小腿后侧被别人用点燃的香烟烧伤，以后伤处发炎，肿如大枣，疼痛，流脓水，行走不便。治疗：嘱以艾绒团如枣大，点燃后熏灸患处，燃尽为止，日熏1次，第1次熏后痛止，肿消，共熏4天，结痂而愈。

78. 虫兽伤

葛洪治一蛇毒患者，急灸疮三五壮，则众毒不能行。烧刀子头令赤，以白矾置刀上看成汁，便热滴咬处，立差。

山居人被蛇伤，急用溺洗患处，拭干，以艾灸之，大效。又方大头独大蒜切片置患处，以艾于蒜上灸之，每三壮换蒜，效。

薛立斋治一男子，被犬伤，痛甚，恶心，令急吮去毒血，隔蒜灸患处数壮，痛即止。更贴太乙膏，服玉真散而愈。

陈锰，居庸关人，蝎螫手，疼痛彻心，顷刻焮痛至腋，寒热拘急，头痛恶心。此邪正二气相搏而然。以飞龙夺命丹涂患处及服止痛之药，俱不应。乃以隔蒜灸法灸之。遂愈。予母又尝为蜈蚣伤指。亦用前法而愈。

王生，被斗犬伤腿，顷间焮痛。至于翌日，牙关紧急，以玉真散治之不应。亦隔蒜灸三十余壮而苏，仍以玉真散及托里消毒药而愈。

79. 癥瘕

熊可山，患痢兼吐血，并绕脐一块痛，至死，脉将危绝，众医云不可治矣，杨诊之，脉虽危绝，而胸尚暖，乃为针气海，更灸至五十壮而苏，其块即散，痛即止，后治痢及吐血得愈。

80. 胎位不正

唐某，女，35岁，自诉：妊娠8个月，产科诊为横位。曾做过2次倒转术及肘膝卧位多次，并做过多次针灸均未见效。经产科介绍来诊。查：神志清楚，发育良好，舌苔薄白。心肺正常，腹部隆起，脉滑数，诊为胎位异常。由于孕育期间起居失宜，累及胎宫，以致气血失调，从而形成横位。治以调理胞宫气血。乃取至阴穴，用中等艾炷每次灸7～15壮，每日1次，共灸3次，产科复诊已转为头位。

81. 难产

张仲文疗横产先出手，诸符药不捷，灸右脚小趾尖头（至阴）三壮，炷如小麦，下火立产。

郭某，女，35 岁，宿有风湿性心脏病，妊娠九月，心悸气短，疲惫乏力，经服中药好转。某夜凌晨 1 时开始宫缩，急入院，腹坠腰拘，憋胀难忍，但宫缩却减弱至完全停止，经用催产素但产程进展不大。次日中午 12 时，仍难以分娩，急邀柴医生视诊，速取艾炷如皂核大灸至阴穴。先左后右，各灸完 7 壮开始宫缩，胎位下降约三指，继灸左至阴穴 7 壮，未及灸右至阴穴即开始生产，胎儿顺利娩出，母子平安。《寿世保元》云："妇人难产及胞衣不下，急于产妇右小趾尖口，灸三壮，柱如小麦大，立产。"

王执中云有一贵人内子，产后暴卒，急呼其母为办后事。母至，为灸会阴及三阴交穴，数壮而苏。母盖名医女也。

82. 产后昏厥

一妇人产后发昏，二目滞涩，面上发麻，牙关紧急，二手拘挛。余曰："此胃气闭也，胃脉挟口环唇，出于齿缝，故见此证。"令灸中脘穴五十壮，即日而愈。

83. 带下

有妇人患赤白带，林亲得予《针灸经》，初为灸气海穴未效。次日为灸带脉穴，有鬼附患身云，昨日灸亦好，只灸我未著，今灸著我，我今去矣，可为酒食祭我。其家如其言祭之，其病如失，此实事也。予初怪其事，因思晋景公膏肓之病，盖有二鬼也焉，以其虚劳甚矣，鬼得乘虚而居之。今此妇人之疾，亦有鬼者，岂其用心而虚损，故有此疾，电木采虚居之。灸既著穴，其鬼不得不去，虽不祭之可也。自此有来觅负者，每为之按此穴，莫不应手酸痛，子知是正穴也，令归灸之，无有不愈。其穴在两胁季肋之下一寸八分，有此疾者，速宜灸之。妇人患此疾而丧生者甚多，切不可忽。若更灸百会尤佳，此疾多因用心使然故也。

84. 月经后期

李某，女，34 岁。2015 年 10 月 13 日初诊。主诉：月经延后 5 年余。现病史：5 年前，患者每次月经向后延期 10～15 天，有时甚至 50 天 一行。平素月经量少，经期 3～4 天，经色黯并伴有血块，小腹寒凉，月经来潮前 10 天两乳房胀痛难忍，伴腰部酸困。患者于某省级三甲医院查彩超：双侧附件见藕节状液性团块，左侧约 52 毫米×17 毫米，右侧约 46 毫米×27 毫米，边界不清，毛糙。提示：双侧输卵管液性包块，考虑输卵管积液可能。刻诊：患者体型微胖，精神状态一般，面色晦暗，不欲饮食，眠浅易醒，大便稍溏，小便正常。舌体胖大伴有齿痕，舌质紫暗苔薄白，脉弦细。诊断：月经后期（气血亏虚型）。治则：温化痰湿，活血通经。治疗：选用 28 号毫针，直刺天枢、气海、关元、三阴交。针刺手法为平补平泻法，留针 40 分钟。艾灸箱透灸法：开始时使用1根艾条，等分为6段，随着治疗频次的增加，逐渐将艾条增加至1.5根，等分为9段。将其一端点燃后均匀放置于艾灸箱中，将艾灸箱放于患者小腹部，对上述针刺部位进行透灸。用罩布将艾灸箱四周包严，防止漏烟，灸治时间约45分钟。透灸治疗后，患者两颧红润，腹部出现红白相间的花斑，热感向深部透达至腰骶。然后嘱患者俯卧于治疗床上，选用28号毫针，针刺患者脾俞、肾俞各35～40毫米。将1根艾条等分为6段，透灸腰部，方法同前，灸治时间约30分钟。透灸完毕，患者下腹及腰部舒适，并感觉热感向下传达至双下肢，全身汗出。每日治疗1次，5天为1个疗程，每个疗程之间休息2天，经期暂停治疗。患者连续治疗2个月。治疗50天后，患者自觉1.5根艾条的透灸温度难以耐受，遂将艾条减为1根。治疗期间，患者经前1周，腰部酸困明显好转，经前乳胀症状减轻，月经32天来潮，经量较之前多。食欲有所提高，睡眠质量较之 前亦有明显改善。嘱患者复查彩超：左侧附件区可及范围约43毫米×16毫米的无回声，形态不规则，透声可，紧邻左卵巢。CDFI未及明显血流信号。提示：左侧附件区囊肿。可见右侧输卵管积液消失，左侧积液面积缩小。患者又坚持治疗了4个疗程，月经周期基本稳定在30天一行，经前乳房胀痛症状减轻，小腹及四肢寒凉症状消失。嘱患者复查彩超，双侧输卵管积液消失。2个月后随访，未见复发。

85. 月经闭止（停经、倒经）

浙江上虞社员俞树生报告：何惠贞，女，19岁，上塘人。由于气滞，经闭半载，形容憔悴，食欲减退。请生往诊，为灸中脘、关元、气海，胃纳渐动。连灸两星期，下紫色块甚多。月经通顺矣。

山西虞乡社员王公甫报告：内子年近40，产后血亏，月经闭止，1973年夏为灸关元，每次10余壮，连灸10余日而月经复来。爰濡笔记之，诚学针灸后之一幸事也。

王某，女，30岁，农民。于1959年4月2日初诊。自诉：结婚已4年，无白带、痛经等妇科病史，身体较健康，但不怀孕，特来本室要求针灸治疗。询及其爱人身体也很健康，曾经南京鼓楼医院精液化验，精子正常。治遵循《百症赋》“无子搜阴交、石关之乡”之旨。取用阴交、石关，以轻刺重灸，留针30分钟，隔日施治1次，并嘱患者每日晚于临睡前自灸关元、胞门、子户，灸至皮肤灼热充血起红晕为度。共计10次，自灸1个月。于当年5月患者进而怀孕，于1960年2月生一男孩。

86. 子宫出血（血崩）

徐州社员蒋立人报告，1949年内人在本市梁庄小学教书。清晨，一人在办公室学习，不意有同事在她背后用小军号猛吹，她精神上猛受惊吓，神思不清，返家后即患血崩症，服中药五六服无效。脸色渐呈苍白，合家皆甚忧急。生即为隔姜灸神阙、关元各5大壮，每日1次，连灸3日，血崩即停止。

己卯岁，行人张靖衰公夫人，崩不止，身热骨痛，烦躁病笃，召予诊，得六脉数而止，必是外感，误用凉药。予羌活汤热退，余疾渐可。但元气难复，后灸膏肓、三里而愈。凡医之用药，须凭脉理，若外感误作内伤，实实虚虚，损不足而益有余，其不夭灭人生也，几希?

87. 子宫痉挛（小腹绞痛）

广州曾天治报告：东横街基督徒专修院廖节怀女士，看护士也。素有经痛病，6个月常大痛1次，数年来不爽。1932年11月27日经期为大痛之期，是晚初仅小腹作痛，继起子宫之收缩痉挛，似觉子宫冲至脐上，同时手足亦发生痉挛，数人制止其手指之屈曲，全不见效。2小时后觉舌亦缩入，说话困难。延生急诊，至则立灸左右涌泉，足三里各3壮。痉挛疼痛逐渐停止。见者莫不惊奇。此后经痛亦不复发，艾灸之力何其伟哉!

88. 胎毒

一儿五岁，每至春时，则遍身生脓疱疮，此胎毒也。予戒用擦药，恐粉砒硫之毒，乘虚入腹。以胡麻服之而愈。更灸风池、血海、曲池、三里。自此再不发矣。

89. 胎寒

余同学庠友方孟居举子，刚出世少顷，通面青如靛染，昧爽呼门，振袂往视，知为胎寒之极，拿精威二穴无声，曲小指揉外劳，随用元宵火，加肺俞二燋，少商各一燋即乳。余知必吐，预用藿香煎之。果吐，予服之。早食候天庭青退，至亭午通面皆红矣。此执色验症之一征也。精威：指精灵、威灵二穴。《幼科铁镜·卷二·辨胎寒》："观儿两眼、鼻准无黄色，口又不吹嘘，定是胎寒，先予精灵、威灵二穴对拿紧，并将昆仑穴拿紧。"精灵穴：经外奇穴，在手背部，第四、五掌骨骨间隙后缘，腕背横纹与掌骨小头连线之中点凹陷处。左右共四穴。威灵穴：经外奇穴，位于手背第二、三掌骨间，约与外劳宫相平处。元宵火：即灯火灸。

90. 乳房疾病

一妇人久郁，右乳内肿硬。此肝经血证也，用八珍加远志、贝母、柴胡、青皮及隔蒜灸，兼神效瓜蒌散，两月余而痊。

一妇乳内肿一块如鸡子大，劳则作痛，久而不消，服托里药不应，此乳劳证也，肝经血少所致。先予神效瓜蒌散四剂，更隔蒜灸，肿少退，再服八珍汤，倍加香附、夏枯草、蒲公英。仍间服前散。月余而消。

一妇乳痈，气血颇实，但疮口不合。百法不应。予神效瓜蒌散四剂少可，更予数剂。及豆豉饼灸而愈。

91. 小儿哮喘

李某，男，6岁半。2012年12月4日就诊。咳嗽气喘反复发作4年余。每因天气变化即易感冒而诱发咳嗽、喘息、气短，需经抗感染、解除支气管痉挛等对症支持疗法方可缓解。患儿面白形瘦，体弱神疲，不喜动，稍咳，气息稍促，纳少，舌淡红，苔白，脉细弱。诊断为“哮喘”。证属肺脾气虚。治以补益脾肺，益气固本。取穴：①膻中、中府、章门、关元、足三里；②大椎、肺俞、脾俞、膏肓。两组穴位交替使用，采用咳喘方（细辛、白芥子、甘遂、白果、半夏、地龙、黄芪、白术、防风、川芎、补骨脂、五味子等）研末制成的药饼行隔药饼灸，每穴5壮。10次为1个疗程，休息1周后进行下一个疗程，共治疗3个疗程。治疗结束后2个月随访，其母诉患儿一直未发感冒、咳喘，精力较前明显充沛，活泼好动。

92. 脐风

枢密孙公抃生数日，患脐风，已不救，家人乃盛以盘合，将送诸江，道遇老媪曰：“儿可活。”即与俱归，以艾炷脐下遂活。

余邑中峄桐居士刘伯宗先生乃郎佶三妇初举媛脐风，延至七日，口不吹嘘，亦不撮紧，两眼角黄色，深集溶溶，鼻准并沟畔，黄色淡淡，身上微烧。见之甚讶，从未有脐风，能延至七日者。以眼角鼻上黄色浓淡揣之，知其脾土禀赋甚旺，风难遽入，以故尔。余重揉外劳，用灯火十三焦，攻拔肝风；于鼻上并左右沟里，加火三焦，以截去路：用防风一钱，煎服立愈。此脐风异症之一验也。

阿铨部子，初生十日，面青舌强，不能吮乳。察其齿龈有泡如粟，脐肿腹胀，系断脐之后为水湿风邪所浸，致成脐风。按症无药可疗，唯用艾灸脐中，或有生机。灸后形气稍转，以甘草汤咂之，竟得啼声，吮乳而愈。按景岳先生曰：凡撮口脐风，治法多端，无如灸法，不用服药便安，亦良法也。

93. 小儿腹痛

小儿生后三日，啼哭不乳，予视其证非脐风，乃脐腹痛也。取蕲艾杵烂，火上烘热，掩其脐上，以帛勒之，须臾吮乳而不啼矣。

94. 小儿泄泻

滑伯仁治胡元望之女，生始六月，病泄泻不已，予灸百会穴愈。

95. 小儿痞闷

一小儿食生杏致伤脾，胀闷欲死，灸左命关二十壮即愈。又服全真丹五十丸。

96. 小儿惊厥

一小儿因观神戏受惊，时时悲啼如醉，不食已九十日，危甚。令灸巨阙五十壮，即知人事。曰：适间心上有如如火滚下，即好。服镇心丹而愈。

王某，男，6 月龄，住天津市南开区大水沟。病史及症状：患儿于 1975 年 6 月 16 日突发高热。四肢抽动，眼球上视，去医院治疗未效，家属称抱回家时“气息已无”。治疗：予急灸筋缩、命门各 15 分钟，中脘、脐各 20 分钟。灸后立即清醒而愈。

陈自明治一小儿，昏愦六日不省，惊风发搐，诸药不效，手足尚温，谓其父母曰吾能活之。予之针涌泉二穴足心，良久而苏，喜而称谢。曰此病得之伤食，宿食成痰，痰奎作搐。今病虽愈，宿痰未去，恐他日再作，当制丸药以除其根，不然神气渐昏，必成痫也。乃谓为牟利，不信。次年八月，果成痰迷之病，二便不知，水火不避，复求治。因制一方，以黄连、山栀泻其浮越之火，胆星、白附子以去其奎积之痰，茯神、远志、石菖蒲、朱砂以安其神，麝香以利其心窍。用横猪心中血，和神曲糊为丸如黍米大，灯芯汤下，调理半年不复发矣。又与之灸风池、脑后风府两旁，曲池、两肘外曲处，三里曲池之下，六穴而安。因惊风成痫。

97. 水痘

尚某，男，5 岁，住天津市南开区南开三马路。1973 年 4 月 19 日初诊。病史及症状：患儿出水痘数日，经服药治疗未效。现腹部及四肢散在小疱样痘疮，发热。治疗：灸风门、肺俞、曲池、大陵各 15 分钟，中脘、脐各 20 分钟，每日灸 1 次，3 日而愈。

98. 积证

淡安治一邻家鞋店内之子 3 岁，患呕吐泄泻，已半月余，面青眼泛，鼻出冷气，四肢厥逆，脉细无神，断为不治，给予艾绒一大团，用墨在小儿腹上点关元、天枢二处，嘱其用艾灸而去。翌晨复来，面有神采，其母谓灸后即四肢温暖，呕吐泄泻俱止，欲吮乳矣，唯灸处溃烂，为敷玉红膏，并为书一方以予之，调理善后。

99. 痞证

社员彰祖寿报告：同事许彬子，年 10 岁，西林人，腹中生痞块，每于睡时，行动于内，略觉疼痛，已二三年矣，无法可以消除。为余谈及，并请治方。余姑为灸气海、天枢、中脘，并痞块四周各灸 7 壮，1 次而块消失，现拟为余登报鸣谢。

100. 肺门淋巴结核

刘某，男，7 岁，患者精神委顿，面色㿠白，食欲缺乏，消瘦乏力，夜间多汗，睡觉磨牙，午后潮热，在 38～39 摄氏度，腹胀便溏，性情急躁，易怒易哭，长期服药打针效果不著，因是独生子，爱如掌珠，家长甚忧，遂来就诊，经检查，红细胞沉降率 38 毫米/时，X 线显示肺门淋巴结核，经用麦粒大之艾炷灸身柱穴，每日 7 壮，5 日后体温正常，饮食增加，精神好转，每晚要求看电视，连灸10余日，上述症状显著改善，表现活泼愉快，嘱家长回去自灸，1年后随访，一如常人，已经上学了。（按：身柱之穴，自古以来就是作为治疗小儿病的常用方法，是常灸穴位，很久以前在日本就普遍盛行，此法用于治小儿百病之功效倍于成人。凡小儿眉间发现表筋，鼻下发红，溃烂，面黄肌瘦，神色异常，没精神，夜尿床，流口水，睡觉磨牙，用手搔下的头发带血等，都是疾病的表现，均可以灸身柱穴，癫、狂、痫、肺结核、肺门淋巴结核、小儿惊悸、消化不良、食欲缺乏、腹泻呕吐、发育迟缓等均为适应证。）

101. 遗尿

王某，男，12岁，山西襄汾县赵曲公社荆村人，学生。其母代诉：患儿自幼至今，夜夜尿床，从未间断。患者智力、体质发育尚好，但面色苍白，形体羸瘦，脉沉细而弱，苔薄白质淡。乃脾肾气虚，固摄无权所致。治疗：取穴身柱、关元、三阴交（双），每穴灸5壮，每日1次。当晚遗尿即止，灸至7次，停灸观察。3月后随访，未见复发。

参考文献

[1] 柴瑞霭，柴瑞霁，柴瑞震.中国百年百名中医临床家丛书：柴浩然[M].北京：中国中医药出版社，2013.

[2] 陈实功.外科正宗[M].上海：上海科学技术出版社，1989.

[3] 陈寿.三国志[M].武汉：崇文书局，2009.

[4] 陈佑邦，邓良月.当代中国针灸临证精要[M].天津：天津科学技术出版社，1987.

[5] 陈自明.妇人大全良方[M].北京：人民卫生出版社，2006.

[6] 承淡安.承淡安针灸选集·承淡安针灸学术讲稿[M].上海：上海科学技术出版社，2016.

[7] 承淡安.中国针灸治疗学[M].福州：福建科学技术出版社，2006.

[8] 窦材.扁鹊心书[M].北京：中国医药科技出版社，2011.

[9] 高武.针灸聚英[M].北京：中国中医药出版社，1997.

[10] 葛洪.肘后备急方[M].北京：中国中医药出版社，2016.

[11] 洪迈.夷坚志[M].重庆：重庆出版社，1996.

[12] 洪遵.洪氏集验方[M].上海：上海科学技术出版社，2003.

[13] 江瓘.名医类案[M].北京：人民卫生出版社，1957.

[14] 江瓘.名医类案正续编[M].北京：中国中医药出版社，1996.

[15] 江泽之.江泽之医案[M].上海：上海科学技术出版社，2004.

[16] 李延寿.北史[M].北京：中华书局，1974.

[17] 李中梓.医宗必读[M].北京：中国中医药出版社，2019.

[18] 刘冠军.现代针灸医案选[M].北京：人民卫生出版社，2012.

[19] 娄必丹，章薇，黄洁，等. 常小荣隔药饼灸法临床应用举隅[J]. 湖南中医杂志，2014，30(7)：110-111.

[20] 楼英.医学纲目[M].上海：上海科学技术出版社，2000.

[21] 罗天益.卫生宝鉴[M].北京:人民卫生出版社,1963.
[22] 马少群,黄晓春,孙迎红.马氏温灸法[M].北京:北京科学技术出版社,1994.
[23] 齐秉慧.齐氏医案[M].北京:中国中医药出版社,1997.
[24] 沈括,苏轼.苏沈良方[M].北京:中国医药科技出版社,2019.
[25] 万全.幼科发挥[M].北京:人民卫生出版社,1957.
[26] 汪昂.医方集解[M].北京:中国中医药出版社,1997.
[27] 汪机.外科理例[M].北京:商务印书馆,1957.
[28] 汪机.针灸问对[M].上海:上海科学技术出版社,1959.
[29] 汪石山,高尔鑫.汪石山医学全书[M].北京:中国中医药出版社,1999.
[30] 王肯堂,施仲安.证治准绳(四):疡医证治准绳[M].北京:人民卫生出版社,2014.
[31] 王肯堂.证治准绳(六):女科证治准绳[M].北京:人民卫生出版社,2014.
[32] 王璆.是斋百一选方[M].上海:上海科学技术出版社,2003.
[33] 王焘.外台秘要[M].北京:人民卫生出版社,1955.
[34] 王执中.针灸资生经[M].上海:上海科学技术出版社,1959.
[35] 魏之琇.续名医类案[M].北京:人民卫生出版社,1957.
[36] 温婧,高崚,王孟雨,等.透灸法临床应用心得[J]. 辽宁中医杂志,2018,45(2):363-365.
[37] 吴篪.中国古医籍整理丛书:医案医话医论 临证医案笔记[M].北京:中国中医药出版社,2015.
[38] 吴处厚.青箱杂记[M].北京:中华书局,1985.
[39] 夏禹铸.幼科铁镜[M].上海:上海科学技术出版社,1982.
[40] 谢锡亮.谢锡亮灸法[M].北京:人民军医出版社,2007.
[41] 许健阳. 杨介宾教授灸法集萃[J]. 上海针灸杂志,1999,6:1-2.
[42] 许叔微.普济本事方[M].北京:中国中医药出版社,2007.
[43] 薛己.外科发挥[M].北京:人民卫生出版社,2007.
[44] 薛己.薛氏医案[M].北京:中国医药科技出版社,2011.
[45] 薛己.中医女科十大名著:校注妇人良方[M].太原:山西科学技术出版社,2012.
[46] 杨继洲.针灸大成[M].长春:时代文艺出版社,2008.
[47] 余瀛鳌,李经纬.中医文献辞典[M].北京:北京科学技术出版社,2000.
[48] 余震纂.古今医案按[M].北京:人民卫生出版社,2007.
[49] 张杲.医说[M].上海:上海科学技术出版社,1984.
[50] 张介宾.景岳全书[M].北京:中国中医药出版社.1994.
[51] 张子和.儒门事亲[M].北京:人民卫生出版社,2005.
[52] 郑重光.素圃医案[M].北京:人民军医出版社,2012.
[53] 周楣声.灸绳[M].青岛:青岛出版社,2019.

附　　录

针灸养生保健服务规范　艾灸

1　范围

本标准规定了适用于养生保健服务领域的艾灸用具、技术操作规范和应用范围，本标准适用于养生保健领域中艾灸操作从业人员。

2　规范性引用文件

下列文件对于本文件的应用是必不可少的。凡是注日期的引用文件，仅注日期的版本适用于本部分。凡是不注日期的引用文件，其最新版本（包括所有的修改单）适用于本文件。

3　术语和定义

下列术语和定义适用于本标准。

3.1　艾绒

艾叶经加工制成的细软绒状物。

3.2　艾炷

由艾绒制作而成，根据需要做成一定大小的圆锥形艾团。

3.3　艾条

以艾绒为主要成分卷制而成的圆柱形长条。根据内含药物的有无，分为药艾条和清艾条。

3.4　直接灸

将艾炷做成黄豆、枣核大小放在相关穴位皮肤上直接施灸的方法。根据刺激量的不同以及灸后皮肤是否化脓分为化脓灸和非化脓灸。本规范仅介绍非化脓灸相关内容。

3.5　间接灸

相对于直接灸而言，即艾炷不直接接触穴位皮肤，在艾炷与穴位之间隔上某种药物施灸的方法。根据选用药物的不同又分为不同的间接灸，如隔姜灸、隔蒜灸、隔盐灸等，故又称为隔物灸。

3.6 温灸器

专门用于施灸的器具。目前临床和养生保健中常用的温灸器有灸架、灸筒和灸盒等。

3.7 温针灸

毫针针刺后留针时，在针柄上置以艾绒（或艾条段）施灸，是针刺与艾灸结合应用的方法。因针刺操作须具备中医临床执业医师资格方可操作，故不作为本规范介绍内容。

3.8 晕灸

受术者在接受艾灸治疗过程中发生晕厥的现象。具体表现为头晕、目眩、恶心、呕吐、心慌、四肢发凉、血压下降等症状，重者出现神志不清、二便失禁、大汗、四肢厥逆、脉微欲绝。

4 操作规范

4.1 施术的工作程序

保健艾灸工作程序是指艾灸操作的一般次序、方法规范，是本规范施术者应当熟练掌握及遵守的常规，根据不同的受术者、不同的体质、不同的需求，针对性选择适宜的艾灸方法，周密考虑各个艾灸保健环节的工作程序，安排保健艾灸具体步骤。

4.2 施术前准备

4.2.1 施术前信息采集的目的

通过语言交流，采集信息，初步了解受术者的保健诉求，判断是否符合艾灸适应证，符合者予以制订相应的艾灸养生保健方案，并向其介绍艾灸保健技术。

4.2.2 灸材的选择

a）艾条灸应根据受术者的需要选择合适的清艾条或药艾条，检查艾条有无霉变、潮湿，包装有无破损。

b）艾炷灸应根据受术者的需要选择合适的清艾绒，并检查艾绒有无霉变、潮湿。

c）间接灸应准备好所选用的间隔的物品（生姜、大蒜、盐等），检查间隔物有无变质、发霉、潮湿，并适当处理以配置好合适的大小、形状、平整度、数量等。

d）温灸器灸应选择合适的温灸器具，如灸架、灸筒、灸盒等。

e）准备好火柴或打火机、线香、纸捻等点火工具，以及治疗盘、镊子、灭火管等辅助用具。

4.2.3　术者的准备工作

检查个人卫生及职业礼仪形象，统一着工作装，于左胸前佩戴标准工作卡，显示姓名及编号。

4.2.4　施术环境的准备

a）艾灸室内要空气清新，光线适宜，温度、湿度达标，播放轻音乐，声音以在安静的情况下可听到为宜。室内温度宜在25摄氏度左右，室内湿度宜在45％～65％（相对湿度），或根据受术者的要求调节室内温度、湿度。

b）整理床铺或艾灸治疗椅，铺好经过消毒的床单。

c）准备好经过消毒的治疗服（应宽松舒适，便于暴露艾灸施术部位）、热毛巾、纸巾等相关物品。

d）无菌处置台上，摆放艾灸施术相关用品。检查是否符合使用标准，应认真查对以免漏项。

e）准备好温开水或热茶水等饮品以及灭火用具。

4.2.5　迎接受术者

a）热情欢迎受术者的光临，避免使用不文明、不礼貌的语言。

b）耐心询问受术者的健康状况，判断是否为艾灸适应证，注意有无艾灸禁忌证，符合者予以拟定初步的艾灸养生保健方案，并耐心告知受术者具体选择的施灸方法及该法的养生保健作用。询问受术者时应注意表情、动作自然协调，语言要求诚恳务实，注意不可使用过度极端的语言；对涉及他人隐私问题，应巧妙回避。应加强与受术者之间的交流，使其解除不必要的思想顾虑。

4.2.6　体位的选择

根据养生保健特点、艾灸部位选择和体质特点等方面，选择能够使受术者舒适、持久、安全地坚持施灸全过程，并便于施术者操作的治疗体位。常用体位有仰卧位、俯卧位、侧卧位、仰靠坐位、俯伏坐位。指导协助受术者完成体位摆放，并询问其舒适度。

4.2.7　艾灸部位选择

艾灸施灸部位的选择依据受术者的症状或诉求选取适当的穴位或治疗部位。

穴位的定位应符合CB/TR12346-206经穴部位的规定。

4.2.8　消毒

a）部位消毒：艾灸部位一般不需要消毒。隔物灸、直接灸时使用含75％医用酒精或0.5％～1％碘附的棉球在施术部位由中心向外做环形擦拭。

b）术者消毒：施术者双手应用消毒液清洗干净后晾干。

4.3　施术方法

4.3.1　保健艾条灸法

4.3.1.1 操作方法

a）施术者手持艾条，将艾条的一端点燃，直接悬起于施灸部位上部，与皮肤保持一定距离，使灸火的热力较为温和地作用于施灸部位。将艾条点燃一端悬于施灸部位上，距离皮肤 2～3 厘米处，保持动作不变，灸至受术者有温热舒适无灼痛的感觉、局部皮肤稍有红晕者，为温和灸。

b）将艾条燃着端悬于施灸部位上距皮肤 2～3 厘米处，平行往复回旋熏灸，使皮肤有温热感而不至于灼痛者，为回旋灸。

c）将艾条燃着端悬于施灸部位上距皮肤 2～3 厘米处，对准施灸部位，上下移动，使之像鸟雀啄食样，一起一落，忽近忽远地施灸，为雀啄灸。施术者可将食中两指置于施灸部位两侧，这样可以通过施术者手指的感觉来测知受术者局部受热程度，以便随时调节施灸距离，掌握施灸时间，防止烫伤。

4.3.1.2 操作时间

每次灸 15～20 分钟，以施灸部位出现红晕为度。每日 1～2 次。

4.3.2　保健隔物灸法

4.3.2.1 操作方法

将选定备好的隔物灸间隔物放置于施灸部位，再把艾炷放在间隔物上，自艾炷尖端点燃艾炷；艾炷燃烧至局部皮肤潮红、受术者有痛觉时，可将间隔物稍许上提，使之离开皮肤片刻，旋即放下，再行灸治，反复进行。需刺激量轻者，在艾炷燃至 2/3 时即移去艾炷，或更换另一艾炷续灸，直至灸足应灸的壮数；需刺激量重者，在艾炷燃至 2/3 时，施术者可用手在施灸穴位的周围轻轻拍打或抓挠，以分散受术者注意力，减轻其痛苦，待艾炷燃烧结束，再更换另一艾炷续灸，直至灸足应灸的壮数。

a）隔姜灸：将鲜姜切成直径 2～3 厘米、厚 0.4～0.6 厘米的薄片，中间以针刺数孔，然后置于施灸部位上，再将艾炷放在姜片上点燃施灸。当艾炷燃尽，更换艾炷后继续施灸，直至灸完应灸的壮数。

b）隔蒜灸：将鲜大蒜头切成厚 0.3～0.5 厘米的薄片，中间以针刺数孔，然后置于施灸部位，再将艾炷放在蒜片上点燃施灸。当艾炷燃尽，更换艾炷后再灸，直至灸完应灸的壮数。

c）隔盐灸：用纯净的食盐填敷于脐部，或于盐上再置一薄姜片，上置艾炷施灸。当艾炷燃尽，更换艾炷后再灸，直至灸完应灸的壮数。

4.3.2.2 操作时间

以灸完应灸的壮数为准，每日 1 次。

4.3.3　保健温灸器灸法

4.3.3.1 操作方法

将艾条或艾绒放置于温灸器内点燃施灸，具有使用方便、安全、舒适以及节省人力的特点。

a）温灸盒灸法：将温灸盒安放于施灸部位的中央，点燃艾条段或艾绒后，放置于灸盒内的铁纱上，盖上盒盖。灸至受术者有温热舒适无灼痛的感觉、皮肤稍有红晕为度。如受术者感到灼烫，可略掀开盒盖或抬起灸盒，使之离开皮肤片刻，旋即放下，再行灸治，反复进行，直至灸足应灸量。施灸结束移去灸盒，取出灸艾并熄灭灰烬。

b）灸架灸法：将艾条点燃后插入灸架顶孔，对准穴位固定好灸架；施术者或受术者自己可通过上下调节插入艾条的高度以调节艾灸温度，以受术者感到温热略烫可耐受为宜。施灸结束后移去灸架，取出艾条并熄灭。

c）温灸筒灸法：首先取出温灸筒的内筒，装入艾绒后安上外筒，点燃内筒中央部的艾绒，先行放置于室外，待灸筒外面热烫而艾灸法烟较少时，盖上顶盖取回。施术者应在施灸部位上隔 8～10 层棉布或纱布，再将温灸筒放置其上，以受术者感到舒适、热力足而不烫伤皮肤为宜。施灸结束后移去灸筒，取出灸艾并熄灭灰烬。

4.3.3.2 操作时间

每次灸 20～30 分钟，以施灸部位出现红晕为度。每日 1～2 次。

4.3.4　非化脓直接灸法

4.3.4.1 操作方法

首先在施灸部位皮肤局部涂以少量的凡士林以增加黏附性，然后将艾炷放置于施灸皮肤上，自艾炷尖端点燃艾炷，当艾炷燃烧过半，局部皮肤潮红、灼烫时，施术者即用镊子将艾炷移去，更换另一艾炷再灸，续灸至应灸的壮数。因此法刺激量轻且灸后不引起化脓、不留瘢痕，故又称为无瘢痕灸。

4.3.4.2 操作时间

一般灸 3～6 壮，以局部皮肤充血、红晕为度。隔日 1 次。

4.4　施术后处理

4.4.1　施灸后反应及异常情况的处理

a）施灸后，施灸部位的皮肤多有红晕灼热感，不需处理，可自行消失。

b）灸后如因施灸部位皮肤组织灼伤发生水肿或水泡，如水泡直径在 1 厘米左右，一般不需任何处理，待其自行吸收即可；如水泡较大，可用消毒针剪刺破或剪开泡皮，放出水泡内容物，并剪去泡皮，暴露被破坏的基底层，涂擦消炎膏药以防止感染，创面的无菌脓液不必清理，直至结痂自愈。灸疱皮肤可以在 5～8 天结痂并自动脱落，愈后一般不留瘢痕。

c）灸后若因施灸部位皮肤灼伤严重破坏真皮组织，可发生水肿、溃烂、体液渗出，甚至形成无菌性化脓。在灸疮化脓期间，受术者不宜从事体力劳动，要注意休息，严防感染。若发生感染，皮肤轻度发红或红肿，可在局部做消毒消炎处理；如出现红肿热痛且范围较大或化脓部位较深者，则应让受术者及时就医。

d）若出现晕灸，立即停止艾灸，让受术者平卧于空气流通处，松开领口，给予温白糖水（糖尿病者慎用）或温开水，闭目休息即可。对于猝倒神昏者，应立即呼唤急救；有条件的可以针刺水沟、十宣、中冲、涌泉、百会、气海、关元、太冲、合谷等穴以急救。

4.4.2 施术后效果评定

艾灸效果的判定工作主要是对已实行的各种艾灸方法是否有效达到受术者保健艾灸的效果做出客观的判定，这是保健灸疗师工作全程中很重要的一环。艾灸效果的判定应注意以下两个方面。

a）判定预期艾灸效果是否实现：保健灸疗师要将受术者的健康状况与艾灸施治前后进行系统的比较。对艾灸操作者来讲，艾灸效果的判定工作应贯穿受术者艾灸的全过程，如艾灸前的询问、查体以判断受术者的健康状况，确认已决定的艾灸保健方法是否正确，判断受术者艾灸后健康状况好转程度的效果，保健灸疗师的保健艾灸是否在预定的时间内完成。

b）重新调整对受术者的保健艾灸方案：在判定艾灸后效果的基础上，对艾灸保健方法的选择和施灸部位、穴位进行分析、研究，重新审查受术者的健康状况，进一步调整艾灸方法、施灸部位，以及重新针对性评定受术者每次施灸时间和疗程。

每一位受术者由于社会职业、地位、民族、信仰、生活习惯、文化程度的不同，体质各不相同，致使每个人获得的治疗效果不同，所以保健灸疗师的灸法选择和操作一定要根据客观情况的变化不断地调整，并做出新的艾灸效果的判定，通过新的判定指导后续保健治疗。

对客观存在的问题，要进一步检查判断，对原有判断不当的部分加以调整，并注意加强与受术者的沟通。

4.4.3 施术后的整理

a）施灸结束后立即熄灭艾灰，观察受术者施灸部位的反应及受术者自身的身体状态。正常情况下，灸治结束后，最好嘱受术者饮一杯温开水，休息15～20分钟方可离开，如有异常情况，及时做针对性处理。

b）送走受术者后，清洗双手并进行艾灸用具及艾灸操作室的整理工作。

——用温水清洗双手。

——进行艾灸用具的整理。

——将艾灸用具摆放在规定处。

——清理使用过的艾灸用品，如温灸盒、灸架等，并放置在规定的操作台上；同时进行操作台的杂物清理，如点火器，使用过的姜片、蒜片等。

——整理艾灸床，床单、枕头、枕巾叠好，铺放摆设整齐。

——清洁整理艾灸操作室，进行地毯、沙发等软性物具的灰尘清理，硬地面的杂物清除和湿拖。

——物品、床单、墙面、门窗保持无污垢、无油迹、无破损、整齐、美观、洁净。

4.4.4　施术后的指导

a）艾灸施治完毕后，协助受术者穿戴好衣帽，提示受术者不要忘记自己的饰品及物品，引领受术者到休息室就座。

b）询问并认真倾听艾灸后受术者的反应及感受，针对受术者提出的问题、反应、感受等进行解答。

c）向受术者提示艾灸后的有关注意事项，并应告诉或预约受术者下一次来艾灸的时间。

4.4.5　受术者艾灸档案记录

应对每位受术者建立艾灸档案。首先要将受术者的姓名、性别、年龄、职业、健康状况写清楚，然后将受术者的要求和具体艾灸施灸内容以及器具、次数、收费标准等记录在案，最后签上保健灸疗师的姓名及记录操作时间。

4.5　注意事项

a）艾灸火力应先小后大，灸量先少后多，程度先轻后重，以使受术者逐渐适应。

b）施灸部位灼伤者应注意预防感染。

c）精神紧张、大汗后、劳累后或饥饿时不适宜艾灸。

d）注意防止艾灰脱落或艾炷倾倒而烫伤皮肤或烧坏衣被。灸毕，应将剩下的艾条套入灭火管内或将燃头浸入水中，以彻底熄灭，防止再燃。如有绒灰脱落在床上，应清扫干净，以免复燃烧被褥等物品甚至引发火灾。

e）注意观察受术者有无晕灸的发生。

4.6　禁忌

4.6.1　禁灸部位

部分在头面部或重要脏器、大血管附近的穴位，应尽量避免施灸或选择适宜的灸法。另外，孕妇腰骶部和少腹部禁灸。

4.6.2　禁忌证

a）严重的感染性疾病，避免灼伤加重感染。

b）皮肤出现肿胀破溃者。

c）不配合者，如醉酒、精神分裂症、抽搐等。

4.7 艾灸养生保健流程图

艾灸养生保健流程见附图 1。

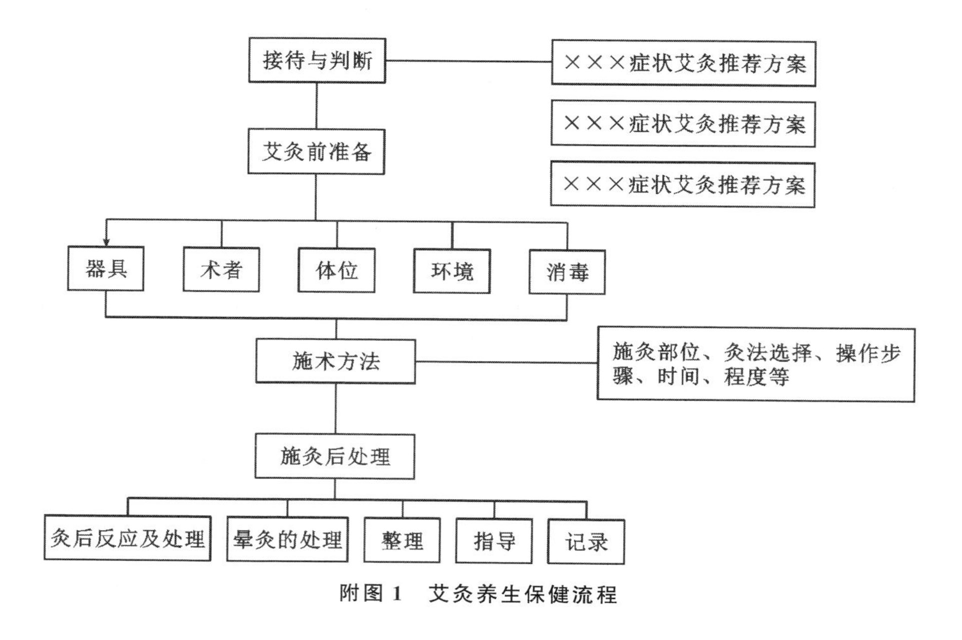

附图 1 艾灸养生保健流程

附录 A

（资料性附录）

保健艾灸法介绍

保健艾灸主要用于保健，即未病先防、既病防变、病后康复以及缓解疼痛和延年益寿。通过前期信息采集、受术者的保健诉求，介绍相应的保健艾灸方法，主要分为保健艾条灸法、保健隔物灸法、保健温灸器灸法和非化脓直接灸法。如附表 1 所示。

附表 1 保健艾灸法分类

艾灸方案		适应证	目的	施灸部位	灸量
保健艾条灸法	温和灸	多种慢性疾病的防治以及保健灸	激发人体正气，增强抗病能力，无病时施灸有防病保健的作用	主要根据症状辨证施灸，保健灸常选神阙、命门、关元、气海、中脘、足三里等穴	15～20 分钟
	雀啄灸				
	回旋灸				

续表

<table>
<tr><th colspan="2">艾灸方案</th><th>适应证</th><th>目的</th><th>施灸部位</th><th>灸量</th></tr>
<tr><td rowspan="3">保健隔物灸法</td><td>隔姜灸</td><td>因寒而致的呕吐、腹痛、腹泻、风寒湿性疼痛、痛经等</td><td>温通经络、散寒止痛</td><td>主要以神阙、关元、足三里穴及疼痛部位为主</td><td>艾炷灸 3～6 壮</td></tr>
<tr><td>隔蒜灸</td><td>用于顽固性疼痛、久病体虚，尚溃破的疔、疮、疖等</td><td>通络止痛、消瘀散结</td><td>久病体虚者灸神阙、关元、足三里等，余者灸患处</td><td>艾炷灸 3～6 壮</td></tr>
<tr><td>隔盐灸</td><td>急性寒性腹痛、呕吐、腹泻，或小儿先天不足所致吐泻</td><td>温经散寒、扶助阳气</td><td>只用于脐部，即神阙穴</td><td>艾炷灸 3～9 壮</td></tr>
<tr><td rowspan="3">保健温灸器灸法</td><td>温灸盒灸</td><td rowspan="3">常用于亚健康状态及某些症状，如便秘、腹泻、关节组织疼痛、痛经、手足怕冷等</td><td rowspan="3">康复保健</td><td rowspan="3">症状部位或保健灸穴位：神阙、命门、关元、气海、中脘、足三里等</td><td rowspan="3">20～30 分钟</td></tr>
<tr><td>灸架灸</td></tr>
<tr><td>温灸筒灸</td></tr>
<tr><td colspan="2">非化脓直接灸法</td><td>用于慢性虚寒性疾病，如哮喘、慢性腹泻、风寒湿性痛证等</td><td>温经散寒通络，增强机体抗病能力</td><td>根据病症选择施灸部位</td><td>艾炷灸 3～6 壮</td></tr>
</table>

附录 B
（资料性目录）
推荐方案

B.1　保健灸推荐方案

B.1.1　概述

保健灸，即将灸法应用于防病保健，具体指在疾病发生前或健康状态下，运用灸法通过经络腧穴作用于人体，调整人体生理功能的平衡，提高人体免疫功能，增强抗病能力，从而达到预防疾病、延年益寿的目的的灸法。保健灸是中医“治未病”思想的重要组成部分。

保健灸的常用穴位主要有足三里、神阙、气海、关元、涌泉、身柱等。现代常用保健灸方法有温和灸、隔物灸、直接灸、温灸器灸等，其中以温和灸最为常用。保健灸适用人群广泛，四时皆宜。

B. 1. 2 保健灸穴位及方法选择

B. 1. 2. 1 足三里灸

足三里为足阳明胃经之合穴，艾灸足三里具有补益脾胃、调和气血、扶正培元、祛邪防病、延年益寿之效。小儿不宜对足三里施灸。根据施灸方法分为足三里瘢痕灸和足三里温和灸，其中瘢痕灸因其有创伤、疼痛难忍，不作为本规范推荐内容，具体操作时可选择温和灸及灸架灸。

a）足三里艾条灸：主要选用艾条温和灸，受术者取仰卧位或坐卧位，充分暴露双下肢艾灸部位，准确定位足三里穴位后并标记，将艾条点燃后置于穴位上方 2～3 厘米处；施术者可通过上下调节艾条的高度以调节艾灸温度，以受术者感到温热略烫可耐受为宜；亦可用艾条行雀啄灸、回旋灸。可双侧足三里同时施灸，艾灸 10～15 分钟，以施灸部位皮肤潮红为度，灸毕熄灭艾条。隔日施灸 1 次，每月灸 10 次。

b）足三里灸架灸：受术者取仰卧位或坐卧位，充分暴露双下肢施灸部位及周围，准确定位足三里穴位后并标记，先将灸架放置在双侧足三里穴位上方，将艾条点燃后插入灸架顶孔，对准穴位固定好灸架，双侧同时施灸；施术者或受术者可通过上下调节插入艾条的高度以调节艾灸温度，以受术者感到温热略烫可耐受为宜；灸毕移去灸架，取出艾条并熄灭。艾灸 15～20 分钟，以施灸部位皮肤潮红为度。隔日施灸 1 次，每月灸 10 次。

B. 1. 2. 2 神阙灸

神阙穴即脐中，属任脉穴，为养生保健要穴。艾灸神阙有温补元阳、健运脾胃、益气延年之效。常用艾灸方法有隔姜灸、隔盐灸和温灸盒灸。

a）神阙隔姜灸：受术者取仰卧位，将鲜姜切成直径 2～3 厘米、厚 0.4～0.6 厘米的薄片，中间以针刺数孔，然后置于神阙穴上，再将艾炷放在姜片上，自艾炷尖端点燃艾炷；艾炷燃烧至局部皮肤潮红、受术者有痛觉时，可将姜片稍许上提，使之离开皮肤片刻，旋即放下，再行灸治；当艾炷燃尽，更换艾炷后继续施灸，灸 3～5 壮。隔日施灸 1 次，每月灸 10 次。

b）神阙隔盐灸：受术者取仰卧位，取纯净的食盐适量填满脐窝，上方放置艾炷，点燃艾炷，局部熨灸；艾炷燃烧至局部皮肤潮红、受术者有痛觉时，可将艾炷稍许上提，使之离开皮肤片刻，旋即放下，再行灸治；一炷灸完，更换艾炷后继续施灸，连续施灸 3～5 壮。隔日施灸 1 次，每月灸 10 次，谨防烫伤。

c）神阙温灸盒灸：受术者取仰卧位，充分暴露腹中部，将温灸盒安放于脐中上方，取两至三节长 2～3 厘米的艾段点燃后，置放于灸盒内的铁纱上，盖上盒盖。艾灸 15～20 分钟，施灸至受术者自感温热舒适无灼痛、皮肤稍有红晕为度。如受术者感到灼烫，可略掀开盒盖或抬起灸盒，使之离开皮肤片刻，旋即放下，再行施灸；施灸结束移去灸盒，取出灸艾并熄灭灰烬。隔日施灸 1 次，每月灸 10 次。

B. 1. 2. 3 气海灸

气海穴又名脖胦，属任脉，为保健灸的要穴。艾灸气海穴有培补元气、益肾固精之效。常用艾灸方法有气海温和灸和气海隔姜灸。

a）气海温和灸：受术者取仰卧位，穴取气海，操作方法参照足三里温和灸。

b）气海隔姜灸：受术者取仰卧位，穴取气海，操作方法参照神阙隔姜灸。

B. 1. 2. 4 关元灸

关元穴为先天之气海，是足三阴经与任脉之会，小肠之募穴。艾灸关元穴有培元固本、补肾益精、理气和血、强身保健之效。古人称关元穴为人身元阴元阳交关之处，是老年保健灸的要穴，孕妇不宜使用。常用艾灸方法有关元温和灸、关元隔姜灸。具体操作方法同足三里温和灸、神阙隔姜灸。

B. 1. 2. 5 涌泉灸

涌泉意指体内肾经的经水由此外涌而出体表，故涌泉穴又名地冲，是足少阴肾经的五输穴之井穴。常灸涌泉能延年益寿，为老年保健灸之要穴。常用艾灸方法有涌泉隔姜灸和涌泉非化脓直接灸。

a）涌泉隔姜灸：受术者取俯卧位，微微垫高脚背，使脚掌处于水平位，操作方法参照神阙隔姜灸。

b）涌泉非化脓直接灸：受术者取俯卧位，微微垫高脚背，使脚掌处于水平位，准确定位涌泉穴并标记，在穴位局部涂以少量的凡士林，然后将艾炷放置于涌泉穴上，点燃艾炷；当艾炷燃烧过半，局部皮肤潮红、灼烫时，施术者即用镊子将艾炷移去，更换另一艾炷再灸，谨防起泡。双侧涌泉同时施灸，每穴每次施灸 3～5 壮，隔 1～2 日施灸 1 次，每月 10 次。

B. 1. 2. 6 身柱灸

身柱穴属督脉，为小儿保健灸要穴，艾灸此穴可增强小儿机体免疫力和抗病能力，对小儿有强身保健之用。常用的保健灸方法为小儿身柱温和灸。其具体操作是取艾绒适量卷成香烟大小的艾卷，用温和灸法施灸身柱穴 5～10 分钟即可，隔 2 日施灸 1 次，每月灸 10 次。

B. 1. 3 注意事项

a）一年四季艾灸均可以增强机体对疾病的抵抗力，而其中夏季三伏、冬季三九及二十四节气又是保健灸介入的最佳时机。此外，在古代出现瘟疫时，由于当时没有疫苗，医生在前往疫区开展救治工作前，常常通过施灸（常用足三里、关元等穴）来保护自己。

b）保健灸施灸的壮数和年龄密切相关。《扁鹊心书·卷上》中提道："人至三十，可三年一灸脐下三百壮；五十可二年一灸脐下三百壮；六十可一年一灸脐下三百壮。"随着年龄的增加，需要施灸的量亦随之增加。

c）保健灸也要谨慎使用。对于小儿，足三里不可随便灸，《类经图翼》中提道："小儿忌灸三里，三十外方可灸，不尔反生疾。"对于孕妇，关元、气海不宜灸；对于身柱，小儿以外人群不宜施灸。因而对于保健灸的穴位选取及施灸量的确定，要考虑年龄及体质等因素，以防引起不良反应。

d）除上述常用保健灸穴位及方法外，还可根据不同的受众人群和目的，采用保健灸来达到增强体质预防疾病的目的，如预防感冒。通常在感冒易发的冬春季节，通过保健灸提高机体免疫力，预防感冒发生。常用的穴位有风池、大椎、气海、足三里、三阴交、膏肓俞等，具体施灸方法可用艾条温和灸，每穴10分钟。此外，大椎、风门、膏肓、三阴交、命门、天枢等穴亦常作为保健灸取穴。

B.2　肢体关节疼痛调理

B.2.1 概述

艾灸对肢体关节疼痛的调理主要包括对颈项部、肩部、腰腿部及膝关节等部位疼痛的调理。

疼痛是最常见的一种自觉症状，有虚实之分。实性疼痛多因感受风寒湿邪、久伤不愈、慢性劳损、气滞血瘀、痰浊凝滞等阻滞脏腑经脉及筋肉关节，气血运行不畅所致，即所谓"不通则痛"；虚性疼痛多因阳气亏虚，精血不足，脏腑经脉失养所致，即所谓"不荣则痛"。颈项肩、腰腿、膝关节等部位的疼痛以实性疼痛为主，虚性疼痛较为少见。

B.2.2 调理原则

a）总的调理原则为通经活络止痛，辨证施护。

b）建议采用温和灸或隔物灸（强推荐）。

c）对于疼痛时间较长、疼痛症状反复较重者，应加大艾灸量行局部施灸（强推荐）。

d）建议配合局部关节的功能锻炼和平时生活避风寒调护（强推荐）。

B.2.3 艾灸调理各部位疼痛的治疗作用

艾灸疗法历史悠久，是中医学中的重要组成部分，被历代医家所重视。艾灸能够驱寒逐湿、温经通络、活血化瘀，对各种肢体疼痛疗效显著，止痛效果颇佳。

B. 2. 4 颈项部疼痛调理

B. 2. 4. 1 概述

主要适用于颈项连后枕部不适，如颈项部肌肉僵紧、上肢麻木、头昏头晕、枕项疼痛等，或作为经诊断为颈椎病的患者的辅助治疗。

艾灸调理颈项部疼痛常取大椎、风池、风府及阿是穴，落枕时可选择外劳宫、后溪及阿是穴。灸法常选用温和灸。

B. 2. 4. 2 操作方法

a）温和灸：受术者取坐位或俯卧位，充分暴露颈项部艾灸部位，准确定穴并标记，将艾条点燃后置于穴位上方 2～3 厘米处；施术者可通过上下调节艾条的高度以控制艾灸温度，以受术者感到温热略烫可耐受为宜（颈项部穴位施灸时因距离头发较近，须谨防烧烫伤）；可单穴逐一施灸，亦可多部位同时施灸，艾灸 30 分钟左右，以施灸部位皮肤潮红为度，灸毕熄灭艾条。每天 1 次，连续治疗 10 次。

b）随症加减：根据症状或导致疼痛的原因进行配穴施灸。风寒痹阻加灸风门；劳伤血瘀加灸膈俞、合谷；上肢疼痛加灸曲池、合谷；上肢或手指麻木加灸少海、手三里；头晕、头昏加灸百会。

B. 2. 4. 3 注意事项

a）颈肩部涉及大量肌肉、韧带及神经分布，因此当出现颈肩疼痛，或者伴随明显的上肢或头部症状，如疼痛、麻木、头昏、头晕等时，应告知受术者前往医院予以检查。

b）落枕会加重颈项部疼痛症状，长期伏案或低头工作者应注意颈部保健，如平时的颈项部功能锻炼及避风寒防护保健等，预防当重于治疗。

B. 2. 5 肩部疼痛调理

B. 2. 5. 1 概述

主要适用于肩关节及周围部位不适，如肩周肌肉僵紧、疼痛，肩关节活动范围受限等，或作为经诊断为肩周炎的患者的辅助治疗。

艾灸调理肩部疼痛常取肩髃、肩贞、肩井及阿是穴。灸法常选用温和灸和隔姜灸。

B. 2. 5. 2 操作方法

a）温和灸：受术者取坐位或仰卧位，充分暴露艾灸部位，准确选择肩髃、肩贞及阿是穴等，穴位定位后标记，将艾条点燃后置于穴位上方 2～3 厘米处；施术者可通过上下调节艾条的高度以控制艾灸温度，以受术者感到温热略烫可耐受为宜；可单穴逐一施灸，亦可多部位同时施灸，艾灸 30 分钟左右，以施灸部位皮肤潮红为度，灸毕熄灭艾条。每天 1 次，连续治疗 10 次。

b）隔姜灸：受术者取坐位或仰卧位，施灸部位选择肩髃、肩贞及阿是穴，将鲜姜切成直径 2～3 厘米、厚 0.4～0.6 厘米的薄片，中间以针刺数孔，然后置于上述穴位上，再将艾炷放在姜片上，自艾炷尖端点燃艾炷；艾炷燃烧至局部皮肤潮红，受术者有痛觉时，可将姜片稍许上提，使之离开皮肤片刻，旋即放下，再行灸治；当艾炷燃尽，更换艾炷后继续施灸，灸 6～9 壮，以皮肤发红为度。每日 1 次，连续治疗 10 次。

c）随症加减：可根据疼痛的部位辨证取穴。疼痛以肩前外部为主，加灸三间；疼痛以肩外侧部为主，加灸艾炷中渚；疼痛以肩后部为主，加灸后溪；疼痛以肩前部为主，加灸尺泽。

B.2.5.3 注意事项

a）艾灸对肩部疼痛有较好的止痛效果，持续艾灸一段时间均可收效。若经较长时间治疗无明显缓解甚至加重时，应嘱受术者到医院就诊完善相关检查，排除外伤或其他疾患。

b）在艾灸调理肩部疼痛期间，配合肩关节功能锻炼非常重要。并应指导建立受术者良好的生活习惯，注意肩关节保暖。

B.2.6 腰腿部疼痛调理

B.2.6.1 概述

主要适用于腰腿痛、下肢麻木、下肢窜痛等，或作为经诊断为腰椎间盘病变、腰肌劳损、腰椎小关节紊乱、坐骨神经痛等患者的辅助治疗。

艾灸调理腰腿疼痛常取腰阳关、肾俞、委中及阿是穴。灸法常选用温和灸、隔盐灸和艾盒灸。

B.2.6.2 操作方法

a）温和灸：受术者取俯卧位，充分暴露艾灸部位，准确选择腰阳关、肾俞、委中及阿是穴等，穴位定位后标记，将艾条点燃后置于穴位上方 2～3 厘米处；施术者可通过上下调节艾条的高度以调节艾灸温度，以受术者感到温热略烫可耐受为宜；可单穴逐一施灸，亦可多部位同时施灸，艾灸 30 分钟左右，以施灸部位皮肤潮红为度，灸毕熄灭艾条。每日 1 次，连续施灸 10 次。

b）隔盐灸：受术者取俯卧位，施灸部位以阿是穴为主，取竹圈以两层纱布封底，放入纯净的食盐一汤匙平铺于竹圈内，再放上艾炷，将竹圈置于局部施灸；一炷灸完，更换艾炷后继续施灸，连续施灸 30～40 分钟。每日 1 次，连续灸疗 5～7 次。

c）艾盒灸：受术者取俯卧位，充分暴露腰骶部，将温灸盒安放于腰部脊柱两侧，放置于腰部阿是穴或者肾俞、腰阳关上方，取三节长 2～3 厘米的艾段点燃后，置放于灸盒内的铁纱上，盖上盒盖；施灸至受术者自感温热舒适无灼痛、皮肤稍有红晕为度；如受术者感到灼烫，可略掀开盒盖或抬起灸盒，使之离开皮肤片刻，旋即放下，再行灸治；连续施灸 2 次（六节艾段），施灸结束后移去灸盒，取出灸艾并熄灭灰烬。每日1次，连续灸治10次。

d）随症加减：可根据疼痛的部位辨证取穴。疼痛在腰脊正中者，病在督脉，加灸后溪（悬起灸）；疼痛部位在腰脊两侧者，病在足太阳经，加灸申脉（悬起灸）；腰痛连及下肢，且下肢症状显著者，重灸委中。

B.2.6.3 注意事项

a）艾灸对腰腿痛有较好的止痛效果，尤其对腰肌劳损疗效显著。若经较长时间施灸无明显缓解甚至加重时，或有受术者就诊时即感下肢麻木、窜痛明显，疼痛异常者，应嘱受术者到医院就诊完善相关检查，排除外伤或其他疾患。

b）在腰腿疼痛艾灸调理期间，配合适当的功能锻炼可显著增加调理效果，如小燕飞。

c）日常生活中导致腰痛最常见的原因大概有以下几种：举重物、肥胖、不良生活方式和运动姿势。故针对受术者的具体情况，指导其针对性处理，对疼痛的防治意义重大。

B.2.7 膝关节疼痛调理

B.2.7.1 概述

主要适用于膝关节疼痛，或经诊断为膝关节交叉韧带损伤、膝关节侧副韧带损伤、膝关节创伤性滑膜炎、风湿性关节炎、类风湿关节炎、膝关节退行性关节病的患者，在治疗过程中可辅助艾灸予以缓解局部不适。

艾灸调理膝关节疼痛常取膝眼、血海、阳陵泉及阿是穴。保健灸法常选用温和灸和隔姜灸。

B.2.7.2 操作方法

a）灸架灸膝眼：取穴以双侧内外膝眼为主穴，受术者取坐位或仰卧位，充分暴露疼痛的膝关节局部，准确穴位定位后并标记，先以灸架放置在相应穴位处，将艾条点燃后插入灸架顶孔，对准穴位固定好灸架，内外膝眼同时施灸；施术者或受术者可通过上下调节插入艾条的高度以控制艾灸温度，以受术者感到温热略烫可耐受为宜；灸毕移去灸架，取出艾条并熄灭。艾灸30分钟左右，以施灸部位皮肤潮红为度。每天1次，可连续施灸10次及以上。

b）温和灸：受术者取仰卧位，充分暴露艾灸部位，准确选择疼痛肢体的外膝眼、血海、阳陵泉及阿是穴等，穴位定位后标记，将艾条点燃后置于上述穴位上方的2～3厘米处；施术者可通过上下调节艾条的高度以调节艾灸温度，以受术者感到温热略烫可耐受为宜；可单穴逐一施灸，亦可多部位同时施灸，艾灸30分钟左右，以施灸部位皮肤潮红为度，灸毕熄灭艾条。每天1次，连续施灸10次。

c）随症加减：局部膝关节冷痛明显者可加灸关元；痛处固定剧烈有瘀血征象加灸膈俞；疼痛反复缠绵，感邪即发，宜重灸。

B.2.7.3 注意事项

a）艾灸调理膝关节痛疗效确切，但施灸前应明确导致受术者膝关节疼痛的具体原因，必要时嘱受术者到医院就诊。

b）告知受术者平时应注意减少膝关节负重、上下楼梯、爬山等，减少对膝关节的损害，同时应重视膝关节的防寒保暖。

B.3　肠道不适调理

B.3.1 概述

肠道调理主要针对肠道不适人群，临床症状表现为腹痛、腹胀、腹泻或便秘等，或诊断为功能性消化不良、肠易激综合征、急慢性结肠炎、胃肠功能紊乱等。上述不适症状的发生常与情志失调、思虑劳倦、饮食不节、感受风寒等密切相关，且感邪即发，症状反复缠绵。

B.3.2 调理原则

a）总的调理原则为急则治标、缓则治本、辨证施治、对症调护。

b）建议采用温灸器灸（强推荐）。

c）对于病程较长、病势缠绵、症状较多者，则予以辨证施治（强推荐）。

d）建议辅以情志、饮食调理，并加强运动锻炼（弱推荐）。

B.3.3 艾灸调理胃肠的治疗作用

单纯艾灸疗法调理肠道不适具有良好的疗效。艾灸可通过对特定腧穴的刺激，由经络传导，作用于相关脏腑，达到调和肝脾、理气通腑的治疗作用。艾灸亦能够从多环节、多靶点调节机体生理平衡，从而改善肠道各项不适症状，尤其在调理内脏高敏感性腹痛、腹泻等方面优势明显。

B.3.4 艾灸取穴与方法

B.3.4.1 概述

艾灸调理肠道常取天枢、上巨虚、足三里或神阙等穴位。灸法常以温灸器灸为主。

B.3.4.2 操作方法

a）灸架灸：受术者取仰卧位，充分暴露艾灸部位，穴取天枢、上巨虚、足三里，准确定位后并标记穴位，先以灸架放置在相应穴位处，将艾条点燃后插入灸架顶孔，对准穴位固定好灸架；施术者或受术者可通过上下调节插入艾条的高度以控制艾灸温度，以受术者感到温热略烫可耐受为宜；灸毕移去灸架，取出艾条并熄灭。先灸腹部穴位，后灸其他部位。亦可多部位同时施灸，艾灸30分钟左右，以施灸部位皮肤潮红为度。每天1次，连续施灸15次。

b）隔姜灸：施灸部位选择神阙穴，将鲜姜切成直径2～3厘米、厚0.4～0.6厘米的薄片，中间以针刺数孔，然后置于神阙穴上，再将艾炷放在姜片上，自艾炷尖端点燃艾炷；艾炷燃烧至局部皮肤潮红、受术者有痛觉时，可将姜片稍许上提，使之离开皮肤片刻，旋即放下，再行灸治；当艾炷燃尽，更换艾炷后继续施灸，灸 6 壮。每日 1 次，连续施灸 10 次。

c）随症加减：腹胀明显者加灸中脘、内关；腹泻明显者加灸关元、神阙；便秘甚者加灸支沟、照海；症状发生转归与情绪波动密切相关者加灸肝俞、神门。脾虚湿滞证加灸脾俞、章门；肝郁脾虚证加灸太冲、期门；脾肾阳虚证加灸肾俞、关元；脾胃湿热证加灸内庭、曲池；肝郁气滞证加灸肝俞、行间；肠道燥热证加灸合谷、曲池。

B. 3. 4. 3 注意事项

a）在接诊过程中若受术者仅有临床症状的描述而无其他检查报告及就诊历史描述时，应告知受术者前往正规医院予以检查确诊，排除器质性病变。建议将结肠镜检查作为筛查器质性疾病的重要手段，不可妄自诊断并予以施灸。

b）中医认为肠道不适症状的发生病位在肠，与肝、脾密切相关，情志因素在该病的发生、发展和治疗等方面有着至关重要的影响。现代研究证实，情绪抑郁、饮食习惯与该病的发生呈正相关，结合当前社会生活节奏的日益增快、生活工作压力的增加以及饮食生活不规律等问题，针对此类受术者施治调理时，应告知受术者保持心情舒畅，保证健康饮食，积极预防肠道不适症状的诱发和进展。同时在艾灸调理过程中，配合对受术者进行心理疏导，保持情志舒畅，指导健康规律饮食，适当增加户外运动锻炼，有助于提高疗效，减少不适症状的发生频率。

B. 4　胃脘痛调理

B. 4. 1 概述

胃脘痛艾灸调理主要针对反复出现上腹近心窝处发生疼痛，常伴有反酸、恶心、嗳气等不适的人群，或作为诊断为急慢性非萎缩性胃炎、胃黏膜脱垂、胃神经官能症、胃—食管反流症、消化性溃疡等患者的辅助调理。胃脘痛的发生多由感受外邪、饮食不节或情志刺激，或中焦虚寒、失于濡养，致气机阻滞，不通而痛。病位在胃，与肝、脾相关。无论是胃腑本身的病变还是其他原因导致胃络不通或胃失温养均可导致胃脘部疼痛。

胃脘痛症状反复缠绵，发生率和复发率高，灸法具有温散寒邪、温通经络、活血止痛、温中散寒、温阳补虚、行气活血、消瘀散结及通经活络等功效，无毒副作用、操作简单易行，常被用于调理胃脘痛，效果显著。

B. 4. 2 调理原则

a）总的调理原则为和胃止痛、急则治标、缓则治本。

b）建议采用温灸器灸（强推荐）。

c）对于胃痉挛所致的胃脘痛尤为适宜（强推荐）。

d）建议平时注意饮食规律，忌食刺激食物（强推荐）。

B.4.3 艾灸调理胃脘痛的治疗作用

艾灸能够对机体免疫功能进行良性双向性调整，既可以提高低下的免疫功能，又可以抑制亢进的免疫功能，使机体不同系统的脏腑器官功能活动由异常状态向正常状态转化，纠正脏腑器官系统的功能失调，促进人体的神经体液调节作用和免疫功能，从而改善胃肠功能活动达到调理作用。加之艾灸可通过调节血浆中内啡肽的水平而发挥止痛效应，是艾灸对胃脘痛起效的重要机制。

B.4.4 艾灸取穴与方法

B.4.4.1 操作方法

a）受术者取仰卧位，放松全身的肌肉，暴露出放置艾条的部位，取足三里、中脘穴，准确定位后并标记，先以灸架放置在相应穴位，将艾条点燃后插入灸架顶孔，对准穴位固定好灸架；施术者或受术者可通过上下调节插入艾条的高度以调节艾灸温度，以受术者感到温热略烫可耐受为宜；先灸中脘穴，再灸双侧足三里穴，亦可同时施灸，温度以受术者感到温热略烫可耐受为宜；若受术者感觉艾灸部位的皮肤灼热难忍，可短暂移开灸架；灸毕移去灸架，取出艾条并熄灭。每个穴位的艾灸时间为20～30分钟，以施灸部位皮肤潮红为度。可每日1次。

b）温灸盒灸：受术者取仰卧位，充分暴露中腹部皮肤，将温灸盒放置于神阙穴上方，取三至四节长2～3厘米的艾段点燃后，置放于灸盒内的铁纱上，盖上盒盖，施灸至受术者自感温热舒适无灼痛、皮肤稍有红晕为度；如受术者感到灼烫，可略掀开盒盖或抬起灸盒，使之离开皮肤片刻，旋即放下，再行灸治；连续施灸2次（六或八节艾段），施灸结束移去灸盒，取出灸艾并熄灭灰烬。总施灸时间约30分钟，以施灸部位皮肤潮红为度，可每日1次。

c）随症加减：寒邪犯胃证加灸梁丘、胃俞，可使用隔姜灸；饮食伤胃证可加灸下脘、梁门；肝气犯胃证加灸太冲、期门；脾胃虚寒证加灸脾俞、关元，可适当增加施灸时间及灸量；胃阴不足证加灸胃俞、三阴交。

B.4.4.2 注意事项

a）因胃脘痛的临床表现有时可与肝胆疾患、心脏疾患及胰腺炎等相似，应详细询问受术者症状特点及病程，必要时告知受术者前往正规医院予以检查确诊，排除上述疾患或溃疡病出血、穿孔等重症。

b）艾灸调理胃脘痛的效果较好。以胃痉挛引起的胃痛效果最佳。调理过程中可详细询问症状表现、病程等特点后，告知其艾灸优势，并指导患者健康规律饮食，忌食刺激食物，减少或避免增加对胃的刺激和伤害，防止胃脘痛的复发。

B.5 睡眠障碍调理

B.5.1 概述

艾灸对睡眠的调理主要针对自感睡眠欠佳或睡眠困难人群，主要表现为入睡困难、睡后易醒、早醒、睡眠质量下降和总睡眠时间减少等。

睡眠障碍的发生多与饮食不节、情志失常、劳逸失调、病后体虚等因素密切相关。其基本病机是心神不安，或阳盛阴衰、阴阳失交，与肾、肝、脾关系密切。艾灸以交通阴阳、宁心安神之法可起到调理改善睡眠的作用，因神经官能症、更年期综合征、焦虑症、抑郁症、贫血等多种疾病常表现为睡眠障碍，故艾灸可用于上述疾病的辅助调理。

B.5.2 调理原则

a）总的调理原则为调和阴阳、辨证施治、对症调护。

b）建议采用悬起灸（强推荐）。

c）对于病程较长、症状严重者，则予以辨证施治（强推荐）。

d）建议辅以情志、饮食调节（强推荐）。

B.5.3 艾灸调理睡眠的治疗作用

据动物实验的相关文献报道，艾灸可调节神经-内分泌-免疫网络系统，改善失眠大鼠睡眠结构变化。亦有实验发现，四神聪穴可恢复5-HT通路与NE通路之间的相互平衡和制约，使睡眠-觉醒节律恢复正常，进而调整睡眠。

B.5.4 艾灸取穴与方法

B.5.4.1 概述

艾灸调理睡眠常取百会、四神聪、安眠、神门等穴位。灸法常选用回旋灸。

B.5.4.2 操作方法

a）回旋灸：施灸部位选择百会穴（或T_5～L_2双侧的夹脊穴），分开百会穴部位头发（或暴露背部施灸部位），将艾条点燃一端悬于施灸部位上，距离皮肤2～3厘米处，回旋施灸，灸15～20分钟。每天1次，睡前施灸效果更佳，连续施灸10次。

b）随症加减：肝火扰心证加灸行间；痰热扰心证加灸丰隆；心脾两虚证加灸心俞、脾俞；心肾不交证加灸太溪；心胆气虚证加灸心俞、胆俞。症状严重者可加大灸量，或可加灸安眠穴、四神聪、神门等穴位。

B.5.4.3 其他辅助养生保健方案

B.5.4.3.1 耳穴压丸

选穴：神门、心、交感、皮质下。施术方法可参照耳穴压丸相关操作规范。

B.5.4.3.2 头部穴位按摩

按压印堂穴、抹眉、梳理太阳经、揉太阳穴、揉双侧风池，每晚按摩1次。

B.5.4.3.3 中药足浴

将煅磁石、菊花、黄芩、夜交藤、生龙骨、甘草、合欢花等中药，先用大火煮沸，改小火煎煮约30分钟，将药液放入盆中，浸泡双足，以药液泡过足踝为度。泡脚过程中如果药液冷却，可加热后再用。

B.5.4.4 注意事项

a）单纯艾灸调理睡眠有明确的效果，配合头部穴位按摩、耳穴压丸等方法效果更佳。应详细询问受术者病史病情及伴随症状，必要时告知受术者前往正规医院予以检查确诊，排除器质性病变，以免延误器质性病变的治疗。

b）指导受术者养成按时起居的生活习惯，饮食有节制，保持乐观情绪，睡前避免精神刺激，忌饮咖啡、茶等饮料。同受术者交谈应耐心，让受术者树立信心，认清紧张或焦虑的情绪不利睡眠障碍的恢复，放松自己，坚持锻炼，合理饮食、作息。

B.6　痛经调理

B.6.1 概述

艾灸调理痛经主要针对经行腹痛或行经前后出现的周期性小腹疼痛的人群，以青春期少女或未婚年轻女性为主。饮食生冷、情绪不畅、起居不规律等是痛经发生的主要原因，遗传亦是痛经发生的重要因素。痛经有虚实两端，实者为冲任瘀阻、气血运行不畅、胞宫经血流通受阻，虚者为冲任虚损、胞宫失养；与冲、任二脉及肝、肾关系密切。

艾灸作为一种有效地减轻疼痛的方法，以疗效显著、操作简便、无毒副作用而被广泛运用于痛经的治疗和日常调理。

B.6.2 调理原则

a）总的调理原则为调理冲任、温经止痛。

b）建议采用温灸器灸（强推荐）。

c）对于病程日久、疼痛剧烈者，予以辨证施治（强推荐）。

d）建议施灸一个月经周期及以上（强推荐）。

e）建议辅以避冷，情志、生活等调理（强推荐）。

B.6.3 艾灸调理痛经的治疗作用

《灵枢》有云："脉血结于中，中有着血、血寒，故宜灸之。"艾灸具有温经散寒、散瘀止痛之功效，为痛经的常用外治法。有研究表明，艾灸对痛经发挥疗效的作用机制可能是通过调节血浆中内啡肽的水平而发挥止痛效应。

B.6.4 艾灸取穴与方法

B.6.4.1 概述

艾灸调理痛经最常用腧穴依次为关元、三阴交、神阙、中极、气海、八髎穴等。可选用艾条灸、隔物灸、温针灸等多种灸疗方式。

B.6.4.2 操作方法

a）灸架灸：取穴以神阙穴、关元穴为主，受术者取仰卧位，充分暴露艾灸部位，准确穴位定位后并标记，先以灸架放置在相应穴位处，将艾条点燃后插入灸架顶孔，对准穴位固定好灸架；施术者或受术者可通过上下调节插入艾条的高度以控制艾灸温度，以受术者感到温热略烫可耐受为宜；灸毕移去灸架，取出艾条并熄灭；先灸神阙、关元穴至皮肤潮红以受术者不能忍受为度，然后灸配穴至皮肤潮红，亦可多部位同时施灸；艾灸 30 分钟左右，以施灸部位皮肤潮红为度。每天 1 次。

b）隔姜灸：将鲜姜切成直径 2～3 厘米、厚 0.4～0.6 厘米的薄片，中间以针刺数孔，然后置于关元、肾俞、中极、地机等穴上，再将艾炷放在姜片上，自艾炷尖端点燃艾炷；艾炷燃烧至局部皮肤潮红、受术者有痛觉时，可将姜片稍许上提，使之离开皮肤片刻，旋即放下，再行灸治；当艾炷燃尽，更换艾炷后继续施灸。轻度痛经灸 5 壮，中度痛经灸 8 壮，重度痛经灸 10 壮。每日 1 次。

c）随症加减：气滞血瘀证加灸太冲、血海；寒凝血瘀证加灸关元、归来；气血虚弱证加灸气海、血海；肾气亏损证加灸肾俞、太溪。

B.6.4.3 注意事项

a）接诊时应详细询问受术者症状表现，告知其应排除器质性病变引起的痛经，若为继发性痛经，应及时诊断原发病，对症治疗后施以艾灸辅助缓解经期疼痛。

b）中医认为痛经的发生，病位在胞宫，与冲、任二脉及肝、肾关系密切，饮食生冷、情绪不畅、起居不规律等是痛经发生的主要因素。施灸过程中，应提醒指导受术者注意经期卫生和保暖，避免过食生冷、精神刺激和过度劳累。

参考文献

[1] 中国针灸学会.中华人民共和国国家标准针灸技术操作规范第 1 部分灸(英文)[J].World Journal of Acupuncture-Moxibustion,2009,19(4):59-65.